国立精神・神経センター精神保健研究所
宇野 彰 編著

高次神経機能障害の臨床 実践入門

小児から老人
診断からリハビリテーション
福祉まで

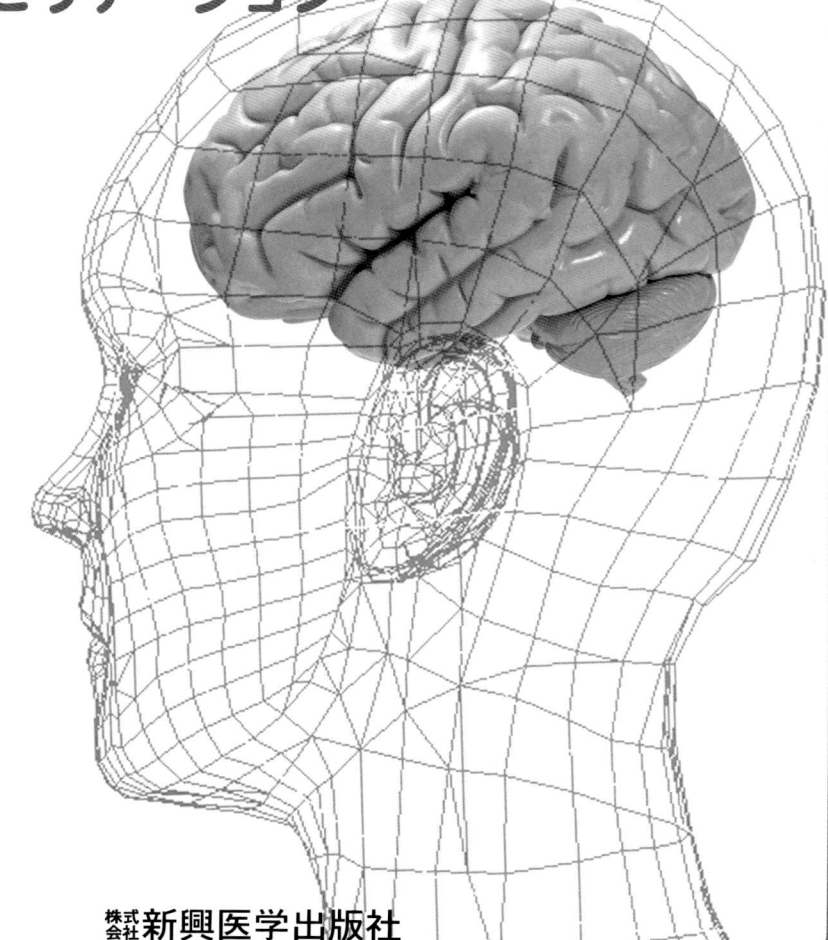

株式会社 新興医学出版社

序文

　本書は研究だけではなく広い意味でのリハビリテーション臨床を視野に入れている．福祉や地域リハビリテーションを含めた高次神経機能障害について，対象を成人だけでなく小児まで広げ，臨床上必要と思われる診断・治療からリハビリテーション方法，福祉法などの広い範囲に関して編集させていただいた．また，以下に挙げるように本書はいくつかの特徴を意識して編集されている．

　各論では，局所性の大脳損傷または大脳機能障害と思われる高次神経機能障害を中心に各章，基本的に定義，検査方法，（鑑別）診断，リハビリテーション（治療）の項目を入れて執筆していただいた．引用文献を除くとほぼ見開き4頁であり，端的にその障害を理解するのに役立てるよう工夫した．各障害は，必ずしもすべてのありうる障害に関する解説ではなく，あくまで臨床上観察しうる頻度を考慮した重み付けをしているため，ここでは省かれている障害名もある．詳細な解説書と併用することがのぞましいと思われる．また，トピックスとして，高次神経機能障害と混同されやすいAuditory Nerve Disease (Auditory Neuropathy)や，高次大脳機能ではなく高次小脳機能の最新情報のレヴューや，認知神経心理学での読みの経路に関する二重回路モデルから最近のトライアングルモデルの解説，近年の目覚ましい神経放射線学的機能画像研究などのレヴューに関して，各方面の専門家に最新の情報を執筆していただいた．ご興味を持っていただけると幸いである．

　本書は「モダンフィジシャン」2001年3月特集号として出版された雑誌に，全面的に構成を見直し，加筆，修正，章を加え（小児失語，認知神経心理学，機能画像など）たものである．

　近年，高次脳機能障害という言葉をよく耳にするようになってきた．しかし，その症状把握やリハビリテーションに関して実践的な立場からまとめられた本は少ないと思われる．本書は高次神経機能障害の患者さんを目の前にしている臨床現場の専門家を読者として想定して編集された．すなわち，医師，言語聴覚士，作業療法士，理学療法士，看護師，臨床心理士などの職種である．場合によっては高次神経機能障害児・者のご家族も知っておいて損はない内容と考えている．

　出版にあたり新興医学出版社　渡瀬保弘氏にはたいへんお世話になった．こころより御礼申し上げる．

2002年8月
国立精神・神経センター精神保健研究所
宇野　彰

執筆者一覧（執筆順）

星野　晴彦（東京都済生会中央病院　神経内科）
高木　　誠（東京都済生会中央病院　神経内科）
宇野　　彰（国立精神・神経センター精神保健研究所）
吉野眞理子（筑波大学心身障害学系）
佐藤　睦子（総合南東北病院　神経心理学研究部門）
元村　直靖（大阪教育大学　精神健康学）
金子　真人（都立大塚病院　リハビリテーション科、国立精神・神経センター精神保健研究所）
種村　　純（川崎医療福祉大学医療技術学部　感覚矯正学科）
種村　留美（京都大学医療技術短期大学部　作業療法学科）
石合　純夫（東京都神経科学総合研究所　リハビリテーション研究部門）
中野　直美（東京都神経科学総合研究所　リハビリテーション研究部門）
水野　雅文（慶應義塾大学医学部　精神神経科）
進藤美津子（上智大学言語障害研究センター）
丸山　哲弘（飯田市立病院）
森山　　泰（駒木野病院　精神科）
加藤元一郎（慶應義塾大学医学部　精神神経科）
吉野　文浩（東京歯科大学市川総合病院　精神・神経科）
田中　康文（自治医科大学　神経内科）
春原　則子（東京都済生会中央病院　リハビリテーション科、国立精神・神経センター精神保健研究所）
橋本　俊顕（鳴門教育大学　障害児教育）
森　　健治（徳島大学医学部　小児科）
東田　好広（徳島大学医学部　小児科）
福田　邦明（国立療養所香川小児病院　小児神経科）
上林　靖子（中央大学文学部）
長田　　乾（秋田県立脳血管研究センター　神経内科）
木村　浩彰（広島大学医学部附属病院　リハビリテーション部）
堀口　寿広（東京医科歯科大学大学院　精神行動医科学分野）
加我　君孝（東京大学医学部　耳鼻咽喉科）
K. Sheykholeslami（東京大学医学部　耳鼻咽喉科）
小出　和生（川崎市立中部領域センター）
伏見　貴夫（東京都老人総合研究所　言語・認知部門）
伊集院睦雄（東京都老人総合研究所　言語・認知部門）
辰巳　　格（東京都老人総合研究所　言語・認知部門）
伊藤　憲治（東京大学医学研究科　認知・言語医学）

目　次

高次神経機能障害をきたす疾患　p.1-5

脳血管障害　2　　頭部外傷　3
変性疾患　3　　炎症性疾患　4
脳腫瘍　4　　脱髄疾患　4
その他の疾患　5

執筆：星野晴彦，高木　誠

言語機能障害とリハビリテーション　p.6-19

失語症　p.6-19

定義　6　　周辺の障害　6
原因疾患　6　　責任病巣　6
検査法　7　　失語症の症状　7
診断　8　　合併することの多い症状　8
リハビリテーション　9　　福祉法　10

執筆：宇野　彰

発語失行　p.11-15

定義　11　　検査法　12
鑑別診断　12
考えられるリハビリテーション　13

執筆：吉野眞理子

失読と失書　p.16-19

失読と失書の臨床像　16
漢字と仮名の問題について　17
右半球損傷による読み書き障害　18
失読と失書の検査　18　　症例紹介　18
リハビリテーション　18

執筆：佐藤睦子

行為・認知機能障害とリハビリテーション　p.20-69

観念失行と観念運動失行　p.20-23

観念運動失行（ideomotor apraxia）　20
観念失行（ideational apraxia）　21
治療　23

執筆：元村直靖

構成障害　p.24-27

構成障害の概念　24　　検査課題　25
診断（臨床的特徴）　25　　責任病巣　25
関連症状　26
訓練（リハビリテーション）　26

執筆：金子真人

視覚失認，相貌失認，街並・道順障害
p.28-31

視覚機能の捉え方の変化　28　　物体認知の障害　28
相貌失認における潜在的認知　28
色彩失認における色彩と言語処理の関連　29
地誌的見当識における街並失認と道順障害の分類　29
評価法の開発と症状の計量的解析　29
視覚失認の訓練　30
日常生活上の障害とその対策　30

執筆：種村　純，種村留美

半側空間無視
p.32-35

定義と頻度　32　　半側空間無視と半盲　32
診断　32　　入院・日常生活上の問題点　34
病識の問題　34　　病巣　34
発現メカニズム　34　　リハビリテーション　34
半側空間無視改善への新しい試み　35

執筆：石合純夫，中野直美

病態失認・疾病否認を中心とする右半球症状
p.36-39

右（劣位）半球の前頭葉損傷で生じる症状　36
右半球の側頭葉損傷で生じる症状　37
右半球の頭頂葉損傷で生じる症状　37
右半球の後頭葉損傷で生じる症状　37
右半球損傷に共通した特徴　38

執筆：水野雅文

聴覚失認・純粋語聾
p.40-43

聴覚失認・純粋語聾の聴覚認知障害と
　コミュニケーション手段　40
聴覚失認・純粋語聾例のリハビリテーション　41

執筆：進藤美津子

記憶障害
p.44-49

健忘症候群とは　44　　記憶の選択的障害　45
記憶障害のリハビリテーション　46

執筆：丸山哲弘

前頭葉症候群
p.50-54

運動・行為障害　50　　知性・思考障害　52
人格情動障害　52　　発動性障害　53
前頭前野―皮質下症候群　53
健忘・作話症状　53

執筆：森山　泰，加藤元一郎

痴呆
診断，アルツハイマー型痴呆，意味痴呆，認知リハビリテーション
p.55-61

痴呆の診断　55　　痴呆をきたす疾患の診断　56
痴呆の診断基準　56　　痴呆の類型　56
アルツハイマー型痴呆　57
意味痴呆（Semantic dementia）　58
痴呆の認知リハビリテーション　59

執筆：吉野文浩

脳梁損傷による症状
p.62-69

脳梁内交連線維の局在　62
ヒト脳梁損傷の原因　62　　脳梁離断症状　63

執筆：田中康文

小児の高次神経機能障害
p.70-89

学習障害
p.70-74

定義　70　　分類　70
鑑別診断　71　　検査法　71
訓練法　73

執筆：春原則子

自閉症
高機能広汎性発達障害・アスペルガー症候群を含む
p.75-80

自閉症の疫学/遺伝　75　　病因　75
症状/診断　75　　検査所見　76
脳病理所見　78　　鑑別診断　78
治療　78　　予後　79

執筆：橋本俊顕，森　健治，東田好広，福田邦明

AD/HD
注意欠陥/多動性障害
p.81-85

AD/HDとは　80　　原因　80
症状　80　　診断基準　81
診断のためのプロセス　81　　鑑別診断　82
AD/HDの治療目標　82　　薬物療法　82
心理社会的治療　83

執筆：上林靖子

小児失語
p.86-89

定義と用語　86　　特徴的な症状　86
鑑別診断　87　　検査方法　87
リハビリテーション　87
改善と予後に関して　88　　進学と就職　88

執筆：宇野　彰

高次神経機能障害と画像診断
p.90-99

形態的病巣と機能的病巣　90
X線CT（X-ray Computerized Tomography）　91
MRI（Magnetic Resonance Imaging）　92
脳循環代謝の基礎知識　95　　PETとSPECT　98
ダイアスキシス（diaschisis）　98
失語症の回復と脳循環代謝所見　98

執筆：長田　乾

高次神経機能障害者の地域リハビリテーション
p.100-102

高次神経機能障害の相談窓口　100
高次神経機能障害の障害認定　101
高次神経機能障害の問題点　101
地域リハビリテーション　101
高次神経機能障害に対する今後の施策　102

執筆：木村浩彰

高次神経機能障害者の福祉

p.103-106

- 高次神経機能障害における福祉の現状　103
- 高次神経機能障害者・児の原因疾患　103
- 日常生活での困難さ　103
- 高次神経機能障害者・児や
  その家族が望む福祉的援助　104
- 現状の問題と今後望まれる福祉の姿　105

執筆：宇野　彰

トピックス

p.107-129

小脳の高次機能

p.107-109

執筆：堀口寿広

Auditory Nerve Disease

語音認知障害を呈しながら高次脳機能障害ではない新しい疾患概念

p.110-115

- 症例　110
- 考察　114

執筆：加我君孝，K. Sheykholeslami，小出和生

読み書きの認知モデル

p.116-123

- 英語の読み書きについての認知モデル　116
- 日本語の読みと認知モデル　120

執筆：伏見貴夫，伊集院睦雄，辰巳　格

健常脳における高次機能
functional MRI，PET

p.124-129

- 音声―空間知覚　124
- 時間―スペクトル処理　124
- メロディ―リズムの認知　126
- 意味―構文の解析　126
- 認知―情動連関　126

執筆：伊藤憲治

高次神経機能障害入門

高次神経機能障害をきたす疾患

星野　晴彦*　高木　誠*

- 高次神経機能障害は，大脳半球の皮質および白質病変によって生じる．
- 大脳半球を局所的に冒す疾患と，び漫性に冒す疾患が含まれ，さまざまな疾患が原因となりうる．
- 原因疾患としては，脳血管障害，特に脳梗塞がもっとも多い．
- 変性疾患の多くは痴呆をきたす疾患であり，その臨床経過中に高次神経機能障害を呈することがある．

Key Words　離断症候群，脳血管障害，アミロイドアンギオパチー，ヘルペス脳炎

はじめに

高次神経機能障害としては，失語，失行，半側無視，失認，記憶障害など多岐にわたるが，一般に，大脳皮質の連合野を中心に局所的な障害によって起こる神経症状と考えられる．高次神経機能障害は程度が進行したり，重度の場合には，いわゆる痴呆に属す疾患とオーバーラップし，広い意味では軽度の意識障害との鑑別も問題となる．大脳半球の各脳葉の障害によって生じるおもな高次神経機能障害を表1に示す．

高次神経機能障害は機能分化した大脳半球の皮質の場所によって特有の症状を呈するが，白質病変でも，大脳半球皮質を連絡する神経経路の離断によって症状を呈する[2]．たとえば，伝導失語は感覚言語野であるWernicke領域と運動言語野のBroca領域を連絡する弓状束の障害によって生じる．また，左後大脳動脈の閉塞によって生じる純粋失読は，離断症候群として，以下のように説明されている．左後大脳動脈閉塞の結果，左後頭葉の脳梗塞のため右側同名半盲となり，文字は左側

表1　大脳半球の各脳葉の障害により起こるおもな高次神経機能障害

障害側	右側	左側	右・左どちらか片側	両側
前頭葉		口唇の失行，失書，運動性失語，左手の失行	気分の高揚，Talkativenessの増加，冗談，如才なさの欠如，順応障害，自発性の欠如	無為，無動性無言，注意の維持能力・複雑な課題の解決能力の欠如，思考の硬直，緩和な感情，変わりやすい気分
側頭葉	空間的位置関係の判断能力の低下 視覚的に提示された非言語的検査障害 音やある種の音楽の失認	感覚性失語，失音楽，呼名障害，健忘性失語	聴覚的錯覚と幻覚	Korsakoff健忘，無感情，温和，性的活動の増加，見かけの怒り（Klüver-Bucy症候群）
頭頂葉	地誌的記憶喪失，病態失認，着衣失行，半側無視，病態失認，身体失認	失読，Gerstmann症候群，触覚失認，両側の観念運動性失行	感覚の消去	
後頭葉	視覚性の錯覚（変形視）と幻覚，地誌的記憶と視覚的な見当識の喪失	失読，色彩呼称障害，失認	同名性の半側色盲，幻覚	皮質盲，色彩失認，相貌失認，視覚性同時認知障害，Balint症候群

(Victor M, et al.: Neurologic disorders caused by lesions in particular parts of the cerebrum. Principles of Neurology 7 th ed., pp.464-498, McGraw-Hill, NY, 2001[1])

* 東京都済生会中央病院　神経内科

表2 高次神経機能障害を引き起こす代表的な疾患

脳血管障害	脳出血，脳梗塞，くも膜下出血
頭部外傷	脳振盪，び漫性軸索損傷，脳挫傷，硬膜外血腫，硬膜下血腫
変性疾患	アルツハイマー病，大脳皮質基底核変性症，パーキンソン病，び漫性Lewy小体病
炎症性疾患	ヘルペス脳炎，進行性多巣性白質脳症，AIDS，進行麻痺，Creutzfeldt-Jakob病
脳腫瘍	グリオーマ，転移性脳腫瘍
脱髄疾患	多発性硬化症，ADEM，Behçet病
その他	正常圧水頭症，MELAS，Wernicke-Korsakoff症候群

視野から右後頭葉のみに情報が入る．右後頭葉からの情報は，脳梁膨大部を通して左側頭葉のWernicke領域に伝わり，言語として認識されるはずであるが，後大脳動脈閉塞のため脳梁膨大部が脳梗塞となり，この情報が左大脳半球に伝わることができず，その結果，文字を読むことができなくなる．

高次神経機能障害をきたす疾患としては，表2に示すようなさまざまな疾患が含まれるが，高次神経機能障害はその症状が理解されにくいこともあり，実態は不明な点も多い．平成9年に東京都で行われた現在治療中の高次神経機能障害の実態調査によれば，脳血管障害がもっとも原因として多く，次いで，頭部外傷，その他脳炎などであった．各疾患について概説する．

□ 脳血管障害

脳血管障害は，脳出血，くも膜下出血，脳梗塞に分類される．

1．脳出血

脳出血では，被殻出血，視床出血で失語症の合併することはよく知られているが，高次神経機能障害をきたす脳出血として重要なのは皮質下出血である．皮質下出血は非外傷性脳出血全体の10〜30%を占め，男女比は2:1と男性に多い．原因として高血圧によるものは31〜67%と少なく，高血圧以外の皮質下出血の原因としては，アミロイドアンギオパチー，脳血管奇形，mycotic aneurysm，抗凝固薬服用ないし出血傾向をきたす血液疾患，脳腫瘍，薬物中毒（cocaine, methamphetamineなど）がある[3]．

アミロイドアンギオパチーは軟膜や脳皮質表層の小・中動脈の中膜や外膜にアミロイドが沈着し，血管壁の脆弱化や微小動脈瘤の形成によって出血をきたす．90歳以上では60%に認められ，頭頂葉や後頭葉に好発する．出血は大脳皮質近傍の皮質下（皮質と白質の境界領域）に起こり，血腫は大きく，不規則な形で，しばしば多発，再発する．発症前に痴呆を呈することがあり，血腫に対して手術を行うと止血困難，再発の危険性が高く，手術は原則として禁忌である．

脳血管奇形は皮質下出血の4〜8%の原因となるが，若年者では約半数の原因となっている．動静脈奇形は大脳半球に3/4が認められ，出血をきたした場合には局所皮質症状としての高次神経機能障害を呈する．

皮質下出血をきたす疾患として脳静脈血栓症も必ず考慮すべき疾患である．脳静脈血栓症のなかでもっとも多い上矢状静脈洞血栓症では，頭頂葉に脳浮腫および出血性梗塞を生じる．頭蓋内圧亢進による頭痛・うっ血乳頭・意識レベルの低下，けいれん発作，下肢の対麻痺や交代性麻痺を呈する．感染・脱水・うっ血性心不全・各種凝固異常や赤血球増多症などの血液疾患・悪性腫瘍・血管炎や妊娠・経口避妊薬服用・外傷などがその原因として知られている[4]．

2．脳梗塞[5]

脳梗塞の病巣が皮質を含むのは心原性脳塞栓症とアテローム血栓性脳梗塞である．ラクナ梗塞では穿通枝の小さい脳梗塞であることから一般には皮質症状を呈することはない．最近の統計では脳梗塞の内訳は，心原性脳塞栓症とアテローム血栓性脳梗塞がそれぞれ1/4，残りの1/2をラクナ梗塞が占めている．心原性脳塞栓とアテローム血栓性脳梗塞では中大脳動脈領域の皮質梗塞が多く，このため，左半球では失語，右半球では半側無視をともなうことが多い．

アテローム血栓性脳梗塞は，主幹動脈の狭窄あるいは閉塞病変による脳梗塞であり，閉塞機転としては，血栓症，artery to artery embolism，血流不全の3種類がある．発症時の経過と画像診断によって診断されるが，内頸動脈や中大脳動脈の病変では梗塞範囲以上に広汎に血流低下が存在し，梗塞巣で予想される以上に広い領域の大脳半球の局所症状としての高次神経機能障害を呈する．

心原性脳塞栓症は，心房細動や急性心筋梗塞，

心筋症などの塞栓源となる心疾患があり，心臓内でできた血栓が血流にのり，脳の動脈を塞栓性に閉塞させてしまう疾患である．突然の発症と塞栓源の同定から診断される．血流の豊富な中大脳動脈，特に後方枝（角回動脈や後頭頭頂動脈）を閉塞しやすいため，失語や半側無視をともないやすい．抗凝固療法による一次予防と再発予防が重要である．

3．くも膜下出血[6]

くも膜下出血は大部分は動脈瘤の破裂による．動脈瘤破裂時に出血が脳実質を破壊したり，手術にともなう後遺症として高次神経機能障害をきたす．動脈瘤の部位別では，内頸動脈後交通動脈分枝部（ICPC）では前脈絡叢動脈閉塞により記憶障害や失語症を呈することがある．前交通動脈瘤では前脳基底部の障害によるKorsakoff症候群を呈する．脳底動脈先端部動脈瘤では，海馬，海馬傍回，扁桃核，脳弓などが後大脳動脈の灌流域であること，後大脳動脈の穿通枝が視床・前乳頭体動脈を分枝していることから，記憶障害をきたす．

□ 頭部外傷[7]

頭部外傷のうち，6時間以内の一過性の意識障害は脳振盪（cerebral concussion）と呼ばれるが，この場合，外傷前後の前向きおよび逆向性の健忘をともなっている．6時間以上続く外傷性の昏睡状態をび漫性軸索損傷（diffuse axonal injury）と呼んでいる．外傷によるずり応力によって軸索が広汎に損傷を受けるためと言われている．記憶障害は重症なものほど遷延し，死亡例も多くなる．

外傷による脳実質の損傷である脳挫傷では，前頭葉眼窩面と側頭葉先端部が好発部位であり，前頭葉症状としての高次神経機能障害をきたす場合が多い．

硬膜外血腫や硬膜下血腫でも大脳皮質症状が生じうるが，多くは意識障害をともなっていることが多い．

□ 変性疾患

1．アルツハイマー病

Presenilinやapolipoprotein Eの遺伝子異常との関係が明らかにされているが，いまだに原因不明の変性疾患である．加齢とともに増加し，通常は記銘-記憶障害で初発し，その後に空間失見当をはじめとした巣症状が加わることが多い．SPECTにおいて病初期から頭頂側頭葉の脳循環代謝量あるいは脳血流の低下が明らかであることがわかっているが，必ずしも同部位の症状が主というわけではない．原因は不明であるが，病理学的に老人斑と神経原線維変化を特徴とし，老人斑を形成するアミロイドの蓄積が最初に起こってくる変化と考えられている．最近では，コリンエステラーゼ阻害薬が保険適応となり，いまだ，根治的な治療法ではないが，対症療法としての有用性が期待されている．

2．大脳皮質基底核変性症[8]

40～70歳に発病し，失行とパーキンソニズムをはじめとした多彩な症状を呈する．上肢の肢節運動失行が特徴であり，他人の手徴候が約半数に認められ，筋強剛・無動・筋ジストニー，その他に，皮質性感覚障害・痴呆・失語などの大脳皮質症状を呈する．剖検脳の検討でタウ蛋白が広汎に認められ，病理学的には前頭葉・頭頂葉を中心とした大脳皮質，および黒質を中心とした基底核の変性，顕微鏡的には神経細胞脱落とグリオーシス，ニッスル顆粒の消失した腫大神経細胞（Ballooned neuron）が大脳皮質に認められる．

3．パーキンソン病[9]

パーキンソン病は，黒質のドーパミン作動性神経細胞が比較的選択的に変性する疾患であり，振戦，筋固縮，無動，姿勢反射障害を特徴とする．痴呆を呈することはないと以前は言われていたが，最近では約40％に痴呆が認められ，記銘力低下は59.8％，健忘は32.3％に認められる．その症状の特徴は「知識は失われていないが，その知識をうまく利用できない」という皮質下性痴呆の概念に当てはまる．大脳の深部構造から大脳皮質への投射系に生じた機能異常のために，timingとactivationに障害が出現すると推定されている．失念34.1％，精神緩慢42.4％，無気力37.5％，抑うつ36.4％，集中力低下30.7％が報告されており，運動機能障害ばかりでなく，精神機能の異常も注目されている．

4．び漫性Lewy小体病[10]

初老期あるいは老年期に発症し，おもな症状は進行性の痴呆とパーキンソニズムで，病理学的には大脳皮質に多数のLewy小体を認める．診断に欠かせない主要な特徴は，通常の社会生活あるいは就業を阻害するほどの進行性認知機能低下である．顕著あるいは持続的な記憶障害は必ずしも病

初期には出現しないが，たいていは病気の進行とともに明白となる．注意機能検査，前頭葉-皮質下機能検査，視空間機能検査での障害が特に目立つ場合がある．その他の特徴としては，繰り返す転倒，失神，一過性意識消失，抗精神病薬に対する過感受性，体系化された妄想，幻視以外の幻覚などがある．

□ 炎症性疾患

脳炎は，中枢神経系へのウイルスの直接侵襲による急性ウイルス脳炎，麻疹感染後数年を経過して発症する亜急性硬化性全脳炎を代表とする亜急性脳炎，Creutzfeldt-Jakob病やKuruなどプリオンによる遅発性脳炎，全身性エリトマトーデスにともなうループス脳炎など自己免疫疾患にともなう脳炎に分けられる．

ヘルペス脳炎は，側頭葉・大脳辺縁系が好発部位であり，単純ヘルペス1型によって起こる壊死性脳炎である．病理学的所見では，好酸性の核内封入体（Cowdry type A inclusion）が認められる．発熱，頭痛，意識あるいは人格障害が早期の所見であり，幻覚，記憶障害，失語症などの言語障害の頻度が高い．PCRにより早期診断が可能である．アシクロビールによる治療が有効であり，死亡率は10％程度まで低下したが，健忘，記銘力障害，人格障害などが残存することも多い[11]．

進行性多巣性白質脳症はパポバウイルスによるスローウイルス感染症であり，脱髄病変を主とする白質脳症である．免疫機能の低下した場合，日本では白血病やリンパ腫などの血液疾患，欧米ではAIDSでの発症報告が多い．症状としては，視野障害が多いが，高次神経機能障害として失語，失認，失計算，失行，失読，Gerstmann症候群，Balint症候群を呈する．

AIDSはヒト免疫不全症ウイルスによる感染症であり，HIVによる脳炎は臨床的に7.8～16.3％に認められ，3.3～4.5％が痴呆で発症している．病理学的には散在性，血管周囲に特徴的な多核巨細胞とマクロファージの浸潤を認めるHIV脳炎と，髄鞘，軸索のび漫性の脱落が主体のHIV白質脳症が認められる．認知障害としての集中力低下，健忘，思考の緩慢化が認められる[12]．

梅毒に感染後10年以上経過して発症する進行麻痺は主として前頭葉，側頭葉の皮質が侵され，精神知能障害を呈するが，片麻痺や失語などの巣症状を呈する場合もある（Lissauer型進行麻痺）

Creutzfeldt-Jakob病は，prion蛋白による感染症であり，100万人に1人程度の発病率が報告されている．病理学的には海綿状脳症であり，臨床的には痴呆を特徴とする．早期には，不安，倦怠感，めまい，頭痛，判断力低下，行動異常などを呈し，その後に記憶障害，錐体路・錐体外路徴候，ミオクローヌスを呈する．失語や失認症状もしばしば認められる症状である．1年以内に死亡する例が多く，効果的な治療法は見つかっていない．

悪性腫瘍にともなう傍腫瘍性辺縁脳炎においては，記銘力障害およびその他の認知機能障害が認められることが報告されている．抗Hu抗体と抗Ma 2抗体が関与しているとされ，肺小細胞癌での報告がもっとも多い．

□ 脳腫瘍[13,14]

大脳半球の腫瘍は，前頭葉・側頭葉・頭頂葉・後頭葉の順に頻度が高い．頭蓋内への転移としては，肺癌，乳癌，消化器癌の順で，血行性に転移する．原発性腫瘍としては，膠芽腫，星細胞腫，乏突起神経膠腫などのグリオーマが多い．

□ 脱髄疾患

1．多発性硬化症[15]

若年成人を侵し，脳，脊髄，視神経などの中枢神経組織に多巣性（multifocal）に脱髄が生じ，これらの病変に基づく多彩な神経症状が寛解と再発を繰り返す．空間的多発性と時間的多発性がもっとも特徴的なことである．失語や失行，失認などは比較的まれな症候であるが，報告例が散見される．

2．ADEM[16]

急性に発症し単相性の経過をとる脳脊髄の炎症性散在性白質病変により神経症候を呈する疾患であり，一般には気道，消化管感染症などの後に起こる．また，予防接種後に発症することが知られている．大脳白質病変にともない，失語などの高次神経機能障害が認められる．

3．Behçet病[17]

再発性の口腔内アフタ，外陰部潰瘍，虹彩毛様体炎やぶどう膜炎などの眼症状，結節性紅斑などの皮膚症状を特徴とする疾患であり，中枢神経病変を合併する場合を神経Behçetと呼ぶ．神経Behçetの比率は9.8％であり，発症後平均7年を経てから中枢神経症状が出現することが多い．病

変部位としては，脳幹95.6%，視床および大脳基底核88.2%，脊髄28%，大脳白質27.9%，大脳皮質17.6%，小脳17.6%である．精神症状の初発症状としては，人格変化，痴呆（記銘力障害），うつ状態が多い．治療にはステロイドが用いられている．

□ その他の疾患

1．正常圧水頭症

歩行障害・尿失禁・痴呆を3主徴とし，シャント術によりこれら諸症状が著明に改善する．見当識障害および連続減算困難で示される記憶障害が前景をなし，むしろ意識（内容）障害と解釈するべきとの意見もある．脳槽シンチグラフィーによる髄液の脳室内への逆流などが診断に有用である．

2．MELAS (Mitochondrial encephalomyopathy with lactic acidosis and stroke-like episodes)

ミトコンドリアの3243番目の遺伝子異常によって起こる疾患であり，名前のごとく，乳酸アシドーシスと脳卒中様発作を繰り返す．脳卒中様発作は皮質を含む広汎な領域の障害であり，臨床的に失語や半側無視などの高次神経機能障害を呈することが多い．

3．Wernicke-Korsakoff 症候群[18]

ビタミン B_1 である thiamine の欠乏によって起こる疾患であり，急性期には意識障害，眼球運動障害，歩行障害を3徴とする Wernicke 脳症を呈し，その慢性期の症状として作話，失見当識，健忘を特徴とする Korsakoff 症候群を呈する．アルコール多飲者での報告が多かったが，最近では，長期点滴や妊娠悪阻での発症例が報告されている．

文　献

1) Victor M, Ropper AH: Neurologic disorders caused by lesions in particular parts of the cerebrum. Principles of Neurology 7 th ed., pp. 464-498, McGraw-Hill, NY, 2001

2) 杉下守弘：Disconnexion syndrome（離断症候群）．神経内科 35：357-368, 1991

3) 澤田　徹：皮質下出血の臨床統計的検討．日本臨牀，CT，MRI時代の脳卒中学，下巻，pp. 169-173, 1993

4) 小澤英輔：脳静脈洞血栓症．日本臨牀，領域別症候群シリーズ，No.26，神経症候群Ⅰ，pp. 180-185, 1999

5) National Institute of Neurological Disorders and Stroke Ad Hoc Committee: Classification of Cerebrovascular Diseases Ⅲ. Stroke 21：637-676, 1990

6) 伊東聡行，塩川芳昭，齋藤　勇：くも膜下出血術後の記憶障害．Clin Neuroscience 16：171-173, 1998

7) Mayer SA, Rowland LP: Head Injury. In Merritt's Neurology 10th ed. (Rowland LP, ed), pp. 401-416 Lippincott Williams & Wilkins, Philadelphia, 2000

8) 前島友紀，水澤英洋：皮質基底核変性症．Clin Neuroscience 17：914-917, 1999

9) 村井克昌，葛原茂樹：Parkinson病の記憶障害．Clin Neuroscience 16：156-159, 1998

10) 小阪憲司：びまん性レビー小体病．日本臨牀，領域別症候群シリーズ，No.27 神経症候群Ⅱ，pp. 83-85, 1999

11) 庄司紘史：単純ヘルペスウイルス1型（HSV 1），2型（HSV 2）．日本臨牀，領域別症候群シリーズ，No.26，神経症候群Ⅰ，pp. 418-422, 1999

12) 岸田修二：HIV-1，HIV-2．日本臨牀，領域別症候群シリーズ，No.26，神経症候群Ⅰ，pp. 513-520, 1999

13) Balmaceda CM: Tumors General considerations. In Merritt's Neurology 10th ed. (Rowland LP ed), pp. 297-304, Lippincott Williams & Wilkins, Philadelphia, 2000

14) Balmaceda CM: Metastatic tumors. In Merritt's Neurology 10th ed. (Rowland LP, ed), pp. 376-387, Lippincott Williams & Wilkins, Philadelphia, 2000

15) 糸山泰人：多発性硬化症．日本臨牀，領域別症候群シリーズ，No.27，神経症候群Ⅱ，pp. 417-422, 1999

16) 榮樂信隆，納　光弘：急性散在性脳脊髄炎．日本臨牀，領域別症候群シリーズ，No.27，神経症候群Ⅱ，pp. 442-446, 1999

17) 若山吉弘，鈴木光一：Behçet病．日本臨牀，領域別症候群シリーズ，No.29，神経症候群Ⅳ，pp. 325-329, 1999

18) 星野晴彦：代謝，中毒疾患に伴う神経障害，Wernicke脳症．日本内科学会雑誌 88：762-766, 1999

■ 言語機能障害とリハビリテーション

失語症

宇野　彰*
うの　あきら

● 失語症は4つの言語モダリティがすべて障害されている．すなわち，発話力，書字力，聴覚的言語理解力，視覚的言語理解力の障害である．
● 軽度の失語症例の場合，問診だけでは診断が困難なことがある．検査が必要である．
● 失語症のリハビリテーションは，認知神経心理学的な障害のメカニズムを分析した言語機能訓練ばかりでなく，失語症者の社会的背景を考慮に入れ，心理面や職業面へのアプローチに関しても個々の症例に応じたプログラムを設定し行う．

Key Words　失語症，失語症状，鑑別診断，失語症のリハビリテーション

□ 定　義

後天性の大脳局所損傷による言語障害で小児も含める用語である．以下に述べる4つの言語モダリティがすべて障害されている．すなわち，発話力，書字力，聴覚的言語理解力，視覚的言語理解力である．言語発達途上での失語症は特に小児失語症と呼ばれている．先天的な言語障害のうち，かつては発達性失語症と呼ばれていた特異的言語機能障害（SLI：Specific Language Impairment）や言語発達遅滞などは，現在は失語症とは区別されている．

□ 周辺の障害

4つの言語モダリティのうち1つないしは2つの言語モダリティのみが障害されている場合がある．たとえば，読みだけが障害された場合は純粋失読，書字だけの障害が純粋失書，読み書きだけの障害であれば失読失書，語音認知障害のみの障害は純粋語聾と呼ばれる．languageではなく，speechの障害として発語失行がある．

□ 原因疾患

成人例では脳血管障害がもっとも多い．小児では脳外傷がもっとも多く，日本では外国に比べてモヤモヤ病が多い．

□ 責任病巣

言語優位半球の損傷によって生じる．Broca領野とWernicke領野が言語中枢として有名である．Broca領域は左前頭葉第三前頭回三角部の一部を

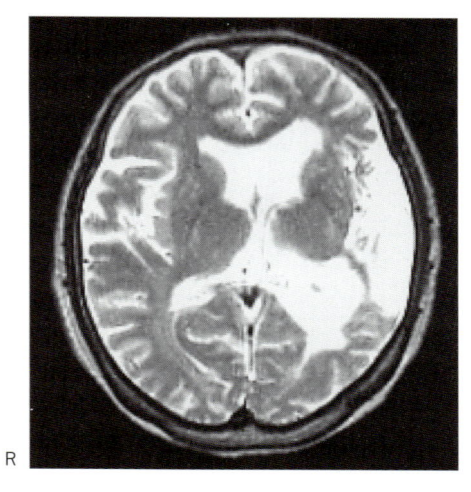

図1
Ｉ Wernicke失語症例の病巣

含む弁蓋部とされている．Broca領野の損傷で生じるとされているBroca失語は，非流暢な発話が特徴であるが，Broca領野だけに限局した損傷の場合，必ずしも非流暢な発話を認めないという報告もある．一方，Broca領域の後方に隣接する領域は中心前回の下部であり，この部位の損傷では純粋な発語失行が出現することが知られている．非流暢な発話に大きく関係している部位と考えられる．Wernicke領野は左側頭葉第1側頭回の後ろ約1/3の部位とされている．このWernicke領野は読み書きに関連が高いと考えられている角回と接しており，角回は伝導失語と関連の高い縁上回と接している．

*国立精神・神経センター精神保健研究所

□ 検 査 法

軽度の失語症例の場合，問診だけでは診断が困難なことがある．日常会話では障害がカバーされやすく障害が軽微に受け取られるのである．言語情報をすべてこまかくかつ正確に理解できなくとも文脈や状況判断にて推測することができるためと考えられている．また，軽い喚語困難も表現を変えるなどして目立たない．したがって，実際の言語機能を測定する検査を施行することが，症状の有無や程度，特徴を把握するために必要である．言語機能検査としては標準化され，広く使用されている総合的検査が2つある．標準失語症検査[1]（SLTA：Standard Language Test of Aphasia）とWestern Aphasia Battery（WAB）[2]である．どちらも失語症状を検出する項目については類似しているが，WABでは失行や失認症状が検出できる点が異なる．WABでは項目が多い分，検査所要時間も長くなっている．また，WABでは失語症分類が可能であるが，分類が操作的であることを考慮する必要がある．たとえば，復唱が困難な場合，語音認知障害のためなのか，音の引出しや配列の障害による復唱困難なのか，障害のメカニズムを区別することができないため，純粋語聾症状が伝導失語として誤診される可能性がある．一方，実用的な能力を測る検査として実用コミュニケーション能力検査（CADL）[3]がある．また，全般的大脳機能の低下や非言語的能力障害が合併することの多い重度失語症者向けに，重度失語症検査[4]がある．

□ 失語症の症状

すべての言語モダリティに障害が認められるが，各モダリティの障害の程度や質的特徴は，それぞれの患者によって異なる．

1．聴覚的理解力の障害

①語音認知の障害……聴力は正常で，音は聞こえるのに聞こえた語音が何かわからない．たとえば，「カニ〔kaɲi〕」と「谷〔taɲi〕」の区別ができない．

②（言語性）意味理解力障害……言語音が意味に結び付かない．すなわち復唱や音読ができても意味がわからない．

2．発話の障害

①喚語困難……語想起障害．喉まで出かかっている"ど忘れ"の状態．

②迂言（うげん）……事物の特徴や使用法などを述べるなどして，回りくどい言い方で表現．たとえば，「ほら，白くて四角くてお金入れて結婚式に持っていくやつ（祝儀袋）」

③錯語；字性錯語……単語中の音が変化する．「机」→「クツエ」，語性錯語……別の単語に置き換わる．「机」→「椅子」

④新造語……単語として意味をなさない音の羅列．「机」→「クツマ」

⑤ジャーゴン……錯語や新造語が頻出し，文章として理解できない音の羅列．たとえば「クツマガシカンネスルデス」

⑥残語……有意味な発話のほとんどない患者が言うことのできるごく限られた数の発話．状況とは無関係に発話されることが多い（recurring utterance）が，場面に即している場合（ocasional utterance）もある．

⑦発語失行（構音失行）……失語症状ではなく，周辺の障害と考えられるが，非流暢性発話の大きな原因と思われるため，ここに記載した．発声発語器官に錐体路，錐体外路，パーキンソン症状がみられないか，それらでは説明できないにもかかわらず，意図的な構音に障害がみられ，一貫性のない音の誤りが認められる．

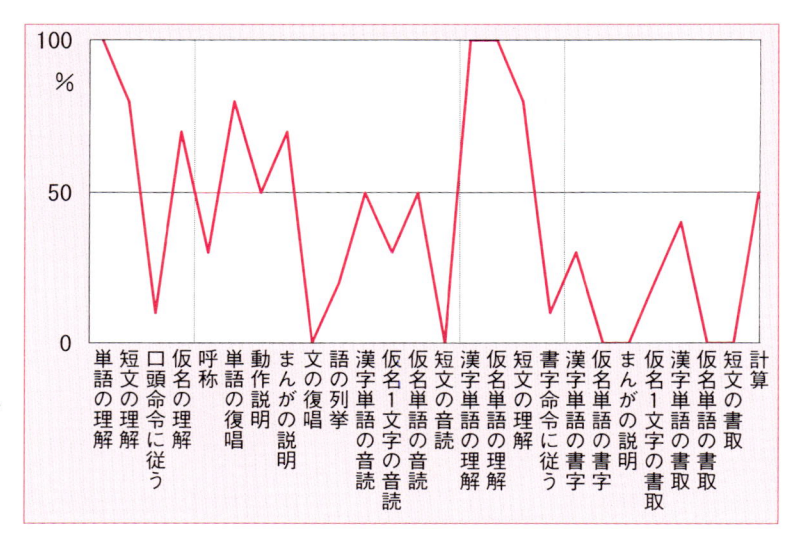

図2　1 Wernicke失語症例の標準失語症検査（SLTA）成績（図Ⅰと同じ症例）

⑧プロソディ障害……リズム，アクセント，メロディ，速さの障害．一本調子だったり，外国語のように聞こえる．

⑨意図的言語と自動言語（挨拶，数唱，歌，「あいうえお」など）との乖離．

⑩文法障害（失文法，錯文法）……助詞，助動詞などの誤り．

3．読解力の障害

漢字と仮名の乖離（漢字だと音読や理解が可能でも仮名だと困難な場合やその逆の場合．近年では，漢字と仮名の対立ではなく，情報処理過程の違いと考えられ，その単語の出現頻度や親密度の影響が大きいとされている）．音読と理解の乖離（音読は可能でも理解が困難な場合やその逆の場合）．字性/語性錯読．

4．書字障害

漢字と仮名の乖離，仮名1文字と仮名単語の乖離，字性/語性錯書，文法障害，厳密な意味での失語症状ではないが，ともなうことの多い症状として，構成失書，失行性失書．全般的大脳機能が低下している症例に利き手交換を実施した場合に鏡映書字がみられることがある．

□ 診　　断

失語症と鑑別すべき障害は痴呆と dysarthria（運動障害性構音障害）である．

1．痴呆との鑑別

痴呆は進行の程度によっては失語症状と同様に，4つの言語モダリティ（発話，書字力，聴覚的言語理解力，視覚的言語理解力）が障害されることがある．痴呆症状による言語障害との鑑別は言語症状だけからはわかりにくい場合がある．特に超皮質性感覚失語の症状に類似していることが多い．すなわち，発話は流暢で復唱や音読は可能でも意味が十分に理解できなかったり，語性錯語が出現するからである．しかし，痴呆と失語症とが，もっとも異なる病態は非言語的な記憶や思考力が保たれているかどうかである．痴呆は大脳機能全体が低下しているが，失語症は言語機能に限られた障害である点が異なる．すなわち，失語症例は非言語的な推論力が保たれているが，痴呆例では損なわれている．また，痴呆例では刺激に非選択的な注意の転動性が認められたり，非言語性（動作性）の課題では，記憶，推理力などの低下が認められる点，症状が進行する点などが異なる．したがって非言語性検査や行動を観察することにより鑑別することが可能である．

2．dysarthria（運動障害性構音障害）との鑑別

錐体路症状や錐体外路症状，パーキンソン症状などによる dysarthria では，運動障害以外の言語機能は基本的には保たれており，発話だけの障害である点が失語症と異なる．したがって，運動障害のために書くことが難しくなっても，字形の想起は可能である．健側で書かせたり，書き順を観察することにより運動能力を除外した本来の書字能力を推定することができる．発話では伝えられなくても基本的には筆談か，五十音表を指差すことによりコミュニケーションが可能である．また，聴覚的理解力は正常であるため，複雑な口頭指示に従うことにも困難は生じない．

失声症や音声障害も，発声に関する障害のみで他の言語モダリティは正常である．

3．痴呆や dysarthria と失語症が合併している場合の鑑別

痴呆では語性錯語は認められるものの字性錯語は症状が進行しないと認められないことが多い．また，仮名書字で誤ることも少ない．短時間での観察ではこの2点が鑑別の有効な点と思われる．また，dysarthria の構音の誤りは，多くは構音器官の障害部位に対応した一貫した誤りである．Broca 失語に認められる発語失行症状では，語頭音や語中音，語尾音など単語の中のどの位置にあるかによって音の誤りの傾向が異なる点が dysarthria とは異なる．

□ 合併することの多い症状

1．失行

高次大脳機能障害のうち，失行は（言語）優位半球損傷にて出現し，失語症にともなう頻度が高い．失行は，錐体路や錐体外路およびパーキンソン症状では説明困難な症状である．後天的に習得された随意的象徴的な熟練を要する運動行為を，検査場面などで意図的に行うことが困難であるのが特徴的である．たとえば，食事のときには食事動作にはなんら問題がないにもかかわらず，検査時には口を閉じたまま顔面に不自然な力が入り開口や挺舌が困難だったりする．Broca 失語では口腔顔面失行をともなうことが多く，Wernicke 失語では口腔顔面失行とともに，観念失行や観念運動失行をともなうことが多い．

2．失認

両側大脳半球の損傷にて出現する聴覚失認や視覚失認例では左大脳半球損傷の広がりの程度によりWernicke失語をともなうことがある．

3．dysarthria

両側の上位運動ニューロンの損傷によって生じる仮性球麻痺にともなって生じる痙性dysarthriaと，近年報告されることの多い一側損傷によって生ずる（unilateral upper motor neuron：UUMN）dysarthriaが失語症にともなうことが多い．特に後者は左一側損傷でかつ錐体路を損傷されている場合に合併しやすい．また，構音運動器官と嚥下運動に関連する運動器官とは共通する部分が多いため，嚥下障害がみられることが多い．

以上のような症状が認められたときには，逆に失語症が合併している可能性を疑い，詳細な検査を実施する．

□ リハビリテーション

失語症のリハビリテーションは，個々の症例に応じ，認知神経心理学的な障害のメカニズムや重症度，全体的な大脳機能に加えて年齢，社会的環境，家庭環境などの社会的背景を考慮に入れ，個々のプログラムを設定し行う．失語症は，単なる言葉だけの障害にとどまらず，放置しておくと，2次的に心理面での不適応を生じさせる．また，周囲の人々が，患者の障害に対して無理解であることから生じる摩擦も多い．したがって，リハビリテーションは言葉の訓練だけでなく，多面的に行う必要がある．ここでは，基本的方針について，簡単に述べる．

1．コミュニケーションの実用性

残された言語機能を生かした実用的なコミュニケーションルートや手段を確立する．すなわち，表出面，受容面それぞれについて音声言語と文字言語でどちらが理解しやすいか，文字言語のなかでも漢字とかなで差があるかどうかなどを把握し，日常生活での実用的な会話に生かす．表出面と受容面とで有効なルートが異なることが多いことに注意する．また，音声言語や文字言語の障害が大きいときは，非言語的情報を網羅したコミュニケーションノートを開発し活用する．以下に失語症者とコミュニケーションを成立させるうえでの一般的な注意事項を述べる．

全般的注意

①聞きやすく，話しやすい環境を整える．（服装や姿勢，目線，位置，距離などもコミュニケーションの手段である．）②子ども扱いしない．③うまくいったときは誉めて励まし，自信をつけさせる．

話しかけ方

④言葉数を少なく，ゆっくりと話す．⑤病前から使いなれた言葉を使う．⑥抑揚や顔の表情，身振り豊かに話しかける．実物を見せたり，文字（漢字のほうが理解しやすい場合が多い）を示したりする．⑦1つのことが理解されたことを確かめてから，次に進む．たて続けに話さない．急に話題を変えない．

話の聞き方

⑧ゆっくりと辛抱強く待つ．⑨文字，絵，身振りなど，あらゆる手段で表現するように励ます．⑩ハイ—イイエで答えられる質問を工夫する．⑪話の意図を推測して，選択肢の中から選んでもらう．勘を働かせる．⑫発言の内容をよく確認してから，次に進む．⑬誤りを頻繁に訂正しない，などである．詳細については「失語症会話パートナー養成テキスト」[5]が参考になる．

2．言語機能訓練

損なわれた言語機能の改善を図る．子どもに言葉を教える方法と同じやり方では効果が認められないことが多い．音読，読解，復唱，呼称，かな書字，漢字書字，語音認知力，意味理解力などの詳細な言語モダリティでの言語能力を把握した後，言語モダリティ間の相互作用を考慮した訓練プログラムを作成し，実行する[6~18]．

3．心理面の調整

言語訓練や検査を通じて，また他の失語症者との接触によって，自分自身の症状や置かれた状況への洞察を深めさせる．趣味的活動やグループ訓練は精神機能を活発にするうえでも有効である．

4．家族の指導

失語症者の気持ちがもっともよく理解でき，常に近くにいることのできる家族は，リハビリテーションにおいて重要な存在である．リハビリテーション専門家との面接や訓練場面の見学を通し，患者との接し方や患者に対する新しい家族の役割を考える機会を作る．

職場，教育機関，地域医療への働きかけ：訓練施設外の社会環境を整えるため，相互に連係した

体制作りを調整する．

□ 福 祉 法

　身体障害者福祉法での言語障害に関する障害者手帳の申請について：失語症者が生活していくうえで助けになっている障害者手帳の申請は重要である．神経内科医や耳鼻咽喉科医などが診断書を作成することが多い．錐体路症状や錐体外路症状などによる身体症状は，それだけで1級や2級などの高い等級を得ることができるが，障害が失語症だけの場合はもっとも高い等級でも3級にとどまる．後遺症が失語症以外には認められない場合や，身体障害等級と言語障害等級が合わさると全体としての等級が高くなる場合には診断書を付し，申請することが重要になる．その際，標準化された検査結果の情報が有用であると思われる．特にWernicke失語例では障害が軽微な印象を与えるため，本来は取得できるはずの手帳の申請をあきらめた症例を複数経験している．

文　献

1）日本失語症学会編：標準失語症検査マニュアル，新興医学出版社，1997

2）WAB失語症検査（日本語版）作成委員会：WAB失語症検査（日本語版），医学書院，1986

3）綿森淑子，竹内愛子，福迫陽子，他：実用コミュニケーション能力検査―CADL検査―，医歯薬出版，1990

4）竹内愛子，中西之信，中村京子，他：重度失語症検査―重度失語症者へのアプローチの手がかり―．協同医書出版社，1997

5）地域ST連絡会失語症会話パートナー養成部会（編）：失語症会話パートナー養成テキスト，2002

6）日本言語療法士協会（編著）：言語聴覚療法―臨床マニュアル―，協同医書出版社，1992

7）小嶋知幸，佐野洋子：失語症の障害メカニズムと訓練法（加藤正弘監修），新興医学出版社，2000

8）安積園子：呼称と漢字音読の過程―失語症者の訓練経過―．失語症研究1：86-98，1981

9）柏木あさ子，柏木敏宏：失語症患者の仮名の訓練について―漢字を利用した試み―．音声言語医学19：193-202，1978

10）小嶋知幸，宇野　彰：純粋失書例における仮名書字訓練―シングルケーススタディ訓練法の比較―．失語症研究11：18-25，1991

11）小嶋知幸，宇野　彰，加藤正弘：Wernicke失語例における呼称訓練―刺激モダリティ選択の検討―．失語症研究13：237-246，1993

12）小嶋知幸：発話症状の観察から，障害構造の類推と治療プラン立案へ至るアルゴリズム―失語症自動診断プログラムの試み―．失語症研究16：221-226，1996

13）Shuell H：Adult in Aphasia, Diagnosis, prognosis, and treatment, Hoeber Medical Division, 1964

14）宇野　彰，種村　純：訓練モダリティ別呼称改善のメカニズム(1)―漢字書字を用いた呼称訓練と復唱的呼称訓練―．失語症研究5：29-38，1985

15）宇野　彰：障害メカニズム別の呼称改善過程―phonological impairment―．失語の経過と予後（祖父江，福井，山鳥，編），pp. 241-259，医学教育出版社，東京，1987

16）宇野　彰，上野弘美，山本晴美，他：伝導失語3例の復唱改善のメカニズム―シングルケーススタディによる復唱訓練と仮名音読訓練―．聴覚言語療法13：5-16，1997

17）伊澤幸洋，小嶋知幸，加藤正弘：漢字の失読症状に対する訓練法―漢字一文字に対して熟語をキーワードとして用いる方法―．音声言語医学40：217-226，1999

18）小嶋知幸，宇野　彰，加藤正弘：純粋失書例における仮名書字訓練―シングルケース・スタディによる訓練法の比較―．失語症研究11：172-179，1991

言語機能障害とリハビリテーション

発語失行

吉野　眞理子*

- dysarthriaと失語の中間的病態としての高次発話障害を"発語失行"と総称する.
- 臨床でわれわれが実際に目にする障害は,麻痺性・運動制御性・失語性要素を合併した多種多様な複合的発話障害がふつうである.
- 合併する失語の有無や重症度によって実際の症状の様相はかなり異なる.
- リハビリテーションにはさまざまなアプローチがある.

Key Words　発語失行,検査法,鑑別診断,リハビリテーション

□ 定　義

"発語失行（apraxia of speech）"は,米国の言語病理学者F. L. Darleyが1965年に提唱した症候概念である.言語聴覚障害学においては広く用いられている用語であるが,神経学においては必ずしも広くは受け入れられていない.ほぼ同一の症候を指す用語に"anarthria（失構音）","pure word dumbness（純粋語啞）","aphémie","cortical dysarthria（皮質性構音障害）"などがある[1]).

"発語失行"の定義は,Darleyによれば「脳損傷の結果,音素の随意的産生のために構音筋群のpositioningと筋運動のsequencingをprogramする能力が損なわれたために生じる構音の障害」である.dysarthria（構音障害）とは「構音筋群は反射や自動的行為に使われるときははっきりとした筋力低下,速度低下,協調運動障害を示さない」点で区別される.Darleyはまた「プロソディーの変化が構音の問題にともなって現れることがあるが,おそらくその代償であろう」と述べている.一方で,Wertzら[2]のようにプロソディー障害を重視する立場もある.彼らは,発語失行の中核症状として,①努力と試行錯誤と模索をともなう構音動作と自己修正の試み,②正常なリズム,ストレス,イントネーションの範囲とは思われないプロソディー異常,③同じものを繰り返し発話するときの構音の一貫性の欠如,④発話開始の困難,の4点をあげている.この4症候は発語失行の診断規準として現在よく用いられている.解剖学的基盤としては左半球中心前回下部皮質・皮質下病変が有力視されているが,左島の中心前回が発語失行の責任病巣であるとの説もある[3]).

ところでSquareら[4]は,"失語にともなう神経運動性発話障害（neuromotor speech disorders）"の神経解剖学的・生理学的基盤に関する研究を概観して,「われわれが"発語失行"と呼んできた障害は単一次元の障害とは限らず,むしろ異質な集合からなるもので,主要症候もそれぞれ異なる可能性がある」と述べている.発話運動に関する彼らの概説によれば,動作の実行を担う一次運動皮質（MI, 4野）は,感覚情報と関連づけた運動出力の組織化,複雑な複合動作系列のプログラミングなどの機能を担う非一次運動皮質（運動前野,PM, 6野と44野）からの入力によって作動する.PMには同時に感覚皮質からの情報や視床VLX核を介して小脳からの運動制御入力があり,また大脳基底核,視床VLm核を介して補足運動野（SMA）からの情報がPMおよびMIに入っている.前頭葉皮質下はこれらの連絡の経路に当たる.とすると,たとえ中心前回の6野のみの病変であっても動作系列のプログラミングのみならず錐体外路系・小脳系の運動制御や感覚制御が損なわれる可能性がある.病変の位置や広がりによって,麻痺性の要素を合併したり,運動制御性の要素を合併したり,はたまた失語性の要素を合併したり,おそらく多種多様な発話障害が生ずる可能性があ

* 筑波大学心身障害学系

ると思われる．そしておそらく臨床でわれわれが実際に目にする障害はこれらの複合障害がふつうであろう．本項ではこうした問題はさておき，dysarthriaと失語の中間的病態としての高次発話障害をとりあえず"発語失行"と総称して議論を進める．

なお発語器官の失行（口舌顔面失行）と発語失行との関係については，発語失行と口舌顔面失行とが乖離して生じうることはほぼ認められた事実である[5~7]が，口舌顔面失行と構音の障害との間の関係を示唆する研究もある[8,9]．

□ 検査法

① 自発話の観察，② 負荷発話試験，③ 失語症検査を行う．

自発話は，問診や会話の中で，声・構音・プロソディー（韻律的特徴）の観察を行う．プロソディーとは，分節音のみに限定せずある音声連鎖にわたってみられる音声的現象を示し，音の長さ，音の強さ，音の高さ，リズムなどの要素がある．発話速度，断綴性（音節のとぎれ）なども含まれる．

負荷発話試験は，(a) 母音の引き伸ばし（「アー」をできるだけ長く伸ばして言う），(b) 単音節の繰り返し（「パパパ……」，「タタタ……」，「カカカ……」をできるだけ速く言う），(c) 3音節の繰り返し（「パタカパタカ……」をできるだけ速く言う）を行う．(a)では発声持続の特徴，声質，声量などをみる．(b)では，主要な構音器官の交互反復運動の速さ・正確さ・リズムをみる．(c)でも，速さ・正確さ・リズムをみるが，異なる構音器官を順次に用いるので(b)より高位の神経機構が関与する．

失語症検査は，話す・聞く・読む・書く・計算能力を総合的に検査するが，時間がない場合は少なくとも指示理解，書字能力を調べ，可能なら呼称，復唱，音読も調べる．

□ 鑑別診断

発語失行は，「定義」の項で述べたようにそれ自体多様な症候群である可能性に加えて，実際にはdysarthriaや失語を合併する場合がほとんどであること，合併する失語の有無や重症度によって実際の症状の様相がかなり異なることにより，鑑別診断には高度の技術を要する．

構音障害（dysarthria）では，声に何らかの異常が現れる．すなわち，声量低下・変動，発声持続時間の短縮，声質の変化（気息性，粗糙性，努力性，無力性）である．これに対して発語失行ではふつう，声には異常がみられず，声質・声量・発声持続とも正常である．しかし発語失行でも病初期や非常に重度の場合，発声も随意的にはできないことがある．

構音・プロソディーは，dysarthriaでも発語失行でも異常が現れるが，失語では異常がないのがふつうである．発語失行における構音の誤りは歪みや置換が多く，誤り方に一貫性効果（同じ音や語をいつも誤る傾向）と変動性効果（同じ語，語の位置で，その時により誤り方が異なる傾向）がともに認められる．Dysarthriaはタイプにより誤りの一貫性が高いもの（麻痺性）と一貫性が乏しいもの（失制御性）とがある．

Dysarthriaでは，単音節の繰り返しで構音の速さ・正確さ・リズムのどれかに異常が必ず現れるのに対して，純粋発語失行では，単音節の繰り返しで開始時つまずきがあってもいったん繰り返しが可能になると正常な速度・正確さ・リズムになる．これに比べて3音節の繰り返しは発語失行では非常に困難である．運動失調性構音障害では，3音節の繰り返しで，初めは可能でも続けるに従いリズムが乱れ不正確になるのが特徴である．なお失語でも伝導失語などではこの3音節の繰り返しが困難になる．

失語では，失語症検査で，聞いて理解する能力，話す能力，読んで理解する能力，書く能力のすべての側面にわたって障害が現れる．発語失行とdysarthriaでは，理論的には話す側面にのみ障害が現れる．発語失行と失語が合併した場合，軽度および中等度の発語失行患者については重度の失語がない限り発語失行の診断は比較的容易である．前述のWertzら[2]の4症候，すなわち，① 努力と試行錯誤と模索をともなう構音動作と自己修正の試み，② 正常なリズム，ストレス，イントネーションの範囲とは思われないプロソディー異常，③ 同じものを繰り返し発話するときの構音の一貫性の欠如，④ 発話開始の困難，をもとに診断すればほぼ間違いない．ただし筆者は④については超皮質性運動失語の症状でもあり，発語失行とは別の障害と考えている．

一方，重度の発語失行患者については，重度の

表1 重症度別発語失行患者への伝統的発話治療アプローチ：想定される治療のレベルとの対比

重症度	推奨されるアプローチ	治療のレベル
重度	分節音/音節レベルの模倣 　◆模倣 　◆発音定位法 　◆発音派生法 　◆派生法＋定位法 　◆キーワード法	構音器官の構え形成（空間的目標）
	対比の模倣	構音器官の構え形成/運動感覚の意識 （空間的目標/動作単位）
	強勢対比訓練	運動感覚の意識；速度とメロディー
中等度	システム間促進 　◆足のタッピング 　◆脚のタッピング 　◆指折り 　◆指のタッピング	速度とメロディー
	システム内促進 　◆ペイシング・ボード	速度とメロディー
軽度	拡大強勢対比ドリル	速度とメロディー

（Wertz et al., 1984 に基づいて Square et al., 1994 がまとめたもの）

失語をともなうことが多いので記述が困難である．諸理由から記述研究の対象外とされているので，重度の発語失行の発話特徴はめったに記述されない．したがって発語失行の文献上の記述特徴は当てはまらないことが多い．臨床的には，発話がまったくないか，限られたレパートリーの再帰性発話や偶発語，反応的発話のみであることが多く，発語器官の失行をともなうことも多い．Rosenbekら[10]は，「急性期における発語失行には2群があり，流暢でジャーゴンを発するが発話量は限られている1群と，非流暢でほとんど発話のない1群とがある」と述べている．重度発語失行の診断にはセラピーの結果を待たねばならないこともある．発語失行患者は，指示を比較的よく理解し，話そうとする意志や模索行動・誤りの自覚を示し，やがて発語失行の記述特徴をいくつか示すようになる．書字は，急性期においては診断にあまり役立たないが，慢性期では発話よりも書字のほうが良好であれば有益な情報となりうる．

□ 考えられるリハビリテーション

発語失行の治療技法にはさまざまなものが報告されている．一つ一つ紹介するには紙幅がとても足りないので，ここでは概観するにとどめる．

発語失行の治療技法は伝統的に重症度別に記述されることが多い．その妥当性はさておき，Wertzら[2]をもとにSquareら[4]が重症度別にまとめた発語失行の伝統的治療アプローチの一覧を表1に示す．想定される治療レベルとの対比が添えられている．重度では分節音や音節レベルでの構音器官の構えの形成に焦点が当てられ，中等度・軽度になると速度やメロディー，すなわちプロソディーに焦点が当てられている．前者は言語治療の分野では古くから構音障害の訓練に用いられてきた方法を基本的に踏襲している．しばしば引用されるRosenbekら[11]の「8段階統合刺激法」は「模倣」に含まれる．Darleyら[12]（1975）が記述した方法は「模倣」「発音定位法」「発音派生法」を組み合わせたものとも考えられる．それらに対して中等度向けに用いられる「システム間促進」や「システム内促進」の諸技法は，失語をともなう発語失行の治療として考案されたものが多い．比較的健常なシステムである身ぶり・視覚シンボル・文字・メロディーなどを発話と同時に用いることで機能再編成を図ろうとするアプローチである．これらは次に述べるトップダウン・アプローチと軌を一にするものと考えられる．

Squareら[4]は，ボトムアップ・ミクロ構造的アプローチとトップダウン・マクロ構造的アプロー

表2 発語失行の治療技法一覧

ボトムアップ・ミクロ構造的アプローチ
- ◇模倣
- ◇発音定位法（phonetic placement）
- ◇発音派生法（phonetic derivation）
- ◇対比の模倣（contrastive stress drill）
- ◇言語音系列化法（speech sound sequencing）（Dabulら 1976）
- ◇バイトブロックを用いる方法（Dworkinら 1988）
- ◇エレクトロパラトグラフを用いる方法（紺野ら 1988）
- ◇口腔顔面動作訓練（越部ら 1991）

トップダウン・マクロ構造的アプローチ
- ◇メロディック・イントネーション・セラピー（MIT）（Sparksら 1974, 1976；関ら 1983）
- ◇身ぶりを用いた方法（Skellyら 1974）
- ◇歌唱（Keithら 1975）
- ◇指折り（Simmons 1978；相澤ら 1995）
- ◇拍子板（Helm 1979）
- ◇振動触覚刺激（Rudowら 1982）
- ◇メトロノームによる調子とり（Dworkinら 1988；Shaneら 1978）
- ◇頭部動作（Hadarら 1984）
- ◇発話の引き伸ばし（Southwood 1987）

統合的アプローチ
- ◇8段階統合刺激法（Rosenbekら 1973）
- ◇劣位半球媒介法（Horner 1983）
- ◇PROMPT（Prompts for Restruction Oral Muscular Phonetic Targets）（Squareら 1986, 1989）
- ◇VCIU（Voluntary Control of Involuntary Utterances）（Helmら 1980）
- ◇Multiple Input Phoneme Therapy（Stevens 1989）
- ◇全体構造法（道関ら 1995）

代償的アプローチ
- ◇Augmentative and Alternative Communication（AAC）（Yorkstonら 1989 など）

チという用語を用いて，失語をともなう発語失行に対する治療法を分類している．ボトムアップ・ミクロ構造的アプローチとは，非言語口腔動作レベルまたは分節音・音節レベルの訓練から始まり，非言語口腔動作から言語音に，音を音節に，音節を単語に，単語を文にというように，下から上へと積み上げていくアプローチである．トップダウン・マクロ構造的アプローチとは，逆の方向で，メロディーやプロソディーをともなう機能的な発話単位から出発して構音能力を改善させるアプローチである．また大脳全体の機能をフルに使用することで，左半球構音機能を刺激し引き出そうとす

るものでもある．Squareらの記述に筆者が若干補足してアプローチ別に治療技法を分類した一覧を表2に示す．個々の治療法については原典を参照されたい．

発語失行の生ずるメカニズムについても回復のメカニズムについてもまだわかっていないことが多い．臨床家はいろいろな本に書かれていることを鵜呑みにせず，治療効果を絶えず検証しながら個々の患者にもっとも適した方法を探るべきであろう．

文　献

1) 吉野眞理子：発語失行（apraxia of speech）．神経研究の進歩 38：588-596, 1994

2) Wertz RT, LaPointe LL, Rosenbek JC：Apraxia of speech in adults：the disorder and management. Orlando, Grune & Stratton, 1984

3) Dronkers NF：A new brain region for coordinating speech articulation. Nature 384：159-161, 1996

4) Square PA, Martin RE：The nature and treatment of neuromotor speech disorders in aphasia, Chapey R（ed.）：Language intervention strategies in adult aphasia. 3rd ed., pp. 467-499, Williams & Wilkins, Baltimore, 1994．（邦訳：創造出版より刊行予定）

5) Watamori TS, Itoh M, Fukusako Y, et al.：Oral apraxia and aphasia. Ann Bull RILP 15：129-146, 1981

6) Square-Storer PA, Qualizza L, Roy EA：Isolated and sequenced oral motor posture production under different input modalities by left-hemisphere damaged adults. Cortex 25：371-386, 1989

7) 遠藤邦彦：口・顔面失行（BFA）の症状と責任病巣：行動理論からみた失行症の出現のメカニズム．失語症研究 14：1-10, 1994

8) De Renzi E, Vignolo LA：Oral apraxia and aphasia. Cortex 2：50-73, 1966

9) 越部裕子，宇野　彰，紺野加奈江，他：純粋語唖例における非構音時の高次口腔顔面動作と構音の関係について―口腔顔面動作訓練と構音訓練―．失語症研究 11：262-270, 1991

10) Rosenbek JC, Kent RD, LaPointe LL："Apraxia of speech：an overview and some per-

spectives". Apraxia of speech: physiology, acoustics, linguistics, management (Rosenbek JC, McNeil MR, Aronson AE, eds.), pp. 1-72, San Diego, College-Hill Press, 1984

11) Rosenbek JC, Lemme ML, Ahern MB, et al.: A treatment for apraxia of speech in adults. J Speech Hear Disord **38**: 462-472, 1973

12) Darley FL, Aronson AE, Brown JR: Motor speech disorders., pp. 278-285, Philadelphia, W.B. Saunders, 1975

13) 平山惠造：構音障害と失構音—神経学的視点から—. 脳と神経 **46**: 611-620, 1994

14) 吉野眞理子：発語失行の治療. 失語症臨床ハンドブック（濱中淑彦監修, 波多野和夫, 藤田郁代, 編), pp. 617-625, 金剛出版, 1999

■ 言語機能障害とリハビリテーション

失読と失書

佐藤　睦子*
（さとう　むつこ）

- 病前の読み書き能力がどの程度だったのかを把握し，現在，読み書き以外の言語機能が保たれていることも確認する．
- 読字面では音読や意味理解，書字面では自発書字，書取，写字，構成能力を検査する．文字想起困難や錯読，錯書の有無，なぞり読み（schreibendes Lesen）の可否を検討する．
- 漢字と仮名で症状の程度に差がある場合がある．
- 右利きの場合，右半球損傷では字体や行の崩れ，字画の過不足あるいは左側を無視した読み（neglect dyslexia）などの空間性読み書き障害が生じることがある．

Key Words　失読失書，失読，失書，空間障害性読み書き障害

はじめに

　失読と失書は，大脳の一定部位に損傷を被った結果，病前可能だった読み書き機能が何らかの程度に障害された症状のことを指し，意識障害や知能低下あるいは運動麻痺には起因しない大脳巣症状である．口頭言語機能は原則的に保たれている．病因や脳損傷の部位，範囲によって障害の質や程度に違いが出るが，症状には病前の読み書き能力も反映されるので，本人や家族などから発症前の能力について情報を入手しておいたほうがよい[1]．

□ 失読と失書の臨床像

1．左頭頂葉角回病変による症状

　左（優位側）頭頂葉角回は，言語の聴覚心像や視覚心像，運動覚心像が収束する文字中枢と言われる．ここが損傷されると読み書きが全般的に障害された失読失書となる[2]．失読失書の場合，読字面では，音読できなくても意味を理解できることもあるが，一般に，意味性錯読（たとえば‘村’を‘町’と読むなど意味の似た他の語に読み誤ること）が出現する．書字面では，自発書字や書取が障害されるものの，写字には問題がない．

2．左後頭葉内側－脳梁膨大部損傷による症状

　左後頭葉内側および脳梁膨大部の損傷では，書けるが読めないという純粋失読が生じる．右半球視覚領野に入力された視覚情報が脳梁損傷により対側文字中枢に転送されず，結果的に文字が解読

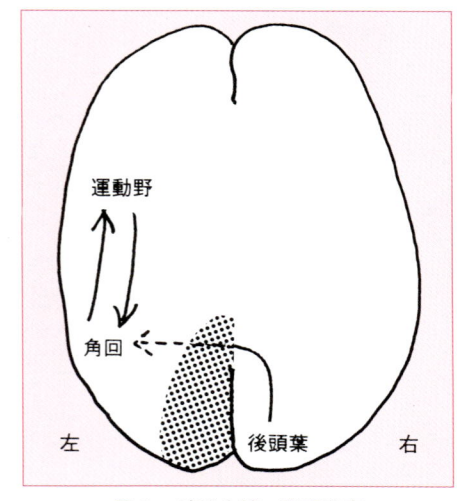

図1　純粋失読の発現機序

されないためである[2]．運動野や言語野は保たれているので，文字を書くことはできる．また，書字の運動覚によって文字中枢から文字情報を喚起することができるため，目で見て読めない文字でも指でなぞると読めるようになる（schreibendes Lesen）（図1）．上述の失読失書では，このような運動覚による促通現象は認められない．また，純粋失読では写字障害をともなうが，これについては，書字の際の視覚入力が書字運動を妨害するからだという見解もある[3]．

* 総合南東北病院　神経心理学研究部門

3．左前頭葉第二前頭回脚部あるいは左頭頂葉上頭頂小葉病変による症状

　左前頭葉第二前頭回脚部あるいは左頭頂葉上頭頂小葉の損傷では，難なく読める文字でも書字が著しく障害され純粋失書となる．上述のように左角回が損傷されると読字・書字が共に障害され失読失書となるが，純粋失書の場合は，角回からやや外れた部位の損傷で，読字機能は損なわれない一方，書字運動覚や文字視覚心像を喚起するまでの経路に問題が生じていると思われる．純粋失書の病巣部位に関しては，左視床や左側頭葉の損傷例も報告されているが，いずれの場合も，文字想起困難や錯書が生じ[4]，失書が重篤な場合は，文字が想起できないため無反応になることが多い．文字が想起できて書字運動を開始した場合でも，部分反応で終わったり結果的に錯書になったりすることもある．

　左半球損傷による読み書き障害の病巣はおおむね図2のようになる[5]．

□ 漢字と仮名の問題について

　日本語の場合，漢字と仮名では脳内処理過程が異なると考えられ，実際，漢字と仮名の障害程度が明らかに乖離した症例が報告されている[6]．Iwata[7]によれば，漢字の読み書きには左側頭葉後方下部が重要な役割を担う一方，仮名の処理には

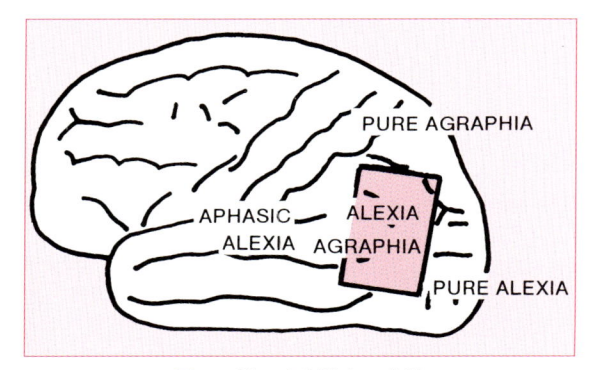

図2　読み書き障害の病巣
ALEXIA-AGRAPHIA：失読失書，PURE ALEXIA：純粋失読，PURE AGRAPHIA：純粋失書，APHASIC ALEXIA：失語性失読．（山鳥　重：失語症研究 2：41-47，1982[5]）

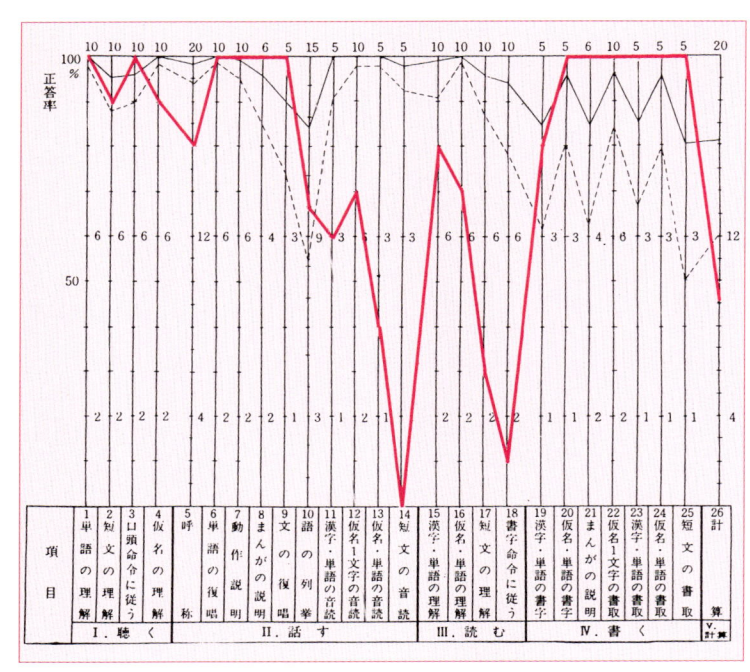

図3　純粋失読の標準失語症検査
66歳，男性．左後大脳動脈狭窄症．書字は問題ないが，音読と読字理解の障害が著しい．

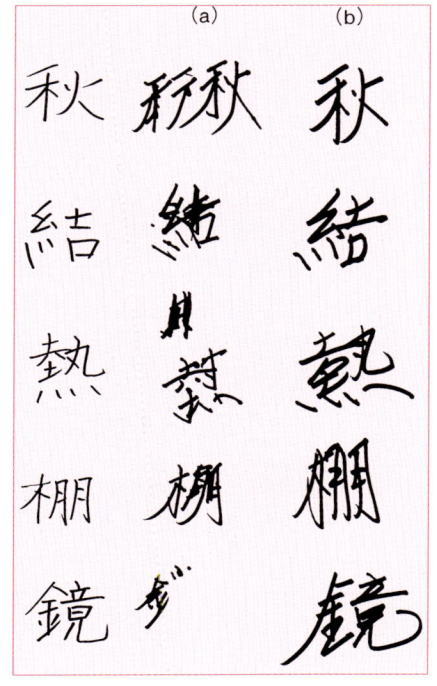

図4　純粋失読の書字
（a）写字：試行錯誤を繰り返し，完成した文字も拙劣である．（b）自発書字：写字困難な文字でも，自発的に書く場合はなめらかで問題ない．

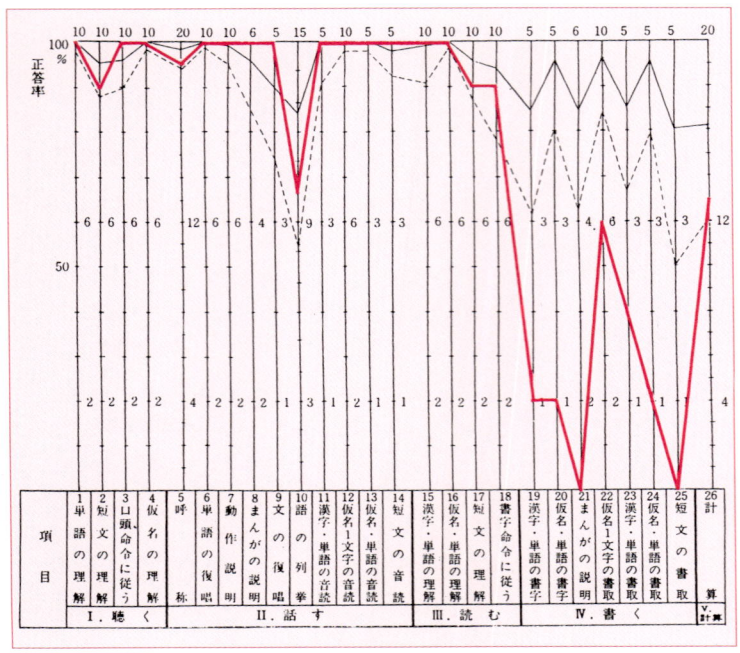

図5　構成失書の標準失語症検査
　50歳，男性．左中大脳動脈閉塞症．言語理解や口頭表出，読字に問題はないが，書字障害が著しい．

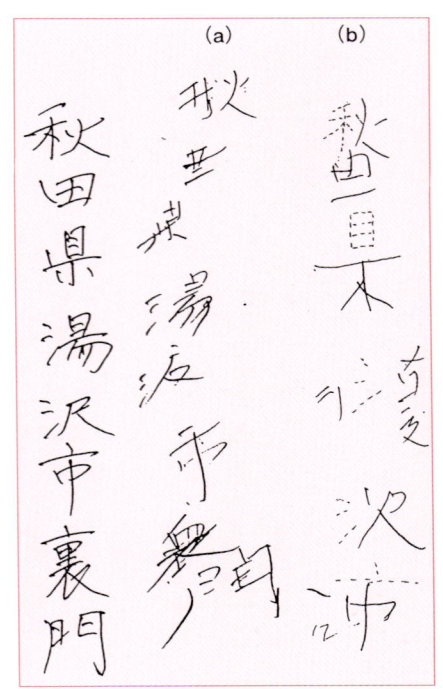

図6　構成失書の書字
　(a) 写字：字体の崩れが著しく，文字の形がまとまらない．(b) 自発書字（点線は検者が出したヒント）：文字想起困難も認められるが，想起できても字体の歪みが目立つ．

左頭頂葉角回の関与が大きいとされ，左側頭葉病変による漢字障害例[8,9]や，左頭頂後頭葉病変による仮名障害例[10]が報告されている．しかし，一方では，局在部位と症状との関係がこれらとは反対になっている症例，すなわち，左頭頂葉損傷によって選択的に漢字の書字が障害された例[11]や，左側頭後頭葉病変によって仮名が優位に障害された例[12]がある．さらに，漢字・仮名ともに読字課題では左側頭葉後下部が賦活されるというPET studyの結果もあり[13]，漢字・仮名の脳内機構の解明には今後もさらなるデータの集積が望まれるところである．

□ 右半球損傷による読み書き障害

　右半球（劣位側）損傷による視空間障害も読み書き障害の原因になりうる．右頭頂葉ないしその近傍の病変では，文字や行の空間的配置が乱れたり字画の過不足が生じたり，左半側無視のために横書き文の行の途中から読み始めたりする（neglect dyslexia）[14]．

□ 失読と失書の検査

　失読や失書の有無を明らかにするには，最初に，標準失語症検査（SLTA）や日本語版WAB（Western Aphasia Battery 日本語版）などで読み書き以外の言語様式が保たれていることを確認しておく必要がある．その上で，読み書きともに，文字，語，文の各レベルについて，漢字・仮名の双方を検索する．さらに必要があれば数字やアルファベットの検査も追加する．また，文字の形や大きさ，筆の運び，筆跡，書字の発動性，速度や滑らかさなど，書字内容や書字運動の質を調べる．構成行為が拙劣な場合は，構成失書の可能性が高い．

□ 症例紹介

　症例1：66歳，男性，右利き．
　教育歴8年．元公務員．めまいで発症し，翌日から頭重感．約1ヵ月後，文字が読めないことに気づかれた．CTで左後頭葉内側梗塞巣，脳血管撮影で左後大脳動脈狭窄．神経学的には右同名性半盲．発症約7ヵ月後のSLTAでは，聴覚的言語理解や書字は良好で，語想起と計算の軽度障害を認めるが，主たる症状は読字障害だった（図3）．自

発的には書けるが，写字が不良（図4）．なぞり読みは可能だった．本例は，書けるが読めない，schreibendes Lesen はできるという純粋失読である．

症例2：50歳，男性，右利き．

教育歴8年．営林署職員．右上下肢と顔面のビリビリ感で発症．約3週間後，文字が書けないことに気づかれた．CTで左側頭頭頂葉梗塞巣，脳血管撮影で左中大脳動脈閉塞．神経学的には，右上下肢軽度脱力，右半身表在知覚障害，右同名性半盲．発症8.5ヵ月後のSLTAでは，言語理解や発語，読字は問題なかったが，書字障害は明らかに残存していた（図5）．文字が思い出せず，写字もできなかった（図6）．図形の模写も拙劣だった．本例は，構成が拙劣で写字もできなかったことから，構成失書と考えられた．ただし，純粋な構成失書の場合は，文字想起困難はきたさない．

□ リハビリテーション

仮名書字障害に対しては，キーワードを用いた訓練法が奏効するという報告がある[15]．これは，キーワードとして漢字を用い，目標の仮名（たとえば"あ"）とキーワードの漢字（たとえば"雨"）とを並べて写字をし，直後にそれらの仮名と漢字を音読させる（たとえば"雨のあ"）という方法である．この方法は，単に文字を書き写して音読する訓練法に比べ，訓練効果が高くかつ定着しやすいとされる．

また，漢字の場合は，漢字が象形文字から発展した点に注目し，漢字の成立・発展過程を再確認させたうえで書取をさせ，一定の効果が得られたという報告もある[16]．

Neglect dyslexia では，患者に左視野探索訓練をさせると症状が改善する[17]．また，指差しながら読むと無視が少なくなるという報告もある[18]．

いずれにしても，残存能力を活用しながら障害された機能を訓練するのが原則である．

文献

1) 佐藤睦子：失読，失書，失行．(Devinsky O：Behavioral Neurology -100 maxims. Chapter 5 Alexia, agraphia and apraxia. Arnold, London, 1992, 田川皓一, 田邉敬貴, 監訳：神経心理学と行動神経学の100章, 西村書店, 新潟, 1999, pp. 155-166)

2) Geschwind N：Disconnexion syndromes in animals and man. Brain 88：237-294, 585-644, 1965

3) 大槻美佳，相馬芳明，辻 省次，他：閉眼で書字が改善した純粋失読の1例．脳神経47：905-910, 1995

4) 佐藤睦子：純粋失書．神経心理学と画像診断（岸本英爾，宮森孝史，山鳥 重, 編），pp. 95-107 朝倉書店，東京，1988

5) 山鳥 重：失読失書と角回病変．失語症研究2：41-47, 1982

6) 三宅裕子，田中友二：仮名に選択的な失読と漢字に選択的な失書を呈した左側頭頭頂葉皮質下出血の1例．失語症研究12：1-9, 1990

7) Iwata M：Kanji versus kana；neuropsychological correlates of the Japanese writing system. Trends Neurosci 7：290-293, 1984

8) Kawamura M, Hirayama K, Hasegawa K, et al.：Alexia with agraphia of kanji (Japanese monograms). J Neurol Neurosurg Psychiatry 50：1125-1129, 1987

9) Soma Y, Sugishita M, Kitamura K, et al.：Lexical agraphia in the Japanese language -pure agraphia for kanji due to left postero-inferior temporal lesions. Brain 112：1549-1561, 1989

10) 山鳥 重：失読失書症．神経内科10：428-436, 1979

11) 杉浦美依子，糟谷政代，水野哲也，他：左頭頂葉の小出血による漢字に選択的な純粋失書（会）．失語症研究10：46, 1990

12) 下村辰雄，田川皓一，長田 乾，他：左側頭葉後部から後頭葉外側部の皮質下出血による失読失書の1例．神経内科26：57-64, 1987

13) 櫻井靖久：PET scan による読字機能の mapping. 失語症研究14：113-119, 1994

14) 佐藤睦子：読み書き障害の概説．脳卒中と神経心理学（平山惠造，田川皓一, 編），pp. 216-220, 医学書院，東京，1995

15) 向井泰二郎，高野守秀，人見一彦，他：健忘性-失行性失書の一例．神経心理6：179-186, 1990

16) 小嶋知幸，宇野 彰，加藤正弘：純粋失書例における仮名書字訓練―シングルケーススタディによる訓練法の比較．失語症研究11：172-179, 1991

17) Weinberg J, Diller L, Gordon WA, et al.：Visual scanning training effect on reading-related tasks in acquired right brain damage. Arch Phys Med Rehab 58：279-286, 1977

18) 大平聡美，豊島みゆき，椎名香寿美，他：半側無視における指差しの効果．第3回日本病院脳神経外科学会抄録集, p. 184, 2000

■ 行為・認知機能障害とリハビリテーション

観念失行と観念運動失行

元村　直靖*
もとむら　なおやす

- 観念運動失行と観念失行の用語の取り扱いは混乱しており，注意が必要である．
- 観念運動失行と観念失行の背景にあるメカニズムはなお明らかではない．
- 観念運動失行と観念失行は左頭頂葉の障害で生ずる場合が多い．
- 観念運動失行と観念失行に対して動作訓練が有効である可能性がある．

Key Words　観念失行，観念運動失行，道具の使用障害，多様式失認症，意味記憶障害

はじめに

　失行とは運動麻痺，失調，不随意運動などがなく，どのような行為を行うべきか認識しているにもかかわらず要求された行為を正しく遂行できず異なる行為を行う状態である．失行の定義や分類は学者によってまちまちであるので，同じ失行という言葉を用いていても，その内容が微妙に異なることにまず注意が必要である．紙幅の関係からその詳細については，成書を参考にしてもらうことにして，ここでは，もっともわかりやすいと筆者が考える山鳥にしたがって失行を定義・分類し，また観念運動失行と観念失行についてのみ述べることとする．

□ 観念運動失行（ideomotor apraxia）

1．定義

　観念運動失行の定義は学者により多彩である．山鳥[1]は，言語性に喚起が可能で社会的慣習性の高い，客体を使用しない運動を対象とし，言語命令または視覚性模倣命令によって要求された目標運動を達成できない状態を観念運動失行と定義している．運動の内訳としては，「さようなら」など社会的な信号動作と身振りで意味を伝えるパントマイム動作（タバコを吸う真似など）を含んでいる．筆者もこの定義がもっとも妥当であると考えている．

2．観念運動失行の検査

　「物品を使用しない社会的慣習動作，パントマイム動作」を言語命令と模倣命令で行わせ，また自然的状況下でも観察する．反応としては，正常反応のほか，拙劣，修正行為，保続，錯行為，部分的反応，無定形反応，無反応などが認められるが，そのときに有意味性が認められない場合，観念運動失行があると判定する．

3．観念運動失行発現のメカニズムの仮説

　観念運動失行に関して，現在までにいくつかの仮説が提唱されている．すなわち，象徴機能の障害説，運動の組立およびプログラムの障害，運動能力の障害，運動記憶の障害などが提唱されている．ここでは，Ochipaら[2]の模式図を参考にして，運動に関する意味記憶との関点から観念運動失行を説明した模式図をあげておく（図1）．Ochipaらとの違いは，有意味な動作における意味記憶との関連を重視した点にある．

4．観念運動失行とその病巣

　Liepmann以来，左半球頭頂葉が重視されている．しかし，Geschwindら[3]は，Wernicke領域，左前頭前野などでもみられることがあるとしている．すなわち，Geschwindらによると，学習された運動についての運動制御情報は左大脳半球頭頂葉縁上回に保存されており，この情報が同側半球の運動領域を支配する．右大脳半球へは左大脳半球運動前野から脳梁を経由して右大脳半球運動前野に伝えられる．この経路のどこかの損傷があると失行が起きるとする．また，De Renzi[4]は頭頂葉から同側運動前野，ついで反対側運動前野という経路のほか，頭頂葉から直接反対側頭頂葉に行き，そこから前頭葉にゆく経路も存在するのではないかとしている．左半球後方の側頭頭頂領域か

* 大阪教育大学　精神健康学

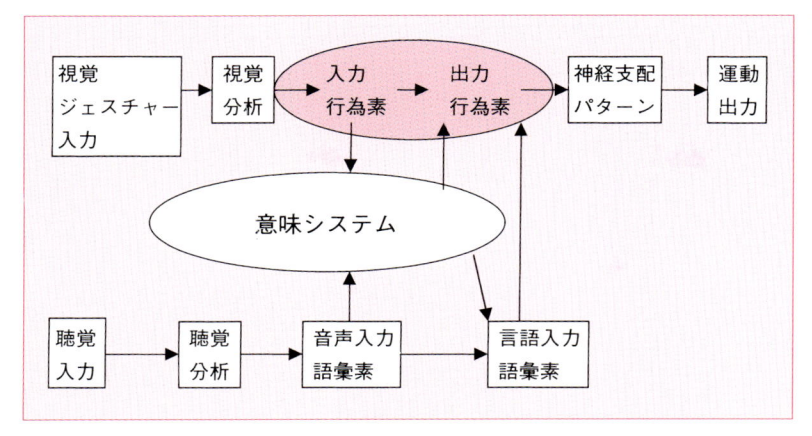

図1 観念運動失行の図式化モデル
このモデルでは，網掛けの部分の障害で観念運動失行が起きると考える．

ら左半球運動前野にかけての広範な領域の障害で観念運動失行がみられるとし，現段階では，この領域の中で特定の部位に観念運動失行の病巣を限局することは無理があるとしている．さらに，失行と病巣との間に明らかな対応がなく，広範な病巣が失行を引き起こすのではないかという意見もある（Basso[5]）．一方，Kertetzら[6]は小病巣で観念運動失行を呈した症例の病巣は，側脳室近傍の白質部分の前頭葉にあることが多く，古典的に言われている頭頂葉皮質よりは頭頂前頭，後頭前頭，前部脳梁病巣が観念運動失行発現に必要ではないかと主張している．

5．観念運動失行の鑑別診断

当然のことながら重度の言語障害，意識障害または知能障害がある場合は課題ができないので，観念運動失行の判定は困難である．ただ，失語症の重症度と観念運動失行は並行する場合が多いと言われている．また，構成障害が高度の場合には，言語的に喚起できない無意味な肢位の視覚的模倣が困難になるので，鑑別が必要である．

□ 観念失行（ideational apraxia）

1．定義

観念失行の定義も，学者によりさまざまであり，かなり混乱している．山鳥は，観念失行を"拙劣症によるものでない，客体（単数・複数）操作の障害"と定義している[1]．

2．観念失行の検査

ここでは山鳥に従い，「1つの物品を対象とする動作」「2つ以上の物品を対象とした一続きの運動」を言語命令，模倣，物品使用で行わせ，さらに自然的状況下でも観察する．反応としては，観念運動失行の場合と同じく拙劣，修正行為，保続，錯行為，部分的反応，無定形反応，無反応などが認められるが，そのときに有意味性が認められない場合に観念失行と判定する．

3．観念失行のメカニズムの仮説

観念失行に関して，現在までにいくつかの仮説が提唱されている．すなわち，系列動作の障害，道具を扱う意味記憶の障害，道具の認知の障害などである．

山鳥[7]は観念失行のメカニズムを対象と使用運動のミスマッチと考えたが，最近，対象を道具と道具を向ける対象を区別して，道具と対象と使用運動の三者の力動関係のミスマッチが観念失行をひき起こすとしている[8]．さらに，観念失行の道具を適切に使用できない側面を強調して，使用失行と呼ぶことを提唱しており，使用失行にはいくつかのレベルの障害が存在するとしている．すなわち，視覚性物品同定，視覚性到達，触覚性物品同定および操作の運動記憶は保たれる．しかし，道具の把握，道具の操作，操作対象の選択および効果点検の機能領域で障害がみられるとしている．

4．観念失行の病巣

観念失行の責任病巣については，Poeckら[9]は，左頭頂葉後方病巣を指摘しており，また，Heilmanら[10]は両側後方病巣を重視しており，前述のSirigu[11]やMotomura[12]の症例も両側病変である．さらに，Watsonら[13]や友田ら[14]の症例では，補足運動野を含む前頭葉内側病変で道具の使用障害が認められている．

5．観念失行の鑑別診断

観念失行を道具の使用障害と定義するといくつ

表1 観念失行の鑑別表

	物品					
	視覚的呼称	触覚的呼称	聴覚的呼称	使用	用途説明	指示
観念失行	○	○	○	×	○	○
意味記憶障害	×	×	×	×	×	×
多感覚様式性失認	×	×	○	×	×	×

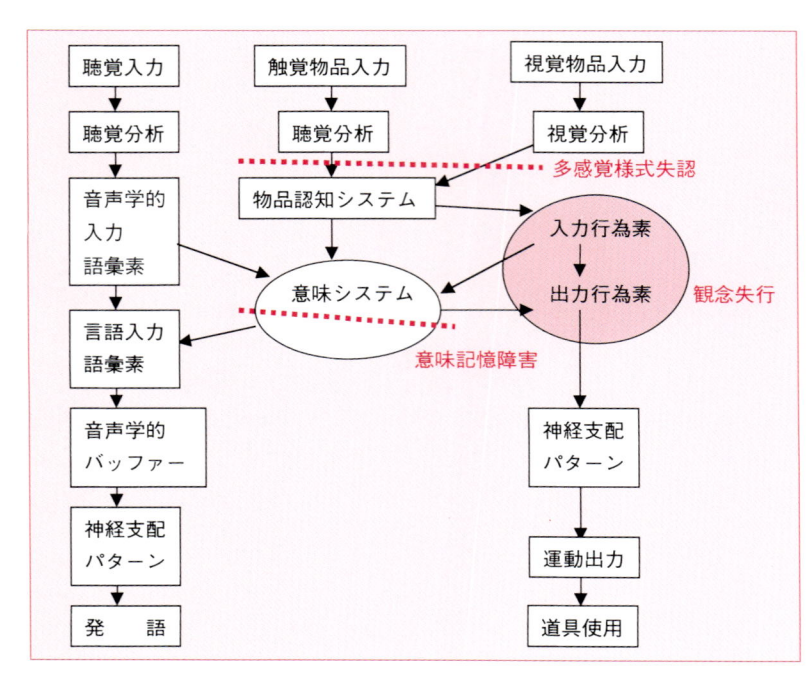

図2 物品使用障害の障害レベルの違いを示す模式図

このモデルでは，物品の使用障害をきたす多様式感覚性失認，意味記憶障害および観念失行の障害レベルの差違を提示している．それぞれ，破線と網掛けの部分が障害レベルと推定される．

かの他の病態との鑑別が問題になる．道具の使用障害と観念失行を定義すると，さしあたり，いくつかの他の病態との鑑別が必要になる．表1に鑑別診断表を示した．ここでは，意味記憶障害と多感覚様式性失認との鑑別を行う．

まず，意味記憶障害の症例のなかに物品の使用障害をきたす症例がある．この場合，物品の呼称，指示，用途説明および実際の使用ができない．この障害は感覚様式を超えており，意味記憶障害のため物品使用ができないと考えられる．また，多感覚様式性失認と考える症例でも道具の使用障害が観察される場合がある．物品使用に関しては，視覚および触覚を介しては，物品の呼称，用途説明，指示，実際の使用ができないが，聴覚的に物品の名前が提示されるとその物品を使用することが可能になる．たとえば，櫛を見ても触ってもそれが櫛であることがわからず使用もできないが，検者からその物体が櫛であることを告げられるとたちどころに櫛を使うことができ，櫛の使用法を説明することができる．この症例では，視覚および触覚からは物品の意味情報に到達できないが，聴覚様式からは意味情報に到達できると考えられる．表1にこれら観念失行，意味記憶障害および多感覚様式失認症との鑑別をまとめた．観念失行では，物品の名前や用途の説明が可能であり，また，聴覚的に提示された物品名の指示が可能であるのにもかかわらず，実際の物品の使用ができない状態である．これに対して，意味記憶障害では，感覚様式を超えて物品の呼称，使用，用途説明および指示ができない状態である．さらに，多感覚様式性失認ではある感覚様式では呼称，物品使用，物品の用途説明および指示が不可能であるが，ほかの感覚様式ではこれらが可能になる．このように，観念失行と意味記憶障害および多様式感覚性

失認とは注意深い臨床観察により鑑別が可能である．図2に各病態で推定される障害部位の差異について提示した．

□ 治　療

　現在まで，観念運動失行や観念失行に対する治療に関する研究は，ごくわずかである．しかし，最近，いくつかのグループが失行に対する積極的なアプローチを展開している．たとえば，Smaniaら[15]は，失行患者に動作訓練をしたグループとそうでないグループを比較した場合，動作訓練を行ったグループに失行の治療効果があったことを報告してまた，原ら[16]は観念失行患者に対して，食事，排泄などの基本的な生活動作について目標を立て，難易度の低い項目から視覚的な手がかりによる訓練をすることで学習効果を見いだしている．さらに，林ら[17]は客体を使用しない模倣訓練，客体を使用する模倣動作訓練，物体操作訓練，作業および日常生活訓練を段階的に練習することの効用を報告している．また，種村[18]は，物品の使用障害が日常生活動作に影響を与えた症例に，模倣動作を訓練手段として用い，日常生活動作や買い物や家事などの応用動作へと段階的に訓練を進め，効果のあった症例を報告しており，今後，このような失行に対する治療的アプローチが盛んになることが望まれる．

文　献

1）山鳥　重：失行研究の現況．脳神経 38：27-33, 1986

2）Ochipa C, Rothi LJG, Mack L, et al.：Conduction apraxia. Journal of Neurology. Neurosurgery and Psychiatry 57：1241-1244, 1994

3）Geschwind N：Apraxia. Neural mechanisms of disorders of learned movement. American Scientist 63：188-195, 1975

4）De Renzi E, Faglioni P, Lodesani M, et al.：Performance of left brain-damaged patients on imitation of single movements and motor sequences. Frontal and parietal-injured patients compared. Cortex 19：333-343, 1983

5）Basso A, Luzzatti C, Spinnler H：Is ideomotor apraxia the outcome of damage to well-defined regions of the left hemisphere？ Neuropsychological study of CAT correlation. J Neurol Neurosurg Psychiatry 43：118-126, 1980

6）Kertesz A, Ferro JM：Lesion size and location in ideomotor apraxia. Brain 107：921-933, 1984

7）山鳥　重：道具の使用とその異常．神経進歩 35：1000-1006, 1991

8）山鳥　重：観念失行―使用失行―のメカニズム．神経進歩 38：540-546, 1994

9）Poeck K, Lhemkuhl G：Das Syndrom der ideatorischen Apraxie und seine Lokalisation. Nervenarzt 51：217-225, 1980

10）Heilman KM, Rothi LJ, Valenstein E：Two forms of ideomotor apraxia. Neurology 32：342-346, 1982

11）Sirigu A, Cohen L, Duhamel JR, et al.：A selective impairment of hand posture for object utilization in apraxia. Cortex 31：41-55, 1995

12）Motomura N, Yamadori A：A case of ideational apraxia with impairment of object use and preservation of object pantomime. Cortex 30：167-170, 1994

13）Watson RT, Fleet S, Gonzales-Rozi L, et al.：Apraxia and the supplementary motor area. Arch Neurol 43：787-792, 1986

14）友田洋二，元村直靖，瀬尾　崇，他：道具の使用障害を呈した左手利き頭部外傷患者の一例．脳と神経 47：379-382, 1995

15）Smania N, Girardi F, Domenicali C, et al.：The rehabilitation of limb apraxia：a study in left-brain-damaged patients. Arch Phys Med Rehabil 81：379-388, 2000

16）原　寛美，日野美紀，中沢　朗：観念失行のリハビリテーション，臨床リハ 2：5, 1993

17）林　克樹，淵　雅子：観念失行の評価と訓練 OTジャーナル 28：8, 1994

18）種村留美：観念失行の作業療法―行為処理過程分析に基づく訓練とADL. APDLへの展開, OTジャーナル 28：8, 1994

19）元村直靖：失行症．J Clin Rehabilitation 別冊, pp. 60-65, 1995

20）元村直靖：失行症．失語症臨床ハンドブック（濱中淑彦，編），金剛出版，pp. 79-89, 1999

■ 行為・認知機能障害とリハビリテーション

構成障害

金子　真人*,**
かねこ　まさと

- 構成障害は視覚認知障害が基底に認められる構成行為の障害である．
- 構成障害のスクリーニング検査としては立方体透視図の模写が妥当と考えられる．
- 視覚認知障害の重症度が構成行為のプランニングに影響を与える大きな要因である．
- トレーシングによる訓練は認知面の障害と行為面の双方の障害に対して有効である．

Key Words　構成障害，視覚認知障害，構成行為，構成失行，構成失書

□ 構成障害の概念

　高次神経機能障害を呈する患者においては，図形模写などの簡単な構成行為に困難を示す例をよく経験する．このような構成行為の障害に対しては構成障害あるいは構成失行という用語が使われている．しかし，過去30年間以上にわたりそれぞれの用語は明確な定義付けがあいまいのまま使用されているのが現状である．また，「構成失行」という用語が現実には学習された動作や行為の遂行障害を意味する「失行」という概念を厳密に満たしていないという点で，用語の使用にいっそうの混乱を招いている．

　若い臨床家のなかにもいまだ構成行為の障害を記述するために，構成失行という表現ですべてを記してしまう場面をよく経験する．構成障害と構成失行についていまだ共通した理解がないままにそれぞれの立場で臨床症状の記述に使用しているのが現状である．

　これまでの構成行為の障害に関する諸家の意見をまとめると，以下のように考えることができる（図1）．構成行為に必要な条件はおもに視覚的認知機能としての認知面と，実際に行為を遂行するためのプランやプログラムに基づく行為面に分けることができる．

　認知面の障害である視覚認知障害は対象の細部をとらえたり，比較照合などを行う視覚認知の障害を広く含んでいる．この視覚認知機能とは，つまり対象を分割したり，全体に合成しなおしたり，図地の弁別をしたり心的な回転を試みたりといっ

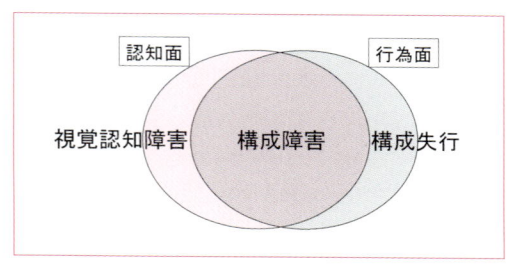

図1　構成障害の概念的位置づけ

たことができないことと理解されている．

　一方，行為面の代表的な概念はいわゆる構成失行としてとらえられる．構成失行は視覚や運動それ自体の障害ではなく行為の障害，あるいは行為のプログラムへのアクセスの障害である．

　しかし，視覚認知面の障害が存在するかぎり純粋な行為面の障害を取り出して分析することが難しいのである．高次神経機能活動は認知に基づく情報を取り入れて初めて行為のプログラムが成立すると考えられる．情報処理過程では視覚的に提示された刺激課題をまずはじめに正しく認知しなくては正しい行為へ結びつかない．つまり，視覚的認知に関する最初の入力情報は視覚認知面から行為面へと一方向性に流れると仮定されるのである．たとえば，ある簡単な図形の模写を試みる場合，その図形の細部を見落としてしまっては，その情報を基にした行為面のプログラムを正しく成立させることは難しい．構成行為の検査でもあり，知能検査とも相関が高いコース立方体検査なども常に行為面だけをみているわけではない．事実，こ

---

*　都立大塚病院　リハビリテーション科　　**　国立精神・神経センター精神保健研究所

れまでの報告では，構成失行と判断された症例のほとんどが何らかの視覚認知障害を指摘されている．

したがって，構成障害は視覚における認知面の障害に重みをおきつつ，行為面の障害（一般に構成失行としてとらえられていた部分）を含んだ概念を示す用語として用いるべきであろう．一方，構成失行はより行為面の障害に重みをおいた概念として用いるのがふさわしいように思われる．

検査課題

構成障害を検出するスクリーニング検査として簡便に実施でき，課題自体も難易度が高くないものが望まれる．同時に非利き手を使用してもその影響が最小限に抑えられることが重要である．むろん，複雑な図形を検査課題として用いることで難易度をあげ，構成障害の検出力をあげることは容易である．しかし，その場合，その検査課題が何をみているのか，はたして構成障害のみをみているのか，知的な側面をみていないかといった点を見極めることが困難である．実際，以下に示すブロックデザインテストと知能指数との相関が高いことはよく知られていることである．したがって，構成障害の検査として標準化された検査を使用することが望ましいことはいうまでもない．

通常用いられる検査課題としては，手本を模写する描画課題とブロックデザインテストと呼ばれる組合せ課題が代表的である．

模写課題としては標準高次動作性検査[1]にも含まれている立方体透視図が一般的に用いられている．立方体透視図の模写は実際の臨床場面でも高頻度に使われていることからも妥当な検査課題と考えられる．しかし，定性的な評価ができても，定量的な標準化が行われていない点が今後の問題と考えられる．ブロックデザインテストはWAIS-Rなどにみられる積木模様の検査である．これらの検査では，組合せ課題ができても模写課題ができない場合やその逆の場合など，さまざまな状況が考えられる．その場合，検査課題としてベントン視覚記銘検査，RCFT（Rey's Complex Figure Test），コース立方体検査などが標準化された検査として利用するのに適している．しかし，これらの検査のなかには構成行為以外の側面を評価する目的で作られているものもあることから，その解釈には慎重さと多くの臨床経験が望まれることは言うまでもない．

診断（臨床的特徴）

構成障害の臨床的特徴が左半球損傷と右半球損傷例では異なるか否かという論点で長いあいだ論争が行われてきた．たしかに，模写課題にしろブロックデザイン課題にしろ，左右半球間にはそれぞれ構成障害の特徴がみられるとする報告は多い．たとえば，4個の積み木を使用するブロックデザインテストでは，左半球損傷例は積み木を正しい位置に配置するが模様を構成できないという特徴がある[2]．また，右半球損傷例では模様にとらわれて正しい位置に積み木を置けないといった特徴があげられている．立方体透視図の模写においても，左半球損傷では行為のプランニングの障害が指摘されている一方で，右半球損傷例では図形知覚の段階の障害，特に半側空間無視の影響が認められるとする報告が多い[3]．しかし，これらの研究を概観すると，共通して視覚認知障害が構成行為の成績に関係しているという知見で一致しているように思われる．特に，損傷半球にかかわらず視覚認知障害の重症度が構成行為のプランニングに影響を与える要因になることは想像に難くない．

したがって，構成障害の診断にあたっては視覚認知障害の程度を知ることが必要である．そのために，立方体透視図の模写のみに限らず，RCFTやレーヴン色彩マトリックス検査などの検査課題を利用して詳細な症状分析をすることが必要である．それにより，視覚認知面の障害が強いのか，行為面の障害を認めるのか，あるいは半側空間無視や知的側面などの他の要因が関与しているのか，といった鑑別が可能になると思われる．言いかえると，構成障害はあまりにも包括的な概念であるため，構成障害の障害構造を深く掘り下げて検討するためには，個々の症例ごとに視覚認知障害の程度や障害水準を詳細に鑑別しなければならず，その鑑別があいまいかつ複雑にならざるえないという側面もあわせ持っている．

視覚認知障害を鑑別するのに有効な検査の一つは手本と同じ線画や図形を選択する同定課題である．スクリーニング検査として標準高次視知覚検査[4]があるが，詳細な視覚認知機能を鑑別するにはさらに課題の難易度を上げる必要がある．図2は複雑な線画の同定課題の例である．

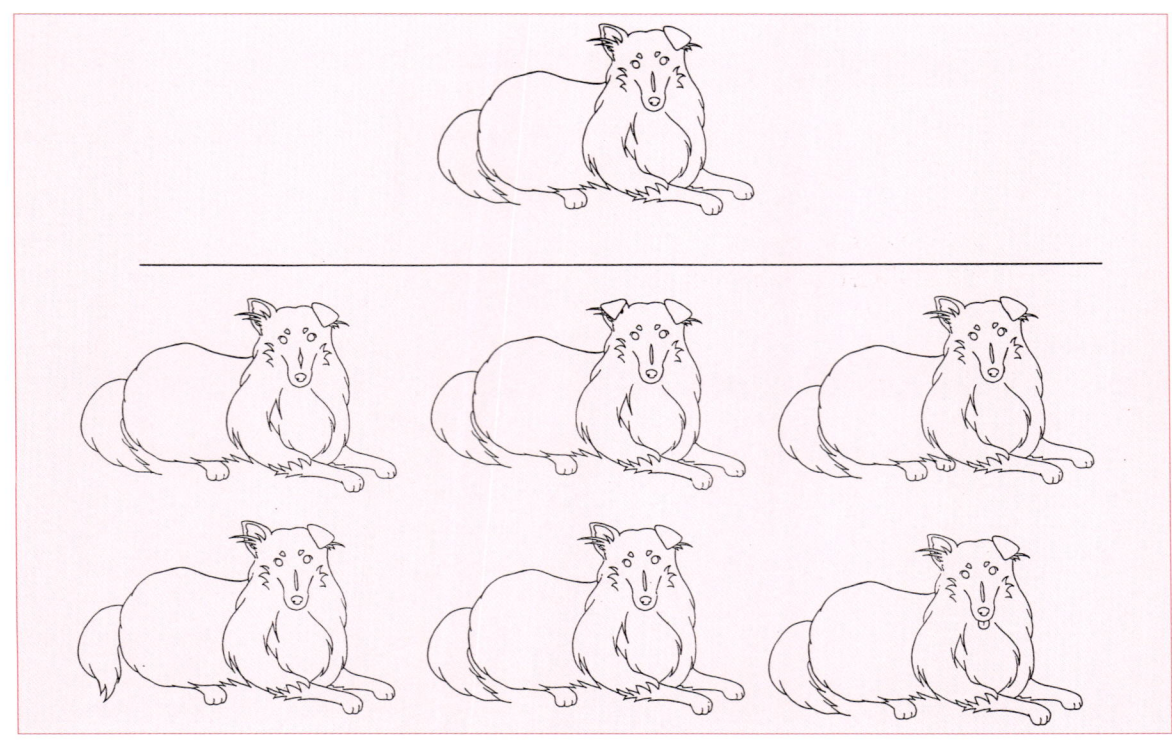

図2 難易度の高い複雑な線画の同定課題例

図3 構成失書の書字例：画数の多い漢字
「黄金週間」の書取にて
（仮名書字はほぼ問題なく書字できるが，漢字書字は基本的な文字形態は書かれているが重複や位置錯誤がみられる．）

□ **責任病巣**

構成障害および構成失行の責任病巣に関しては，前方，後方のどちらの病巣にでも出現するという報告があり，一定の見解はないようである．

□ **関連症状**

これまで視覚認知障害の重要性について触れてきたが，視覚認知障害は構成障害の基底をなすだけではなく，他の障害とも密接に関連する障害である．視覚認知障害に関連した障害として，構成失書があげられる．構成失書は文字を構成する線分を熟知の文字に構成できない状態の総称を指す．漢字を扱う本邦において特異的にみられ，自発書字，書取，写字がともに共通して誤る非常に希有な症状である（図3）．構成失書に関する報告は少ないが，その根底の障害構造には視覚認知障害が存在することでほぼ一致している[5]．

MRIにて両側前頭葉内側面および脳梁幹部から膝部に信号域を認めた自験例では，立方体透視図の模写では平面化し立体的にならず，自分にとって描きやすい自発描画を手本とした模写も細部まで正確に描くことができなかった[6]．また，「聴覚

的に与えた漢字の偏と旁を構成し音読する」課題では，音読ができず視覚的イメージの再生が困難であった．さらに「正しい漢字を選択し，誤りを指摘する」課題も難しく，視覚的な弁別力も障害されていると考えられた．構成失書は文字を文字として写字するのではなく，図形として模写するような構成障害と同じ発現機序を考えることができる．そして，文字課題と図形課題に共通の視覚認知過程の障害を想定する考え方もある．

構成失書には構成障害を合併するが，構成障害をともなう多くの症例には構成失書を認めない．構成失書は構成障害と密接な関係があるが，仮定される根底の障害構造は図形と文字という課題間の処理過程の違いを反映しているために構成障害には構成失書が合併しにくいと思われる．つまり，視覚認知過程を詳細に検討していくと，文字の視覚心像を得る過程と，文字の視覚心像を経ない非言語図形を模写する経路の両方の障害が構成失書の障害構造には仮定できるのである．

□ 訓練（リハビリテーション）

構成障害のリハビリテーションは，障害構造の基底をなす視覚認知障害に対するアプローチが訓練の中心的な目標となる．ブロックデザインテストによる認知リハビリテーションの報告は散見されるものの，描画課題によるものはほとんどみられないようである．描画課題において比較的よく用いられる方法の一つは，トレーシングペーパーを用いたトレースである．これは，訓練課題として簡便に実施できるだけでなく，患者にとっても容易な訓練法と考えられる．この方法による課題の呈示は認知面の障害と行為面の障害の双方に対応しているので，構成障害が重度の患者に適応することができる．特に，左半球損傷で失語症を合併し視覚認知障害が重篤な症例では文字の写字も難しい場合が多く，非言語図形のみでなく文字言語の書字訓練としても有効である．自分の名前のような親近性のある課題から始めてトレーシングと模写を繰り返すことで徐々に改善していくことを経験することが多い．反対に右半球損傷例はあまり半側無視などの影響を受けずに簡単にトレーシングを遂行するようである．右半球損傷例の左半側無視は視覚認知機能に関連し，訓練法もよく検討され報告も多い．

最後に，視覚認知障害は長期間にわたり持続する場合も少なくない．しかし，訓練により少しずつ改善がみられていく場合が多く，常に継続した訓練を心がけることが大切である．

文　献

1）日本失語症学会：標準高次動作性検査，新興医学出版社，1999
2）近藤文里：脳血管障害者の構成活動に関する研究．心理学研究 56：342-348，1986
3）平林　一，稲木康一郎，平林順子，他：右半球損傷による構成失行．脳と神経 49：969-975，1997
4）日本失語症学会：標準高次視知覚検査，新興医学出版，1997
5）樋口加津子，富永通裕，元村直靖，他：構成失書の一例における文字知覚．失語症研究 8：170-176，1988
6）金子真人，宇野　彰，前川眞紀，他：構成失書を呈した両側前頭葉および脳梁損傷の1例．認知リハビリテーション 3：17-25，1998

■ 行為・認知機能障害とリハビリテーション

視覚失認，相貌失認，街並・道順障害

種村　純*　種村　留美**
たねむら　じゅん　　たねむら　るみ

- 健常者の視覚認知過程の研究進展とともに視覚失認の症候論が大きく発展している．
- 視覚失認の検査バッテリーが開発された．
- 視覚失認の訓練には視覚表象の活性化促進と，視覚以外の機能を活用する方法がある．
- 失認の重症度により日常生活上の問題も異なり，有効な工夫が利用されている．

Key Words　統合型視覚失認，背側・腹側同時失認，街並失認，標準高次視知覚検査

はじめに

視覚失認研究の近年の動向について視覚機能モデル化の進展，症候論の発展，検査バッテリーの開発，認知リハビリテーションの展開を解説する．

視覚機能の捉え方の変化

古典的には視覚失認症状を知覚と認知の2段階で捉えていたが，近年では正常な視覚過程に関するモデルを障害例に適用する形で展開している．Marr[1]の計算論的モデルでは物品や顔に関して記号化された表象を脳が蓄えていることを仮定する．その表象には観察者の視点から見た表象ばかりではなく，対象物中心の3次元的な表象が算出され，それによって初めて現実に対し有効に対処可能となる．認知神経心理学的モデル（Ellis, Young[2]）ではさらに意味処理や名称を発話する過程を含めた臨床に適用しやすいモデルを構成している．

物体認知の障害

物体を見ても何であるかがわからないが，触ればわかり，絵の模写が可能である．病巣は両側の外側後頭回（第二・第三後頭回），紡錘状回，舌状回下部などの皮質・皮質下白質の両側性障害が指摘されるが，左一側の紡錘状回で本症状が出現した例もある．一方，統覚型とは形態の視覚性知覚障害．連合型と異なり，絵の模写はできない．責任病巣は両側の側頭後頭葉．連合型視覚失認では命名できない対象を写生できる点が統覚型との相違であるが，その描画行動は全体的な知覚の不良を局所的描写に頼って行っていることが指摘されている．Humphreys, Riddoch[3]は知覚レベルの障害も示す例について「統合型」と名付けた．

知覚レベルの物体認知障害に関連して最近Farah[4]は同時に1個より多くの対象を見たり注意を向けたりできない症状について，背側型同時失認と腹側型同時失認の2型に分けることを提唱した．背側型はBalint症候群の部分症状としての精神性注視麻痺および視覚性注意障害と同一であると見なされる．この障害の結果，一度に複数の対象を数えたり，状況図が理解できなくなる．両側の頭頂葉―後頭葉損傷を有する．一方，腹側型は左の後頭側頭境界部に限局した病巣を有し，症状が軽症である（日本失語症学会[5]）．

相貌失認における潜在的認知

熟知の人物を見ても誰であるかわからないが，声を聴けばただちにわかる．発症前から熟知していた人物の顔の同定障害である．相貌失認症例で，皮膚電気反応，反応時間の相違，強制選択による正答などの事実から，患者自身には意識されない顔の認知能力が残存している可能性が示されている．この能力は意識的体験をともなう顕在的（overt）認知能力と対比して，潜在的（covert）認知能力と呼ばれる．すべての相貌失認症例が潜在的認知能力を持つわけではない．潜在的認知能力を持たない相貌失認症例では，顔以外の視覚認知能力がかなり障害されている．相貌失認における潜在的認知能力は視覚的識別能力の保たれている症例でのみ認められる可能性が高い．両側側頭後頭葉内側皮質および皮質下（舌状回，紡錘状回，鳥距溝周辺の有線野，楔部），一側の例では右側の

*川崎医療福祉大学医療技術学部　感覚矯正学科　　**京都大学医療技術短期大学部　作業療法学科

側頭後頭内側病変（紡錘状回，舌状回）が認められる．右病変のみでは症状が軽度である（日本失語症学会[5]）．

□ 色彩失認における色彩と言語処理の関連

色彩失認は見せられた色の名前を言えず，検者が言った色の名前を指さすこともできないが，色彩知覚の非言語的課題では正常な成績をあげる症状を指す．一方，中枢性色覚障害は中枢神経疾患による色覚の消失であり，舌状回と紡錘状回を含む後頭葉の下部腹内側の両側病巣で出現する．色彩失名詞では色名の呼称および聴覚ポインティングが障害されるが，色彩の照合（視覚—視覚課題）や対象の色彩を言語的に答える課題（言語—言語課題）は正答できる．左後大脳動脈領域の梗塞によって生じる．また，失語例のうちで，他のカテゴリーの単語に比べて色名に特に重篤な呼称障害を示すものを特に選択的色彩失語と呼ぶ．言語—言語課題の成績が不良な点で色彩失名詞とは異なる．左半球後部の意味処理に障害を示す症例に認められ，塗り絵など，色彩と対象との連合に明らかな障害を示す．

□ 地誌的見当識における街並失認と道順障害の分類

地理的認知障害，すなわち熟知しているはずの場所で道に迷う現象は街並失認と道順障害に分類される．街並失認は風景に関する視覚性認知障害で，旧知の街並を見てもどこかわからない．しかし，駅などから自宅への道順を述べることができる．また，新規の街並もわからない．熟知している風景が初めて見るもののように感じた結果として，道に迷う．これに対し道順障害では熟知した風景はわかるが，角をどちらに曲がるかの方向がわからない．検査を行うと，街並失認では自宅の見取り図や熟知した地域の地図が描けるが，熟知した家屋・街並みの写真を視覚的に同定することができない．一方，道順障害では熟知した家屋・街並みの同定は可能だが，自宅内部の見取り図の描写，熟知した地域の建物を地図上に定位，複数の建物の位置関係・方角を捉えることが困難になる．街並失認例よりも広い空間内で，個々の地点間の位置関係の把握が不可能である．病巣は右半球で，街並失認のみの症例では海馬傍回後部に主病変があり，相貌失認を合併する場合にはこれに紡錘状回・舌状回が加わる．道順障害純粋例では右脳梁膨大後域から頭頂葉内側部に病巣がみられる（河村[6]）．

□ 評価法の開発と症状の計量的解析

視覚失認に関する基本的項目を集めた検査バッテリーが開発され，視覚失認に関する計量的検討も行われている．標準高次視知覚検査（日本失語症学会）は以下の項目から構成されている．

① 視知覚の基本機能
　線分の長さ，対象の数，形，傾き，錯綜図など．

② 物体・画像認知
　絵の呼称・物品の呼称・絵の分類・使用法の説明・物品の写生・使用法による物品の指示・触覚による呼称・聴覚呼称，状況図．関連障害との鑑別，統覚型・連合型などの障害レベルの診断を行う．

③ 相貌認知
　有名人の命名・有名人顔写真の指示・家族の顔の認知：熟知相貌の認知能力を検査する．
　未知相貌の異同弁別・未知相貌の同時照合：未知相貌認知の基本水準の課題である．
　表情の叙述・性別の判断・老若の判断：相貌認知の諸側面の検査である．

④ 色彩認知
　色名呼称：色彩認知の基本的課題である．
　色相の照合・色相の分類・色名による指示・言語—視覚課題・言語—言語課題・塗り絵：色彩認知障害の性質の分析に関連する．

⑤ シンボル認知
　記号の認知：非言語記号の認知課題である．
　文字の認知：文字の種類より成績を分析する，失読症の基本課題である．
　模写・なぞり読み・文字の照合：文字認知障害の性質を分析する．

⑥ 視空間の認知と操作
　線分の2等分・線分の抹消・模写・数字の音読・自発画：半側空間無視の評価を行う．視覚探索能力，描画，音読などの特徴的な要素を含み，日常的能力との関連性が検討できる．

⑦ 地誌的見当識
　個人的な地誌的記憶・白地図：道順障害や地誌的障害を臨床的に確認する．

本検査の標準化資料の解析的検討がなされてい

る．物体失認，画像失認，色彩失認および純粋失読は相互に合併することが多く，特に物体失認を示す視覚失認症者ではこれらの各失認類型を多くともなっていた．一方で，相貌失認および視空間失認は，上記の失認群とは異なった症例群であった．重篤型には物体失認を中心に多彩な視覚失認を示す者と，それらの失認のほかに相貌失認・視空間失認をあわせ持つ視覚失認とが含まれた．軽症型は個別の視覚失認を単独に示す場合と，複数の視覚失認を示す場合でも，それぞれが不全型であった（日本失語症学会[5]）．

□ **視覚失認の訓練**

物体・画像認知の訓練として，特に注視活動を必要とする課題と，視覚のほかに触覚，運動覚からの情報を有効に利用する課題の2種類をあげることができる．前者の例としては写生，塗り絵，後者の例としては木工，金工，モザイク，貼り絵などがある．視覚失認例に対して各種の視覚認知課題を与えることがもっとも基本的な訓練課題である．この目的でフロスティッグ視知覚学習日記[7]，Developmental and Learning Materials[8]など元来視知覚に障害のある小児用に開発された課題が適用されることが多い．これらのなかには視覚弁別課題，図地知覚課題，視覚統合課題が含まれる．形態弁別課題として，形に基づいて積木を分類，道具の分類，これらの形を触覚的に確認，物品は正立して置く，弁別困難な物品にはラベルを貼る，日常物品を置く場所を決めておく，図地知覚課題として，さまざまな物品を乱雑に置き，そのなかから特定の物品を探す，引き出しや食卓などはよく整理して，品物を離して置くことなどが提案されている（Zoltan, 1996[9]）．

視覚認知が成立するには，脳内でまず形のイメージが成立し，次いで意味，最後にその対象を表す単語の順にイメージが明確になっていくと考えられる．この各段階のイメージを強めるために，絵の反復呈示，カテゴリー分類，単語と絵のマッチングなどを行う．これをプライミングによる表象の活性化と呼ぶ．事前に提示された，特に認知しやすい刺激はその後の認知・呼称成績を改善する．連合型視覚失認例では視知覚レベルの機能は保たれており，その知覚像を言語機能に結びつけることに障害がある．われわれが経験した1症例では，事前に1回多く提示した絵については初めて見る絵よりも呼称成績が良好であった．また，意味的に類似した対象物——たとえば弁当と御飯，金槌と釘など——の一方を事前に呼称させると，もう一方の呼称成績は改善した．この症例では得られた形態的なイメージから意味的イメージを導くレベルに障害があり，形態的なイメージと意味的なイメージを事前に活性化させておくと呼称に結びつく．このほかにも，対象物の名称を繰り返し提示し，復唱やポインティングなど容易な課題が終わったあとでは目標語の呼称成績が上がることが示されている．もちろん，この刺激促進のパターンはどの症例にもみられるわけではなく，統覚型視覚失認など異なったレベルにある症例ではまた異なった刺激を与える必要がある．

一方，視覚以外の機能を活用して機能の再編成を行う方法がある．視覚認知障害に対し，注視や追視を必要とするアクティビティ，両手動作で触覚，運動覚を用い，前景・背景の区別を必要とするアクティビティなどを行う．具体的には革細工や描画などである．前述の症例に絵を描いてもらうと皺や陰影などは正確に描写したが，手の絵では指を6本描いたり，人の顔は一部分ずつ見て描くのでバランスが悪かった．彫金や革細工などのアクティビティでは，輪郭を指でたどることが速くなっていった．視覚認知が運動覚を介して成立する様子が観察された．女性の顔の色塗り課題で，描き始める前にはその絵を「気球」であると認知していたが，実際に塗り始めると髪を黒く，顔や首を肌色に塗り，さらに目を黒く塗った後になって初めて，「女の人の顔ですか」と述べた．純粋失読例における文字認知の訓練を中心として，視覚失認症例に対する訓練法にこの機能再編成の考え方は広く適用されている（種村，1995[10]）．

□ **日常生活上の障害とその対策**

視覚失認症例において，もの忘れ，物の認知，文字の認知，画像の認知，顔の認知，書字の障害が多く認められる．日常生活上の問題としては，多くの視覚情報を分析・総合することを要する文書データの分析，自動車の運転などが特に困難で，作業能力に対する重大な影響が認められた．重度失認例ではさらにテレビ，道具の使用，交通信号など日常生活に欠かせない活動が含まれていた．具体的な障害とその対策として次のように指摘されている．画数が多い漢字は読みにくいので，拡

大コピーする。日常生活動作の障害に対しては環境を整える。着衣訓練の際に左右の目印を付ける。おかずを健側に置く，などの工夫が有効である。信号については「上が赤で下が緑」「左が緑で右が赤」などと覚える。物の整理など，家事・職業生活の環境を整える。本を読むかわりにラジオの教養番組を聞く。顔の認知については，社会生活上交流のある人に説明して，相手から声をかけてもらうようにする。買物では食品については触って鮮度を確かめる。各商品の陳列位置を覚える。足元が見にくい場合，悪天候の時や夜は外出を控える。外出して各種の表示が見にくかったり，道に迷った場合は人に訊く。一万円札と千円札を間違って出さないように折り方を変えてわかるようにする（種村，2000[12]）。

文　献

1）Marr D：Vision, Freeman, 1982（乾　敏郎，安藤広志訳，ビジョン，視覚の計算理論と脳内表現，産業図書，1987）

2）Ellis AW and Young AW：Human Cognitive Neuropsychology, Hillsdale NJ, Lawrence Erlbaum Associates, 1988

3）Humphreys GW and Riddoch MJ：To See But Not to See: A Case Study of Visual Agnosia, Laurence Erlbaum Associates, 1987（河内十郎，能智正博訳，見えているのに見えない？―ある視覚失認症者の世界，新曜社，1992）

4）Farah MJ：Visual Agnosia, Disorders of Object Recognition and What They Tell Us about Normal Vision, The MIT Press, 1990（河内十郎，福沢一吉訳，視覚性失認―認知の障害から健常な視覚を考える，新興医学出版社，1996）

5）日本失語症学会失認症検査法検討小委員会：標準高次視知覚検査，新興医学出版社，東京，pp. 37-61, 1998

6）河村　満：側頭・後頭葉．臨床精神医学講座21 脳と行動（濱中淑彦，倉知正佳，編），中山書店，pp 356-364, 1999

7）Frostig M, Horne D：Pictures and Patterns 1972（フロスティッグ視知覚学習日記，初級，中級，上級，日本文化科学社，1978）

8）Developmental and Learning Materials, 日本DLM株式会社

9）Zoltan, B. Vision, Perception and Cognition, A Manual for the Evalation and Treatment of the Neurologically Impaired Adult, 1996（河内十郎監訳，失行・失認の評価と治療，医学書院，2001）

10）種村留美：失行・失認と awareness．失語症研究 15：157-163, 1995

11）種村留美，種村　純，重野幸次，長谷川恒雄：視覚失認に対する認知促進訓練．認知リハビリテーション 2：2-7, 1997

12）種村留美：日常生活に見られる認知・知覚の障害，視覚失認Uさんのインタビューを通じて．作業療法 34：907-912, 2000

13）種村　純：視覚失認症者の求める社会福祉的援助内容に関する調査．厚生省科学研究費補助金（障害者等保健福祉総合事業），平成10年度研究報告書「高次神経機能障害者・児における身体障害者福祉法の適用および福祉のあり方について」（主任研究者：宇野彰），pp. 69-91, 1999

■ 行為・認知機能障害とリハビリテーション

半側空間無視

石合 純夫[*]　中野 直美[*]
いしあい すみお　なかの なおみ

- 大脳半球病巣と反対側の刺激に対する発見や反応の障害である．
- 右半球脳血管障害患者の約4割に「左」半側空間無視が起こる．
- 検査法としては BIT 行動性無視検査が適当である．
- リハビリテーションおよび日常生活自立の阻害因子となる．
- 左側の見落としを指摘して病識を促し，幅広い場面を想定した訓練を行う．

Key Words 半側空間無視，右半球損傷，脳血管障害，リハビリテーション

はじめに

　健常人は外界を見渡したり，そこにあるものを操作したり，その中を移動したりする際，左右の空間をほぼ等価に扱って行動できる．右大脳半球損傷患者は，このような処理が左側でうまくできなくなる．これが半側空間無視であり，リハビリテーション，日常生活などあらゆる場面で問題や危険が生じる．

□ 定義と頻度

　半側空間無視とは，大脳半球病巣と反対側の刺激に対して，発見して報告したり，反応したり，その方向を向いたりすることが障害される病態である[1]．急性期の右半球脳血管障害患者の約4割に「左」半側空間無視がみられる．1ヵ月以上続くと障害として残りやすい．実際，回復期の入院患者でも同じく4割程度に認められる．一方，左半球損傷後の右半側空間無視はまれであり，短期間で消失することが多い．本稿では左半側空間無視について述べる．

□ 半側空間無視と半盲

　半側空間無視患者は同名半盲や左下四分盲をともなう場合から視野が完全な場合までさまざまである．半側空間無視は，基本的に眼や頭部の動きを自由にした自然な状況下で生じる．これに対して，同名半盲は一点を固視した視野検査における両眼の左または右視野の障害である．半盲があって半側空間無視がない場合は，視線，頭部，身体を動かして半盲側の空間も見渡せる．

□ 診　断

1．ベッドサイドでは

　急性期には頭部を右方に向けていることがある．聴診器の軸や紐を水平に呈示して真中をつかむように指示すると，中点よりも右側をつかむ．また，眼前に示した5本の指や回診時にベッドの周りにいるスタッフの数を問うと，右側しか数えない．

2．検査

　標準化された検査としては Behavioural inattention test（BIT）があり，本邦でも「BIT 行動性無視検査日本版」[2]が出版されている．BIT は，従来の代表的検査法を組合せた通常検査と日常生活場面を模した行動検査からなる（表1）．半側空間無視のスクリーニングには，通常検査を実施するのがよく，所要時間は 15〜20 分である．
　ここでは代表的検査法について解説する．

1）抹消試験（図1A）

　BIT の線分抹消試験は Albert 法に準拠しており，長さ 25 mm の線分が 40 本印刷された A4 判の紙を被検者の正面正中に呈示する．線分は用紙全体に散在しているが，4本からなる中央列の左右に6本からなる列が3つずつ配置されている．まず，ペンなどを上下左右に動かしてすべての線を示してから，中央の4本中2本に線分と交叉するように短い印を付けて例を示す．その後，「全部の線に印を付けてください．終わったら教えてください」と指示する．中央列を除く左右の6列ごとに印の付いた線分数を記録する．1本でも見落とせ

[*] 東京都神経科学総合研究所　リハビリテーション研究部門

ば異常である．半側空間無視では，典型的には左側の線を見落とすが，重度の場合，右端の1列にしか印を付けられないことがある．軽度例では左下を見落としやすい．

　2）星印抹消試験（図1B）

　視覚刺激のうち標的のみに印を付ける選択的抹消試験の一つである．2種類の大きさの星があることを中央の矢印の上にある星で示し，小さい星2個に印をつけてみせる．その後，小さい星すべてに印をつけるように指示する．中央の2個を除く54個を採点対象とし左右6つの区分に分けて採点する．全体で3つ見落とせば異常であり，半側空間無視では左側に見落としが多い．線分抹消試験よりも検出率が高い．

　3）線分二等分試験

　BITでは，204 mmの水平な線分を3本，左下から右上に階段状にずらして印刷したA4の用紙を用いる．それぞれの全体をペン先で示した後，目分量で真中と思うところに印を付けてもらう．真の中点から12.75 mm以上ずれた場合を異常とする．一般的に半側空間無視では印が右方へ偏位する．この方法では，いずれかの線で偏位が生じやすく検出率は悪くない．しかし，1本ずつ呈示したほうが個々の線分に対する無視の程度を見いだしやすい．200 mmの線分で10 mm以上右方へ二等分点が偏位したとき半側空間無視ありとするのが妥当である．なお，100 mm以下の線分は無視があっても右方偏位が現れないことがあるので診断的には適当でない．

表1　BIT行動性無視検査日本版の構成

通常検査	最高点	カットオフ点*
線分抹消試験	36	34
文字抹消試験	40	34
星印抹消試験	54	51
模写試験	4	3
線分二等分試験	9	7
描画試験	3	2
合計	146	131

行動検査	最高点	カットオフ点*
写真課題	9	6
電話課題	9	7
メニュー課題	9	8
音読課題	9	8
時計課題	9	7
硬貨課題	9	8
書写課題	9	8
地図課題	9	8
トランプ課題	9	8
合計	81	68

*カットオフ点以下を異常とする．

図1　半側空間無視の検査（BIT行動性無視検査日本版より）
A：線分抹消試験
B：星印抹消試験
C：模写試験
紙のサイズはいずれもA4．

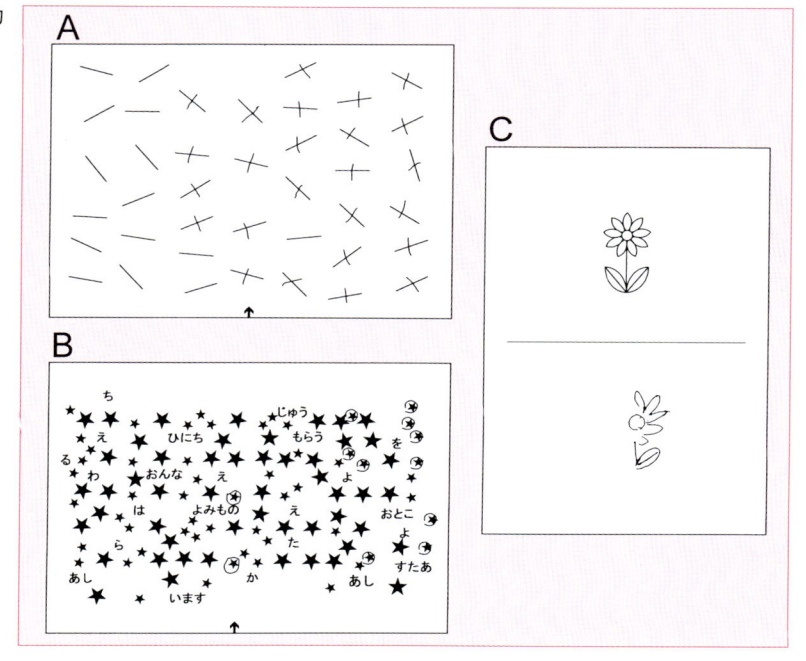

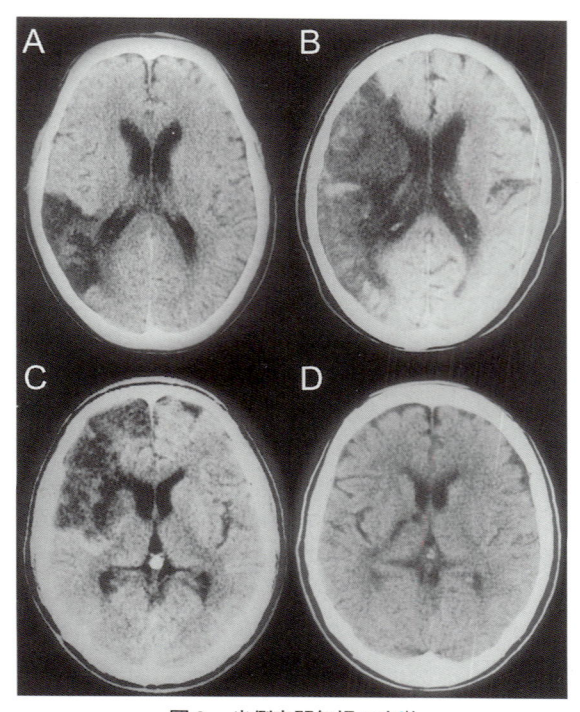

図2　半側空間無視の病巣
A：下頭頂小葉，B：中大脳動脈領域
C：前頭葉，D：前脈絡叢動脈領域

4）模写試験

手本の下（患者側）の余白または白紙に同じように描き写してもらう．手本としては，1本のヒマワリのような花の絵（欧米ではdaisyという）が国際的によく用いられている．図1CはBITの1例である．左側の描き落としが生じたときに半側空間無視と診断する．複数の対象を含む絵のほうが検出率が上がる．この場合，左側の対象の脱落と個々の左側の描き落としの両方が生じうる．

□ 入院・日常生活上の問題点

半側空間無視患者は，臥床している段階からさまざまな困難を示す．たとえば，左側から声をかけても相手を見つけられない．食事を摂れるようになると，左側の皿に手をつけなかったり，お茶碗のご飯の右側だけを食べたりする．車椅子とベッドの移乗では左側のブレーキをかけ忘れて転倒する危険があり，監視を要する．移動時には左側の物や人にぶつかる．このような無視症状のため，半側空間無視患者の日常生活の自立はなかなか難しい．

□ 病識の問題

半側空間無視患者は無視症状に対する病識がない．左側の物によくぶつかって何かおかしいと思っても，左側を見ていないとは思わない．リハビリテーションを受けている患者は，「左側を見落とすので注意するようにしています」と言うことがある．しかし，言葉ではわかっていても本質に対する病識は乏しい．

□ 病　　巣

CTやMRI上の病巣が右半球のどこにあっても，半側空間無視の存在を念頭において診察する必要がある[3]．多数例の病巣を重ね合わせた場合には，下頭頂小葉（側頭—頭頂—後頭接合部：図2A）に集積する．典型的かつ持続性の半側空間無視は中大脳動脈領域の広範な脳梗塞に多い（図2B）．しかし，前頭葉（図2C），基底核領域，内包後脚（前脈絡叢動脈領域：図2Dなど），視床（おもに視床出血），後大脳動脈領域（視床穿通枝の梗塞をともなう場合，頭頂葉に梗塞が及ぶ場合）の病巣でも起こる．このような場合，SPECT上で頭頂葉の血流低下をともなうことが少なくない．

□ 発現メカニズム

半側空間無視患者の方向性注意は右へ向きやすく左へ向きにくいと考えると理解しやすい[3]．この場合の「注意」とは，外界または想起したイメージにおいて意識を適切な対象に集中し，また移動していく機能である．多くの課題は上肢による反応をともない，運動が注意の方向に向くと，今度は運動を遂行している部分に注意が集中し，左方への移動はより困難となる．

右半球は左右両空間に注意を向けられるが，左半球は右空間への注意機能が主体であるため，右半球損傷後の左半側空間無視が多いと説明されている．

半側空間無視の発現には，非空間性の全般的障害も関与していると考えられる．病識が乏しく誤りのフィードバックがあまり有効でないこと，複数の方略を用いた課題解決ができないこと，課題遂行を持続する自発性が低下していることなどの関与が考えられる．

□ リハビリテーション（表2）

多くの高次脳機能障害と同様に，半側空間無視でも訓練効果の汎化は難しい．視覚的探索を組織化，強化する視覚走査訓練も試みられたが，それ

表2 半側空間無視のリハビリテーション

1. 見落としのフィードバック→病識の獲得
2. 幅広い条件を想定した訓練
    課題の種類：探索課題，読み，摸写・描画，道順など
    感覚モダリティー：視覚，触覚，聴覚
    患者の生活空間への適応
3. 左方探索の促進方法
    右側刺激の除去・段階的追加
    注意すべき部分に目印を付ける
    言語性知識・指示の利用
    発動性の向上
4. 幅広い評価方法
    スクリーニング検査（BIT 通常検査）
    日常生活場面を想定した検査（BIT 行動検査）
    日常生活動作・移動場面での評価
5. 訓練期間
    中〜重度例では必要に応じて3ヵ月以上を考慮

よりも半側空間無視の存在を念頭においた幅広い場面でのリハビリテーションのほうが効果的と言える．病識を促すために左側の見落としを指摘する必要があるが，行動面にはなかなか還元されない．また，見落としに対する過度の指摘は訓練意欲を低下させることもあるので注意が必要である．

重度の患者では，右側の刺激の存在が左方探索を悪化させる．そこで，並べた積み木を片付けながら左方まで探索させるなど，刺激密度を減らす工夫が必要である．また，発動性を高めることも重要であり，食事がおいしいとか，並べた硬貨を見つければ（ゲームとして）もらえるというような状況を活用できるとよい．言語性知能の評価も重要である．半側空間無視があっても言語性IQが良好に保たれていれば，時計の文字盤や立方体が描けることも多い．これは言語性知識による代償と考えられる．

一方，「左，左」と声に出させて注意を促す訓練は，患者の主観的な左にとどまり有効とならないことが多い．そこで，車椅子の左ブレーキや食事のトレイの左端など注意すべき部分に「目印」を付けるとよい．目印は訓練達成後に除去しても効果が持続することがある．ただし，効果は訓練した状況に限定され汎化しにくい．この点でもさまざまな場面を想定した訓練が重要と言える．

慢性期に残った半側空間無視が，検査上でも日常生活場面でも完全に消失することは難しい．しかし，患者が生活する空間内で代償可能となる場合もあり，病室や自宅での生活に早く慣らすような取り組みが必要である．

□ **半側空間無視改善への新しい試み**

最後に，将来性が期待できる研究をいくつか取り上げたい．一つは，右側から入る視覚情報に対する注意を減弱させるために，両眼の右半分の透過率を落とした半側サングラスの利用である[4]．一定期間用いることによって，装用中に加えてはずした後にも無視が改善する例がある．もう一つは，実際の対象物が10度右側にシフトして見えるプリズム眼鏡である[5]．この眼鏡を掛け，標的を右示指で素早く指し示す動作を50回繰り返す．これにより，たとえば正面に見えていても，実際は左10度の位置にある標的に指を到達させなければならない感覚─運動順応が形成される．その後，眼鏡をはずすと半側空間無視の改善がみられ，その効果は少なくとも2時間続いたという．このほか，片麻痺があっても極力左上肢を左空間内で動かす訓練を実施すると，幅広い側面で無視の改善がみられるという報告がある[6]．

文　献

1) Heilman KM, Watson RT, Valenstein E：Neglect and related disorders. Heilman KM, Valenstein E (eds)：Clinical Neuropsychology, 3rd ed, pp. 279-336, Oxford University Press, New York, 1993

2) 石合純夫（BIT 日本版作製委員会代表）：BIT 行動性無視検査日本版．新興医学出版社，1999

3) 石合純夫：高次神経機能障害，pp. 129-137, 新興医学出版社，1997

4) 荒井隆志：半側空間無視と視覚(2)─半側サングラスの効果─．リハビリテーション医学 38：103-105, 2001

5) Rossetti Y, Rode G, Pisella L, et al.：Prism adaptation to a rightward optical deviation rehabilitates left hemispatial neglect. Nature 395：166-169, 1998

6) Robertson IH, Halligan PW, Marshall JC：Prospects for the rehabilitation of unilateral neglect. Robertson IH, Marshall JC (eds)：Unilateral Neglect：Clinical and Experimental Studies. pp. 279-292, Lawrence Erlbaum Associates, Hove, 1993

■ 行為・認知機能障害とリハビリテーション

病態失認・疾病否認を中心とする右半球症状

水野　雅文*

- 右（劣位）半球の損傷により生じる症状には，運動無視，病態失認，半側空間無視，着衣失行，相貌失認，地誌的失見当などがある．
- 右半球損傷で一般的にみられる症状として，特有の人格変化や情動障害も指摘されている．
- リハビリテーションに際して，疾病否認や無関心な態度にも注意を要する．

Key Words　疾病否認，病態失認，情動障害，過剰反応性

はじめに

いわゆる右半球症状と呼ばれるもののなかには，半側（空間）無視，病態失認，着衣失行，構成失行，相貌失認，地誌的失見当などのさまざまな右脳損傷に特有の症状がみられ，non-dominant hemisphere syndrome（劣位半球症候群）とも呼ばれている．本項では，これらのなかでも半側無視を除くものについて論じる．

周知のように，ヒトでは，長いあいだ言語をはじめとするおもな機能が左半球優位に役割を担っていると考えられていた．そこで左半球を優位半球と呼び，これに対して右を劣位半球と呼ぶようになった．実際には，右利きの者の約98％は右半球が劣位半球であるが，1〜2％の者では左半球が劣位半球となっている．左利きの者では約40％は右利きの者と同様に右半球が劣位半球であるが，他の約40％ではどちらともはっきりせず，残る20％では左半球が劣位半球であるとされている．ここで右半球症状と述べているものは，上記のようないわば慣習に基づいて"右"としているのであり，より正確には"劣位"半球症状と呼ぶべきものであることに注意を喚起しておきたい[7]．

こうした右半球症状を呈する患者のリハビリテーションに際しては，とりわけ注意をひかれることの一つに，左片麻痺患者に独特とされる態度があげられる．すなわち，右脳損傷（左片麻痺）患者では，深刻味のない奇妙な態度やいい加減さ，さらに訓練課題はどんどんやるが的外れで治療効果が乏しいことなどが指摘されている．疾病否認や無関心反応，自己の誤りに対する過小評価などの特徴もこれにあたる．また言語の情動的側面を理解あるいは表出できなくなったり（aprosodia），冗談や皮肉が通じなくなったりする．このことから，左脳損傷（右片麻痺）患者の場合とは異なる特有の性格変化あるいは器質性人格変化の存在が指摘されている[9]．そこで本稿では，まず半側無視以外の右半球症状のそれぞれに簡単に触れたあと，右半球症状に共通するより一般的な症状について論じていくこととする．

□ 右（劣位）半球の前頭葉損傷で生じる症状

一般に右前頭葉の小病巣では局在症状は出現しないと考えられている．しかし病巣が大きく，特に内側面にかかる場合には，運動無視（hypokinesia）が生じることがある．運動無視とは，筋力，反射，および知覚などに障害がないにもかかわらず，対側の手足を使用しない状態のことである．運動無視は左右いずれの半球の損傷でも生じるが，右半球損傷で生じやすいと言われている．また中枢性の片麻痺と混同されやすいので臨床的には注意が必要である．片麻痺では患肢の筋力の低下や運動反射の亢進，病的反射の出現などが認められるが，運動無視ではこれらの所見は認められない．また運動無視では激励や努力により，ほぼ正常に動作を行えると言われている．

また粗大な損傷では，多幸や多弁などの感情面の変化が現われるとする説もある．これについては右半球損傷で生じる一般的症状の項で論じる．

* 慶應義塾大学医学部　精神神経科

□ 右半球の側頭葉損傷で生じる症状

　右側頭葉損傷では，非言語性の記憶障害（顔や無意味図形の記憶）や聴覚性の短期記憶障害が生じることが報告されている．これらは，難治性てんかんの外科手術である側頭葉切除術（temporal lobectomy）を通じて知られるようになった．

　右側頭葉切除ではWAIS（ウェクスラー成人知能検査）のような全般的な知的機能の検査では，切除前後における成績の低下は軽微ないしは手術後の一時期に限定しているという見解が多い．なかでもRey-Osterriethの図形（図1）のような複雑なものの遅延後再生の成績は，右側頭葉切除群で左群に比して顕著に成績の低下を認めている．また音色の異同の判断や音の記憶の課題，音の長さや大きさの弁別などを行う聴覚性課題で，右側頭葉切除例で左例に比して有意な低下が認められている．

□ 右半球の頭頂葉損傷で生じる症状[8]

　右の頭頂葉を中心とした広い損傷で生じた左片麻痺において，自分の麻痺症状に無関心であったり，気付かなかったりする症状は病態失認（anosognosie）と呼ばれている．また同様の病巣で，左半側空間無視（unilateral spatial neglect；USN）が生じる．USNとは左（あるいは右）の空間を無視する症状であるが詳細は他項を参照されたい．個々の運動は失行がないにもかかわらず，組み合わせや描画などの構成する行動において，構成される物の空間的形態を損なう構成失行（constructional apraxia）もみられる．さらに病態失認や半側空間無視，また構成失行が重なると着衣失行（apraxia for dressing）といって日常生活で衣類が着られない障害を呈することもある．これは着衣の自動的で自然な能力の障害のことである．左側のみの着衣失行と，両側性のものがあり，前者は多くの場合半側（空間）無視などの症状をともなっていることによる二次的なものであることが多い．両側性の場合は構成失行によるもの，観念失行によるもの，拮抗失行によるもの，視覚失認によるものなどが含まれる．これらの二次的なものとは別に，独立した症状としてとらえる立場もある．

□ 右半球の後頭葉損傷で生じる症状

　熟知しているはずの顔が，顔と認知しながらも，誰の顔であるかわからなくなる症状を相貌失認

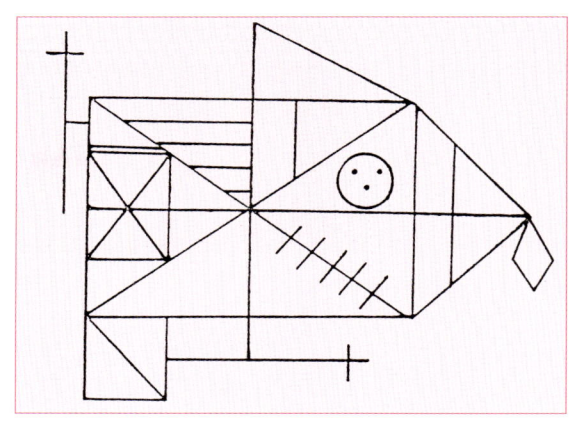

図1　Rey-Osterriethの刺激図

（prosopagnosia）と呼び右後頭葉を含む病巣で生じる．元来知っていた顔を見て，誰だかわからず，知っている人か否かの判断もできなくなる．なかには自分の顔さえわからなくなる例もあるというが，声を聴けばたちどころにわかり，髪形やほくろなどの特徴から類推することもある．失認症状が相貌に限定しているものから，視覚失認に至るものまでさまざまであるが，病巣としては右後頭－側頭葉連合部の内側が重要とされている．

　病前に熟知していた場所（自宅周辺や通勤路などの道順，自宅周辺の環境など）をみてもわからない症状を地誌的失見当（topographical disorientation）という．実際に熟知しているはずの道順に関して迷ってしまったり，近所の地図や自宅の間取りを描かせても正しく描けないなどの症状がみられる．このような地誌的失見当の発現機序に関しては，地誌的な記憶が障害される，場所・環境・風景に関する失認，構成失行に関連した遂行障害，半側空間無視によるもの，空間認知障害によるものなどさまざまな説があるが，報告された症例を重ねると右半球後部の損傷が重要な役割を果たしていることは間違いない．

　以上の病巣の確認，特に左右損傷側の決定には従来から神経画像所見（CT，MRI，SPECT，PETなど）が重視される．そのほか最近ではMRA（MRアンギオグラフィー）なども頻繁に用いられるようになってきている．

□ 右半球損傷に共通した特徴

　右（劣位）半球の損傷では，左（優位）半球の損傷に比して，言動や態度に特徴的な諸点が指摘

されている．上述の病態失認や病態無関知のほかに，言語の情動的側面を理解あるいは表出できなくなったり（aprosodia），冗談や皮肉が通じなくなったりする．これらをまとめて，右半球損傷では特有の人格変化ないし性格変化がともなうとする立場がある．こうしたことより一般的な劣位半球症状をめぐり，特に左片麻痺の無視や無関心とその原因は損傷側との関連などを通じて，古くから諸家により議論されている[1]．

　脳損傷者が片麻痺を否認したり，無関心な態度をとることは Babinski による病態失認（anosognosie）または病態無関知（anosodiaphorie）として記載され，以後，脳損傷後の情動障害や疾病に対する態度に関してはさまざまな議論がされてきた．Goldstein が課題遂行に際して，自己の障害を知り破局反応を呈した左半球損傷者を報告したのに対して，Denny-Brown ら[2]は右（劣位）半球損傷者の麻痺に対する無関心な反応を記載した．また Hécaen は片麻痺に対する無関心な態度は右半球損傷で多いと記載した．Terzian と Cecotto は，アミタール・ソーダを内頸動脈へ注入する Wada 法を行った際，左優位側へ注入した際には抑うつ的破局反応を示すのに対して，右劣位側注入時は多幸的軽躁状態を呈することを指摘した．

　Gainotti[3]の有名な研究は，脳損傷により情動障害や性格変化は直接的に認めうるのか，それらは器質性のものなのか，反応性のものなのか，器質性であれば左右半球側により差異はあるのかという観点で左右各 80 例の一側半球損傷者に対して神経心理学的検査を施行し，そのテスト中に被検者が示す言動や態度を詳細に記録し比較した．それによると破局反応や不安抑うつ状態が左半球損傷群で，これとは逆の疾病否認や無関心反応などが右半球損傷群で優位に多くみられたという．Gainotti は感情情報を統合するシステムが左右半球間で異なっており，右半球損傷では情報が言語的に処理されることなく処理されるため情緒的価値をとどめたまま表出されるという Hécaen らの説を引き，これらの情動反応を疾病否認を基底に持つものとみなしている．

　Heilman らは左右の各脳損者に，情緒的内容のない刺激文に幸福，悲哀，怒り，無関心などの感情的トーンを込めて録音したテープを聴かせ，その感情表現を当てさせ比較した．その結果失語の

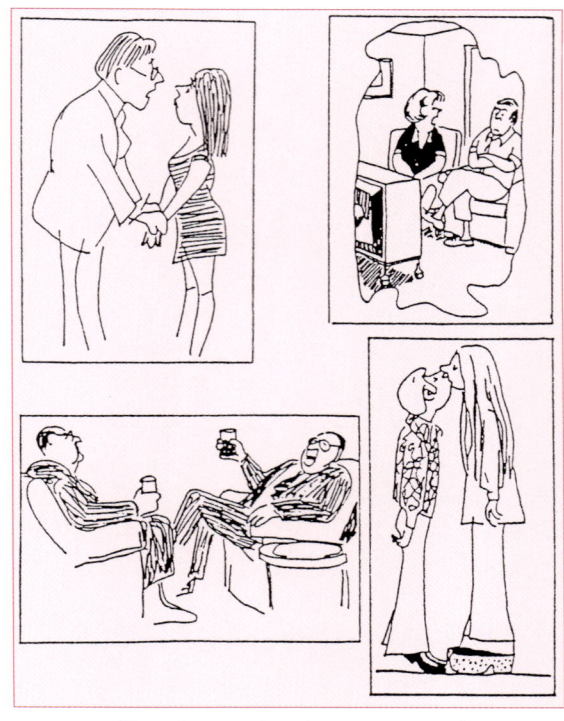

図 2　Gardner らによる 1 コマンマンガ
（Gardner H, et al.：Brain 98：399-412, 1975[4]）

ないはずの右損傷例で，話し言葉の情緒的要素の把握が失語を有する左損傷例よりも著しく障害されていることを見いだした．

　こうした観察を発展させ，Ross らは右半球損傷による情動言語の障害をアプロソディア（aprosodia）として報告している．

　また Gardner ら[4]は，雑誌の 1 コマンマンガを脳損傷者に示し（図 2），そのなかからもっともユーモアがあり面白いものを選びその理由を述べさせたところ，右半球損傷者では，きわめてよく笑ったものとまったく笑わない者の両極端の反応がみられたという．

　このほか Fredericks は，verbal anosognosia と anosognosic behavior disorder に分類し，前者は麻痺肢の運動幻覚により起こるとし，後者については Denny-Brown による感覚情報の空間的統合の障害（amorphosynthesis）をよりどころとしている．また Weinstein は麻痺という破局に対する心理的抑制規制を強調し，左脳損傷の場合の言語的表現能力の問題をあげて，右損傷者に多い根拠としている．

わが国では大橋が詳細な症例検討より，心的水準の低下により生じているものと，一般的精神症状の強いものに分けて論じており，また森は急性期ないしは亜急性期の多数の右損傷例の検討から，身体認知異常のともなうものでは心的水準の低下を，またともなわないものでは意識障害の関与を強調している．

しかしながらこれらの指摘はいずれも現象学的記載にとどまり，高次脳機能としての神経心理学的見当は十分なされていなかった．そこで水野らは，左右脳損傷者を対象として，片麻痺に対する認識ないし態度を調査するとともに，神経心理学的検査（Audio-motor method）を用いて，それぞれの関連と特徴を比較検討した[5]．

それによれば，平均年齢とWAISによるFIQに有意差のない左右2群の脳損傷者に対し，片麻痺に対する認識の調査とAudio-motor methodと呼ばれる注意の選択性と持続性に関する聴覚性抹消課題を実施し，それぞれの結果と病巣側との関連を検討した．片麻痺に対する認識の調査は，質問紙を用いたもので，I 病識に関するもの，II 身体部位の定位に関するもの，III 身体の変容感に関するもの，IV 半側身体失認に関するものの4点に関して，各3〜10項目，合計26の質問項目を用意し，その回答を不適切さの程度により4段階で評価した．Audio-motor methodは，テープレコーダーを用いて，「ト，ド，ポ，コ，ゴ」の5種類の語音を1音/秒の速度で5分間ランダムに呈示し，目標語音「ト」に対して叩打などの合図による反応を求めるものである．目標語音「ト」に反応しなかった形の誤りをomission error，目標語音以外の語音に反応した形の誤りをcommission errorとした．的中率は（正答数）/（総反応数）として算出した．したがって正答数は反応の量的側面を，的中率は反応の質的側面を反映すると考えられる．これらの質問や検査の結果，まず右損傷例では，片麻痺に対する認識の調査の結果で，他覚的な身体症状と本人の認識との間に乖離が大きいことが示された．また注意力検査であるAudio-motor methodでは，右損傷群では左損傷群よりも総反応数が多く，commission errorも右損傷群で有意に多く，さらに的中率は右損傷群で有意に低かった．

すなわちこれらの結果は右損傷群は刺激に対して量的には過剰に反応し（過剰反応性），質的にも不良（反応の質の低下）が認められた．この結果は筆者らが別の注意力検査を用いて行った結果とも一致しており，いわば右半球症状の刺激に対する反応性の定量的特徴と考えられる．これら2つの結果の関連を調べると，総反応数の多少と片麻痺に対する認識の良し悪しに統計的に連関が認められ，さらに的中率と片麻痺に対する認識の良し悪しの間には有意な連関が認められた．

おわりに

以上，半側無視以外の右半球症状について損傷部位ごとに概説し，さらに右半球損傷に共通する症状について解説した．リハビリテーションなどに際しては，局所症状に対するアプローチのみでなく，こうした一般的な症状に対する理解と対応も重要である[6]．

文 献

1）水野雅文，鹿島晴雄：右半球症状と性格・情動障害．精神科治療学 4：1615-1620，1989

2）Denny-Brown D, Meyer JS, Horenstein S：The significance of perceptual rivally resulting from parietal lesion. Brain 75：433-471, 1952

3）Gainotti G：Emotional behavior and hemispheric side of the lesion. Cortex 8：41-55, 1972

4）Gardner H, Ling PK：Comprehension and appreciation of humorous material following brain damage. Brain 98：399-412, 1975

5）水野雅文，鹿島晴雄：右（劣位）半球損傷者の片麻痺に対する態度について―神経心理学的検討―．脳と神経の医学 2：751-755，1991

6）水野雅文：認知リハビリテーションの現状と課題．理学療法ジャーナル 32：274-275，1998

7）水野雅文：右（劣位）半球機能―"劣位"半球に優位な機能をめぐって―．こころの科学 80：66-71，1998

8）水野雅文，鹿島晴雄：頭頂葉の機能　注意・認知．Clinical Neuroscience 17：1331-1333，1999

9）水野雅文，鹿島晴雄：右半球症状のリハビリテーション．Clinical Neuroscience 19：91-93，2001

■ 行為・認知機能障害とリハビリテーション

聴覚失認・純粋語聾

進藤　美津子*
しんどう　みつこ

- 聴皮質・聴放線損傷による聴覚認知障害である．
- 広義の聴覚失認は，語音・環境音・音楽の認知障害をいう．
- 純粋語聾は，語音のみの選択的認知障害である．
- コミュニケーションは，理解は読話や筆談，表出は発話や書字などでなされている．
- 視聴覚併用のリハビリテーションが有効である．

Key Words 聴覚失認，純粋語聾，聴覚認知障害，視聴覚併用のコミュニケーション

はじめに

聴覚失認および純粋語聾とは，大脳の一次聴皮質中枢あるいは聴放線の損傷による，聴覚の認知障害をいう．聴覚失認や純粋語聾の概念は，研究者によって若干異なり統一されていないが，本項では言語音および非言語音（環境音・音楽も含む）の認知障害を広義の聴覚失認，非言語音（環境音）のみの選択的認知障害を狭義の聴覚失認，さらに言語音の選択的認知障害のみの場合を純粋語聾と呼ぶことにする．狭義の聴覚失認は非常にまれであるため，ここでは広義の聴覚失認（以降聴覚失認と略す）について述べることにする．

左右の大脳半球の聴皮質あるいは聴放線の損傷が生じると，それまで聴こえていた言葉・音楽・環境音に対して認知能力が失われるが，一部の聴覚は残存する．純音聴力は正常～軽度の閾値上昇を呈するにもかかわらず，見かけ上は難聴者と類似している．代表的な症状は，「音はわかるが，言葉がまったく聞き取れない，あるいは言葉も音楽も聞き取れない」というものである．原因疾患は，成人では脳血管障害によるものがほとんどである．

本稿では，聴覚失認・純粋語聾の聴覚認知障害の特徴とコミュニケーションの問題およびリハビリテーションについて言及する．

□ 聴覚失認・純粋語聾の聴覚認知障害とコミュニケーション手段

表1は筆者が経験した純粋語聾および聴覚失認例についてまとめたものである．症例1は，左側聴皮質損傷による純粋語聾例，症例2～症例11は，両側聴皮質あるいは両側聴放線損傷による聴

表1　聴覚失認・純粋語聾症例（自験例）

症例	年齢	性	原因疾患	損傷部位	語音認知	環境音認知	音楽認知	読話（聴覚併用）	言語理解手段	表出手段
1	51	M	視床出血	左側聴皮質	重度障害	可能	可能	一部可能	読話＋筆談	発話
2	54	F	くも膜下出血	両側聴皮質	重度障害	重度障害	重度障害	一部可能	読話＋筆談	発話
3	24	F	もやもや病	両側聴放線	重度障害	重度障害	重度障害	一部可能	読話＋筆談	発話
4	56	M	脳出血	両側聴放線	重度障害	重度障害	重度障害	実用不可	筆談	発話
5	65	M	脳梗塞	両側聴皮質	重度障害	中等度障害	重度障害	実用不可	筆談	発話
6	63	M	脳梗塞	両側聴皮質	重度障害	重度障害	重度障害	実用不可	筆談	発話
7	49	M	脳梗塞	両側聴皮質	重度障害	中等度障害	重度障害	実用不可	筆談	書字
8	16	M	頭部外傷	両側聴皮質	重度障害	重度障害	重度障害	実用不可	筆談	書字
9	25	M	もやもや病	両側聴皮質	重度障害	重度障害	重度障害	実用不可	筆談	文字盤指し
10	17	M	脳出血	両側聴皮質	重度障害	重度障害	重度障害	実用不可	筆談＋手話＋身振り	手話＋身振り
11	65	M	脳出血	両側聴皮質	重度障害	重度障害	重度障害	実用不可	筆談＋身振り	発話↓

* 上智大学言語障害研究センター

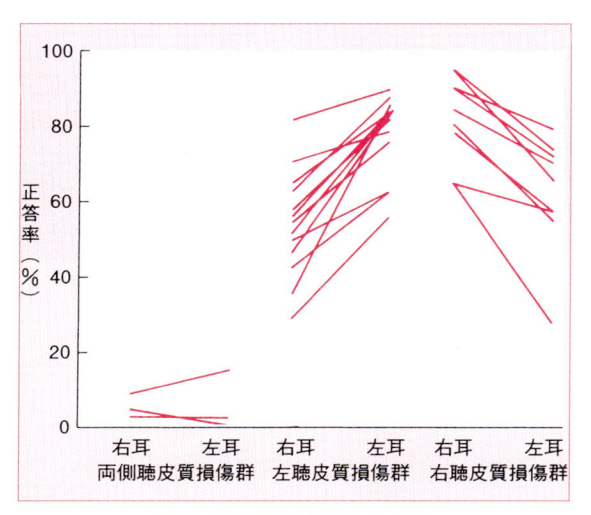

図1　語音認知テストの成績

覚失認例である．

1．純粋語聾例について

表1の症例1は[1]，左側視床出血により左の聴皮質からWernicke中枢への線維が切断され，重度の言語音の認知障害が生じ，言葉の聴取が困難になった．環境音や音楽に対しての認知障害や言語障害は認められず，純粋語聾と診断された．本例は，日常の簡単な会話の理解は読話により可能であったが，複雑な内容の会話では筆談を用いていた．言語表出は病前同様に発話が可能であった．

2．聴覚失認例について

症例2～11は，いずれの例も2回にわたる脳血管障害により，左右の聴皮質あるいは聴放線の損傷をきたした聴覚失認例である．左側あるいは右側のみの聴皮質損傷群と比べ，両側の聴皮質損傷群では重度の語音認知障害[2]が生じ（図1），言葉の聴取が困難となった．さらに失語症を合併している例では，発話面や書字面にも障害が認められた．

言語理解の手段は，全例が筆談は可能であったが，筆談に頼る程度はおのおのの読話力や読解力によって異なっていた．家族など親しい人との日常会話において，読話が可能であったのは10例中2例（20％）であり，その他の例では，話し手の口形や表情に注目する読話の態度があまりみられなかった．読解力に障害があった2例（20％）は手話や身振りを呈示する必要があった．一部の手話が使えた1例では，図解付きの手話辞典により覚えた手話が，簡単な身振りサインとして使用可能であった．その他の6例（60％）は，ほとんど筆談に頼っていた．

表出手段では，失語症がないか，あるいは軽～中等度の障害であれば発話がなされ，10例中6例（60％）が発話可能であった．発話障害がみられた5例中の2例は書字で，1例は文字盤を指すことで，1例は簡単な手話と身振りで，1例は発話も不十分なため主として発声で，コミュニケーションを行っていた．いずれの例も残存のコミュニケーション機能を用いていたが，病前と比べて団欒の話題の中に入れず，口数が少なくなったことが共通していた．

言語音以外の聴覚認知障害として，全例に環境音と音楽の認知障害が認められた．環境音の認知については，症例2～症例10に杉下・加我の環境音認知検査[3]を用いて検討した．9例中7例は，テープレコーダーに録音した23種類の環境音を音だけ聴かせた場合では正答率0～13％，選択肢の絵を呈示して聴かせた場合では21～42％と重度の認知障害がみられた．他の2例は選択肢なしでは21～33％，選択肢ありでは75～79％と中等度の認知障害を呈していた．聴覚失認例でわずかに認知可能であった環境音は，太鼓の音や赤ちゃんの泣き声のような，音の強弱や長短の変化が明確で，固有のリズム・パタンが反復して出現する音であった．

音楽認知については，症例2～11の全例に重度の認知障害がみられ，発症後は音楽がわからなくなり，楽しめなくなったと述べている．症例3～症例6にSeashoreテストを用いて音楽認知の障害[4]を検討した．図2に示すように，音の強弱，長短，高低，音色を正しく認知することができず，音感が著しく低下していた．そのため馴染みのあるメロディの認知も困難であった．

□ 聴覚失認・純粋語聾例のリハビリテーション

聴皮質の損傷例では，聴覚認知機能自体の改善を図ることは，困難な場合が多い．しかし，聴覚のみでは認知困難であっても，聴覚刺激に視覚刺激を補って呈示することにより，不確実な聴覚情報が視覚情報のヒントにより輪郭が形成され，"聴覚認知・理解"（実際には視覚―聴覚併用の認知・理解）の手がかりが得られるものと考えられる．

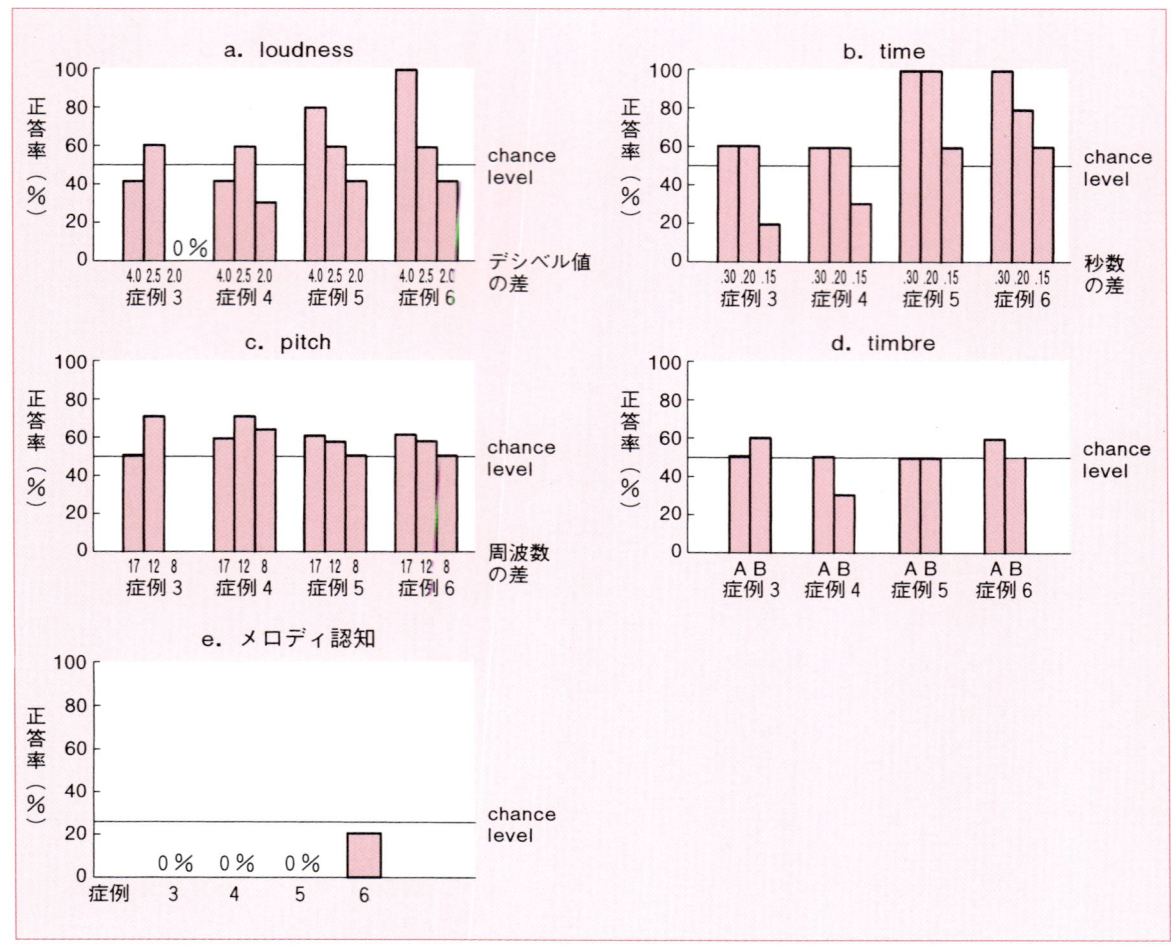

図2 聴覚失認例に行ったSeashore音楽テスト成績（症例3～症例6に実施）
a：音のloudness（強弱）の弁別検査成績（2つの音の強さの差が大きければ4例中2例がある程度弁別可能）
b：音のtime（長短）の弁別検査成績（2つの音の長さの差が大きければ4例中2例が弁別可能）
c：音のpitch（高低）の弁別検査成績（2つの音の高低の弁別は4例とも困難）
d：音のtimbre（音色）の弁別検査成績（2つの音の音色の弁別は4例とも困難）
e：馴染みのあるメロディの認知検査成績

図3は，症例1～症例5に行った読話検査結果を示したものである．視覚のみ，聴覚のみの場合と比べて，視聴覚併用の場合のほうが成績が向上する[5]ことがわかる．図4は，症例2～症例11に行った環境音認知検査をまとめたものである．音だけ聴かせた場合と比べて，選択肢の絵を呈示して聴かせた場合では，約40％ほど成績の向上がみられた．

読話の態度がみられる聴覚失認例では，中途失聴者と同様に，話し手の口形，表情，身振りなどの視覚的情報が得られる，いわゆる"話が見える"状態でのコミュニケーションを望んでいる．視覚情報があれば，周囲の環境音もそれらしく想像して感じることが可能な場合もある．したがって，聴覚失認・純粋語聾例のリハビリテーションは，視覚と聴覚を併用して行うことが重要と思われる．

おわりに

聴覚失認・純粋語聾の聴覚認知障害とコミュニケーションの実態について，自験例を中心に概説した．リハビリテーションに際しては，失語症を合併している場合には，障害された言語面の指導を行いながら，おのおのの例で残存する有効なコ

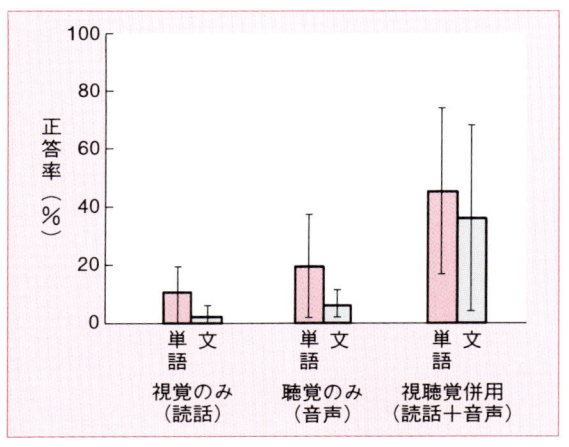

図3 聴覚失認・純粋語聾例の読話検査成績
（症例1～症例5に実施）

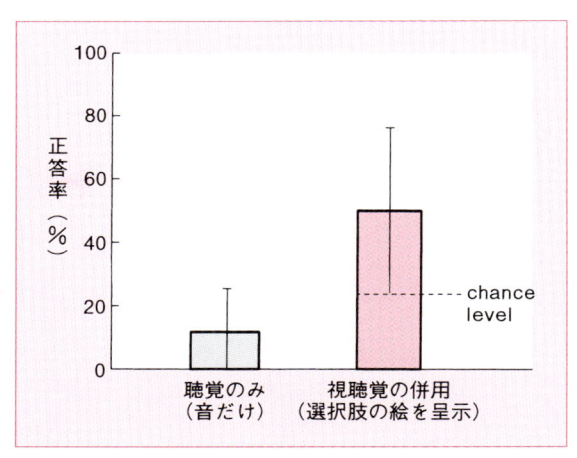

図4 聴覚失認例の環境音認知検査成績
（症例2～症例10に実施）

ミュニケーション手段を用い，周囲との意思疎通を図ることが何よりも大切である．聴覚が活用できなくなった場合，言語聴覚士によるコミュニケーション指導が重要である．高次聴覚中枢障害者のQOL（Quality of life）に際しては，前述のように，聴覚の認知・理解に視覚的な手がかりの有無が大きく影響するため，聴覚と視覚を併用して用いることが有効であると思われる．

文 献

1) Takahashi N, Kawamura M, Shinotou, et al.：Pure word deafness due to left hemisphere damage. Cortex 28：295-303, 1992

2) 進藤美津子，加我君孝：聴皮質・聴放線損傷例における言語音および音の要素の認知．音声言語医学 35：295-306, 1994

3) 加我君孝，進藤美津子，杉下守弘：聴覚伝導路の損傷と語音および環境音の認知．電子通信学会，SP 86-99：9-16, 1987

4) 進藤美津子：脳と音楽認知の障害．音声言語医学 37：462-467, 1996

5) Shindo M, Kaga K, Tanaka Y：Speech discrimination and lip reading in patients with word deafness or auditory agnosia. Brain and Language 40：153-161, 1991

■ 行為・認知機能障害とリハビリテーション

記憶障害

丸山 哲弘*

- 記憶には，過去の記憶としてのエピソード記憶，意味記憶，手続き記憶，未来の記憶としての展望記憶がある．
- 健忘症候群は症候名であり，特にエピソード記憶が選択的に障害された場合を指す．発病前のことが思い出せない逆向性健忘と発病後のことが思い出せない前向性健忘がみられる．
- ある特殊なかたちの健忘症候群は，記銘，保持，再生が多様なかたちで障害されることを示唆する．
- 記憶リハビリテーションプログラムをたてるためには身近な日常記憶障害の具体的な評価が必要となる．
- 治療目標とする日常記憶の改善のために，もっとも適切な戦略を治療者側が選択すべきであり，訓練効果が認められないならば他の戦略に変更する．

Key Words 記憶障害，健忘症候群，日常記憶，記憶のリハビリテーション

はじめに

従来より，多くの人たちは見たものや聴いたことなどの感覚的な情報や出来事の文脈的な関係，あるいは情動的な情報をどこにどのように蓄えているのか関心を抱いてきた．近年，ヒトの健忘症についての詳細な検討や動物を用いた実験などの結果から，記憶について多くの知見が得られている．記憶というと，古くからおもに個人の体験に基づくエピソードの記憶に関して用いられていることが多く，言語，認知，行為，あるいはその障害である失語，失認，失行などは記憶/記憶障害の範疇からは切り離して研究されてきた．しかし，記憶はヒトのほとんどすべての心理活動に関わる重要な機能であり，言語，認知，行為，あるいはその障害の基礎に記憶が関与しているのは疑いようもない．最近，記憶研究の方法論は大きく拡大し，また神経機能画像法の進歩もめざましく，従来の研究対象であったエピソード記憶だけでなく，意味記憶あるいは手続き記憶の研究も積極的に展開されている．神経心理学の分野でも健忘症候群でみられるエピソード記憶障害におけるさまざまな症状の乖離をはじめ，意味記憶障害，手続き記憶障害，あるいはそれらの下位記憶システム相互の関係，それぞれの下位記憶システムに関係する神経ネットワークの特定についての研究が数多く報告されている．

本稿では，前半は記憶障害としてもっとも一般的な健忘症候群について解説し，後半はその治療としてのリハビリテーションについて述べる．

□ 健忘症候群とは

記憶とは，新しい経験が保存され，その経験が後になって意識や行為のなかに再生されることであり，その障害を健忘と呼ぶ．健忘という用語は症状名である．ある患者において特にエピソード記憶が選択的に障害された場合，健忘症候群と呼ばれる．

健忘症候群では次のような特徴がみられる．
① 正常な瞬時記憶（広義の短期記憶），すなわち数字の順唱などは健常人と変わりない．瞬時記憶も障害されている場合には，意識障害や痴呆を疑う．
② 前向性健忘の存在，すなわち本人が発病以降に経験した新しい事実や事件を再生することの障害がある．
③ 逆向性健忘の存在，発病以前に経験した事実や事件を再生することの障害がある．多くの場合に時間勾配がみられ，発病時点から近い経験ほど思い出しにくく，発病時点から遠い経験ほど思い出しやすい．
④ 正常な知的機能，知能検査で測定されるよう

* 飯田市立病院

なIQは正常範囲にある．通常は前向性健忘と逆向性健忘の両者が併存し，臨床的には前向性健忘は近時記憶の障害として，逆向性健忘は遠隔記憶の障害としてとらえられる．その他，健忘症候群においてよくみられるものとして，見当識障害（特に時間と場所に関する見当識），疾患や病巣によっては作話がみられることもある．

健忘症候群を引き起こす病巣としては，記憶回路であるPapez回路やYokovlev回路の構成要因である側頭葉内側面（海馬）および海馬周辺，間脳（視床），乳頭体，脳弓，前脳基底部，脳梁膨大部後方部などが報告されている．比較的頻度の高い責任病巣にちなんで，側頭葉性健忘，間脳性健忘，前脳基底部健忘，脳梁膨大部後方部健忘などと呼ばれる．また，健忘症候群をきたす疾患としては，脳血管障害，頭部外傷，アルツハイマー病の初期，ヘルペス脳炎，慢性アルコール中毒（コルサコフ症候群），一過性全健忘などがあげられる．

□ 記憶の選択的障害

記憶が正常であるためには，記銘（登録），保持（貯蔵），再生（想起）の3過程が正常でなくてはならない．通常は再生されてはじめて記憶の有無が確認できるので，3つの過程のうちどれが障害されたのかを判定するのは難しいことが多い．しかし，ある特殊なかたちの健忘症候群の報告は，この3過程が多様なかたちで障害されることを示唆している．

1．前向性健忘と逆向性健忘の乖離

前述のように，健忘症候群では前向性健忘と逆向性健忘が同時にみられるのがほとんどである．しかし，前向性健忘と逆向性健忘が乖離して障害された症例が報告されており，両者が異なる神経基盤の損傷によって生じる可能性が考えられる．たとえば孤立性逆向性健忘と呼ばれる病態は，発病以前に記銘された情報の選択的再生障害と考えられる（ただし，比較的短い逆向性健忘の場合には固定化の障害も考慮する必要がある）．なぜ発病以前と以後に記銘された情報の再生に乖離が生じるのかは不明である．

一方，逆向性健忘が明らかでなく前向性健忘のみが目立つ症例も報告されている．すなわち，発病以前のエピソードは再生可能だが，発病以後のエピソードは再生困難という状態である．前向性健忘が記銘，保持，再生のいずれの障害かを決めることは難しいが，再生過程の全般的障害では逆向性健忘がないことを説明するのは難しく，記銘過程の障害と考えるのが妥当かもしれない．視床障害による健忘症候群にみられることが多い．

2．想起様式の選択的障害

前脳基底部の損傷患者のなかには急性期の健忘状態中のエピソードの内容を回復期に再生できることがある．前脳基底部健忘の特徴として，①名前や顔などの個別的な刺激情報を覚えることはできるが，それらを統合することができない，②刺激を時間的に正しい順序に配列することができない，③再生障害が手がかりを与えることによってかなり改善する，などがあげられ，側頭葉性健忘や間脳性健忘と区別される．これはエピソード記憶の記銘と再生が明らかに異なる過程であり，これに関与する神経回路も異なることを示唆している．エピソード内容（出来事自体）の記銘には側頭葉内側構造（海馬）や間脳（視床）などが関与し，前脳基底部は直接には関与していないかもしれない．前脳基底部はエピソードの組織化された，あるいは文脈化された再生に関与するものと考えられる．前脳基底部損傷による健忘では再生よりも再認がよいことから，貯蔵された記憶内容の回収過程の障害が想定される．

3．記憶内容の選択的障害

記憶は，その内容によって大きく陳述記憶と手続き記憶に2つに分類され，陳述記憶はさらにエピソード記憶と意味記憶に2つに分類される．この記憶内容からみた記憶の分類は広く支持されており，臨床的にもわかりやすい分類であるといえる．健忘患者あるいはその他の脳損傷患者のデータはこの分類を支持したり，問題点を提起したりする．また，これらの記憶内容に関わる記憶システムはそれぞれ異なる神経基盤から成り立っていることが明らかになりつつある．

1）陳述記憶と手続き記憶

健忘症患者は手続き記憶は保たれるが，学習したという経験を覚えていない．すなわち健忘症患者において陳述記憶は障害されるが，手続き記憶は保存されるという事実がこの2つの記憶の独立性を支持している．逆に，パーキンソン病やハンチントン舞踏病の患者において陳述記憶は保存さ

れるが，手続き記憶学習は障害されるという結果もこれらの独立性を支持している．しかし，これまでの健忘症患者の研究報告では非常にわずかながら学習効果がみられると，手続き記憶の保存が強調されすぎたきらいがある．たしかに運動要素が大きく関わる手続き記憶は健忘患者ではほとんど障害されていない．ところが知覚・認知的要素が強くなると，学習はかなり困難になる．

　手続き記憶のうちでも表象の操作を必要とするような知覚・認知的手続き記憶は，陳述記憶（特に意味記憶）と完全に独立したものとは考えにくい．手続き記憶に従来の健忘症候群を起こす構造以外の部位が関わっていることは多くのデータが支持しており確実と思われるが，手続き記憶課題が要求する認知操作によって，それに関わる脳構造もその組合せが変化すると考えられる．また，手続き学習にはある程度陳述記憶（手続き的知識）が必要と考えられる．

2）エピソード記憶と意味記憶

　陳述記憶はエピソード記憶と意味記憶に分けられるが，いつこれらの記憶を獲得したかを意識しているかによって，前者は顕在記憶（意識される），後者は潜在記憶（意識されない）に相当する．すなわち，意味記憶なる言語知識や概念などはいつ獲得したかは定かではない．一般に健忘症患者では意味記憶は障害されない．健忘症患者は言語を理解したり，物事の意味を把握したりすることに障害を示すことはない．しかし，おそらく日常的な意味記憶は成人に達する前に獲得されている．すなわち，この種の意味記憶は逆向性健忘の期間よりもかなり以前に獲得された可能性が高い．したがって，エピソード記憶の逆向性健忘期間中に獲得した意味記憶が無傷かどうかは検査自体がかなり困難である．いくつかの報告ではエピソード記憶と意味記憶が同時に冒されており，エピソード記憶が選択的に障害されるという意見に疑問を投げかけている．しかし，現在までの報告によれば，意味記憶の選択的障害患者は確実に存在するようであるが，反対にエピソード記憶障害を持つ患者で意味記憶障害が保たれるのか，あるいは意味記憶学習が可能かどうかという問題は結論が出ていない．

□ 記憶障害のリハビリテーション

　記憶障害は，種々の器質的脳障害患者に高率に認められ，他の神経症状の改善後も残存するという深刻な問題である．本邦では実用的な記憶の評価法と訓練プログラムが確立していないために，この領域の治療成績と系統的なフォローはこれまでにほとんど行われず，記憶障害の治療は方法論の確立していない未開発な領域として取り残されていた．しかし，近年の認知リハビリテーションの発展とともに，記憶障害へのアプローチがなされるようになってきており，臨床で応用できるノウハウも増えてきている．

1．記憶障害の認知リハビリテーション目標

　認知リハビリテーションプログラムをたてる前に記憶障害の正確な評価が必要となる．従来神経心理学的検査の記憶指数などによって評価されていたが，それらはほとんど机上のものであり，実生活の行動とは必ずしも一致しなかった．また，これまで記憶の訓練というと，一般的な記憶術を習得させ，その効果を単語リストなどによって評価されることが主流であった．しかし，患者の実生活にまで効果が及ぶかが重要である．日常生活に結びついた記憶こそがリハビリテーションの目標をたてるうえでの重要な評価である．そのため，患者の日常生活上の行動，すなわち日常記憶を評価することの重要性が強調されている．日常記憶とは家庭や職場などの日常場面において実際に使われている記憶を指す．日常記憶のなかには，従来の記憶検査のなかであまり取りあげてこられなかった展望記憶という概念があり，約束記憶や予定記憶とも呼ばれ，エピソード記憶のような過去の記憶（反省記憶）とは質的に異なる．たとえば展望記憶障害を持つ患者では朝これから何を行うべきかを思い出すことができず，促しがなければ何もしないというような計画的行動の障害を呈するため，一日を無駄に過ごすことを余儀なくされることが多い．このように日常記憶では反省記憶よりも展望記憶の比重が大きいことがわかる．

　具体的には表1のような質問紙を用いて日常記憶を評価することができる．また，リバーミード行動記憶検査（RBMT）では日常場面に立脚した日常記憶能力の評価が可能になる．記憶障害患者における認知リハビリテーションの目標は，まず日常記憶について具体的に評価がなされてはじめて設定されるべきである．

　リハビリテーション目標は日常記憶の評価に基

づいて，可能な限り具体的な記述でもって設定することが肝要である．具体的には，病室からリハ訓練室までの道順を記憶し独りで行くことができる，主治医，病棟看護師，PTやOTの名前を覚える，毎日日めくりで日付をチェックして記憶する，日課表を覚える，日課表の実行した項目をチェックする，日記を付ける，約束したことは必ず自分でメモするか周りの人にメモしてもらう，などである．記憶障害の重症度に応じて，課題の内容と習得する項目の設定を行う．たとえば，重症例では最低1つ，たとえば日付だけを覚える，看護師の名前を覚えるなどできるだけ身近な項目を設定し，達成したら項目数を増やしていく．

2．記憶リハビリテーション法

記憶リハビリテーション法としては図1に示したような種類が通常あげられているなかで，対象とする患者にはどの戦略を選択すべきか，Wilsonら[1]のフローチャートに従った選択基準を図2に示した．このうちの記憶術については従来から多くの検討がなされている．しかし，重症例や全般的知的機能障害を有する症例に対して記憶術を習得させることは不可能である．また習得した記憶術を日常場面で患者が自発的に使用することはあまり期待できない．そのため治療目標とする日常記憶の改善のために，もっとも適切な戦略（表2）を治療者側が選択すべきである．訓練効果が認められないならば他の戦略に変更する．さらに訓練によって記憶する課題は，患者自身のニーズにあったものを選択する．たとえば身近な人物の名前や実際の道順などを教える．

1）内的記憶戦略法
a）視覚イメージ法

視覚イメージ法は，古くから言語性記憶障害を有する患者に対して記憶術に用いられてきた方法である．覚えるべき語と結び付けるイメージはできるだけ奇抜で印象深いほうが効果的である．また心のなかにイメージするよりも絵に描くほうが効果的である．この方法は健常人では単なるリハーサル法より無味乾燥的でなく有効とされている．言語コードと視覚コードは別々に貯蔵されるという二重コード化仮説を根拠としており，基本的には無傷の視覚記憶を代償能力として，障害さ

表1　日常記憶のチェックリスト

1．どこに物を置いたか忘れたことがありますか？　訓練室の周りで物をなくしたことがありますか？
2．日課に変更があった場合，それを忘れたことがありますか？　たとえば，何かを保管していた場所が変わったこと，また開始時間の変更を忘れたことがありますか？　また変更前の手順に従って行動しましたか？
3．自分が意図したことをやったかどうかを，前戻って確認しなければならなかったことがありますか
4．ある出来事がいつ起きたか，たとえば昨日だったのか，先週だったのか，忘れたことがありますか？
5．持ってくるべき物を忘れたり，あるいは置き忘れて，そのため取りに戻らなければならなかったことがありますか？
6．昨日あるいは数日前に言われたことを忘れたことがありますか？　そしてまたそれを言われないと思い出せなかったですか？
7．重要でないことや，関係がないことを執拗に話しましたか？
8．頻回に会っている親戚や友人を認識できないことがありましたか？
9．新しい技術を習得することが難しくなりましたか？　たとえばゲームや，小道具の使い方を1〜2回練習して覚えることなど．
10．言葉がのどまで出かかっていて，それがなんだかわかっているのに言えないことはなかったですか？
11．自分が何をやると言ったことを実行するのを忘れたことはなかったですか？

（Wilson B et al, 1992[1]）

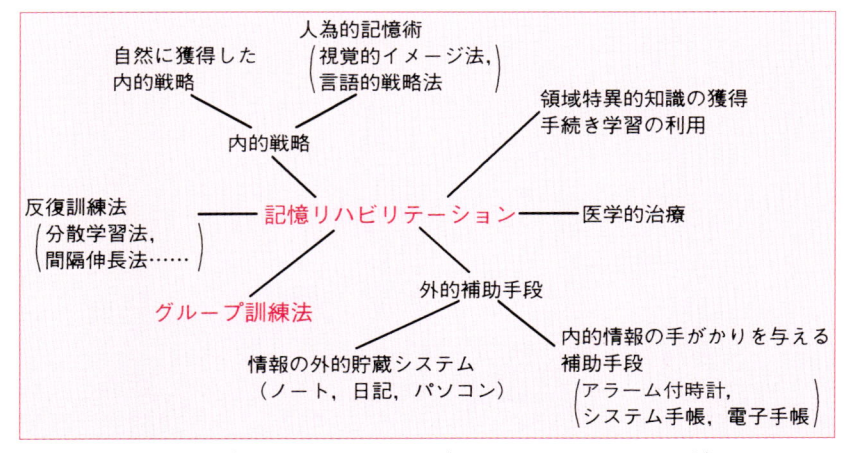

図1　記憶リハビリテーション（Wilson B et al, 1992[1]を改変）

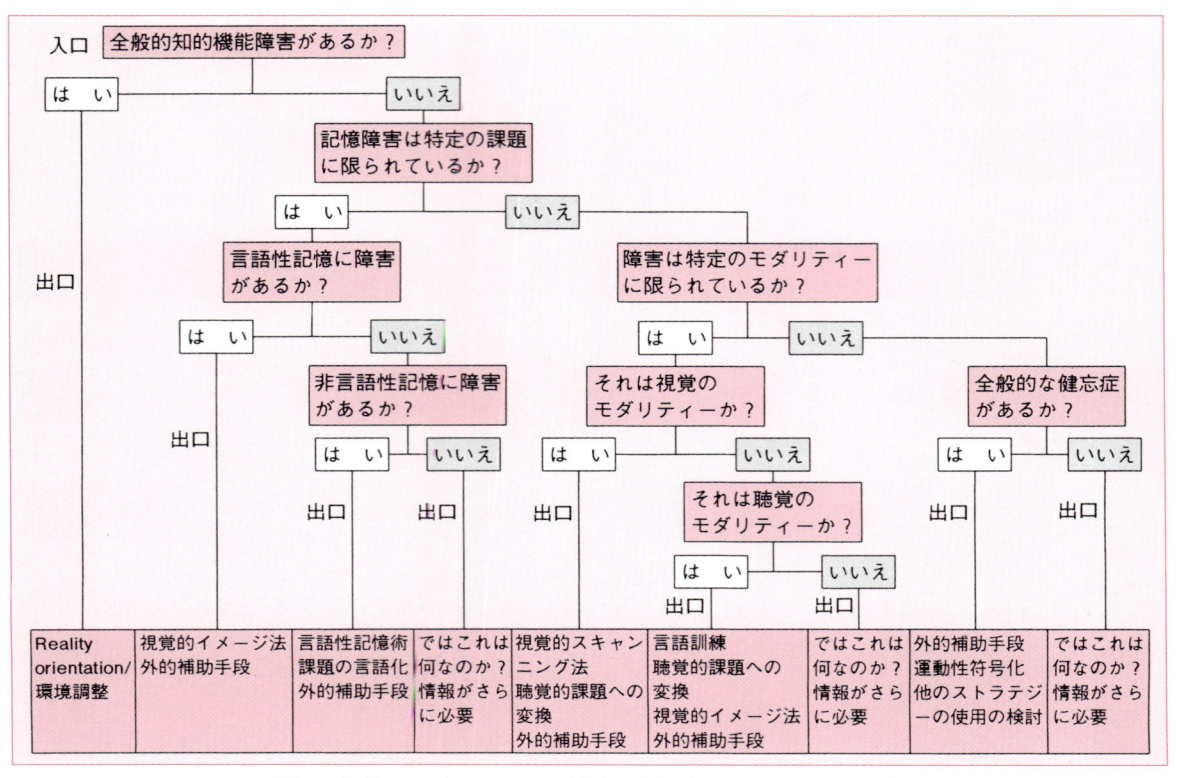

図2 記憶リハビリテーション戦略の選択 (Wilson B et al, 1992[1])

表2 記憶リハビリテーションのおもな戦略

記憶イメージ法	情報の視覚的イメージを形成して記憶を助ける
言語的戦略法	語頭文字記憶術，物語作成法
手掛かり漸減法	手掛かりを用いて想起させる方法．思い出すまでの手掛かりを徐々に減らしていく
間隔伸張法	最初は短い間隔で想起のテストをして，徐々に時間間隔を広げていく
PQRST法	P：予習＝テキスト全体の内容の予習 Q：質問＝テキストの内容について自分で質問を作成 R：精読＝質問に答えられるようにテキストを熟読 S：記述＝質問に対する答えを記述 T：試験＝答え合わせをして自己評価

れている言語記憶を補助するというものである．

b) 言語的戦略法

言語的戦略法であるが，記憶障害患者には記憶すべき言語材料についての情報を組織化して与えることが効果的である．また再生時に，適切な意味的あるいは音韻的手掛かりを与えることによって成績は改善する．言語的戦略法は，一般に非言語性の記憶に障害を持つ患者に有効である．言語的戦略の特殊な方法として PQRST 法がある．新聞記事などの散文形式の言語情報を，コード化の段階で項目間の関係付けを行い組織化していく手法である．この方法も反復学習の一法であるが，単なるリハーサル法に比べて有効であることが確認されている．

2) 外的補助手段の使用

外的補助手段には，情報の外的貯蔵システムとしての機能と，記憶を呼び起こす手掛かりを与える機能の2つがある．前者には，ノート，日記，ファイル，テープレコーダー，コンピュータなどがある．後者は，たとえばアラーム，システム手帳，電子手帳，カシオデータバンクなどである．また日課表，週間〜月間スケジュール一覧表，計画表なども，効果的に記憶を呼び起こす機能を持つ．健常者では内的記憶だけに頼らずに，日常的にこうした補助手段を活用している．しかし，記憶障害患者では補助手段を使用する戦略そのもの

が欠落していることが特徴である．患者はノートの存在そのものを忘れてしまい，継続的な活用には至らなかった．たとえば，ノートを補助手段として活用できるようにするには，①ノートの作成，②ノート持参の習慣化，③思い出せないときにノートを見る行動の習慣化，というステップを訓練する必要がある．そのためには集中的な訓練期間や後述するグループ訓練による習得の場を設定する必要がある．

3）その他の方法

a）領域特異的な知識の学習

現在までに行われてきた記憶訓練の効果は，訓練課題に特異的であることが多く，日常生活における多様な情報を記憶および想起する能力は改善しない，すなわち汎化や転移しないことが多いことが指摘されてきた．GliskyとSchacter[2]はこれまでのさまざまな記憶リハビリテーションの結果を検討したうえで，脳損傷例においては，記憶機能を全般的に改善することを目標とするよりも患者自身の日常生活に実用的な意味を持つ特定の領域の知識の獲得と維持を促進するすることを目標としたリハビリテーションが重要であることを強調している．彼らはこれを領域特異的な知識の学習と呼んでいる．具体的には，先述の視覚イメージ法や言語的戦略法により日常生活に関するかなりの情報を学習できるし，PQRST法により人名の記憶が可能になることもある．家庭生活や病棟生活に即した材料を選べば患者個人の特異的知識の獲得はいくらでも可能になる．

b）手続き学習

健忘症候群ではいわゆる手続き的な技能の習得や条件付けでは障害が認められないことが指摘されている．たとえば，GliskyとSchacter[3]は，脳炎後の記憶障害患者にコンピュータの操作語彙とその定義を習得させ，結果的に復職に成功した報告をしている．入力作業を250の過程に分割し，1つのステップごとに「手掛かり漸減法」を用いて，習得させていった．この方法では，まずコンピュータ言語である単語とその定義，たとえば，「ある部分を繰り返すことはLOOPと呼ばれる」がスクリーンに呈示される．次に，定義に対する語を想起することが求められるが，正答が得られないときには，その後に学習が行われる．この学習では，試行を重ねる際に，手掛かりになる情報が徐々に減らされ，最後には手掛かりなしで正しい反応が得られるようにするものである．彼らの症例では，実際の職場で実際の資料を用いて訓練し，最終的には入力速度は他の職員に匹敵するレベルとなったとしている．こうした領域特異的な知識と技能の習得は，復職を目標とする患者にはとりわけ重要な意義を持つ．

また，近年手続き記憶訓練の方法として，従来の試行錯誤訓練とは反対の誤りなし学習（初めから答えを覚える）はエピソード記憶の障害された健忘患者にはむしろ有効であるとする意見が強い．

4）グループ訓練法

記憶障害患者は，その障害のために消極的，依存的，内向的となる傾向があるため，グループ訓練法は同じ障害を持つ仲間との交流により，不安の軽減，自信の回復，動機付けの場となることが期待される．さらに，より積極的な目的として，仲間との記憶ゲームを通じて補助手段の使用法を習得させること，および障害に影響する要因についての認識を持たせることなどに有益である．表3に具体的なグループ訓練メニューを示す．

表3　記憶障害患者グループ訓練メニュー

1．メンバーの名前を思い出す	5．新聞記事に見出しを付ける
2．持ち物を隠す（後で探し出す）	6．電話の伝言
3．宿題のチェック	7．隠した物品を見つける
4．外的補助手段の利用についての話し合い	8．トランプゲーム
	9．新聞記事を思い出す
	10．電話の伝言を思い出す
	11．宿題をする

(Wilson B et al, 1992[1])

文　献

1) Wilson B, Moffat N (eds)：Clinical management of memory problem. 2nd ed, Chapman & Hall, London, 1992

2) Glisky EL, Schacter DL：Extending the limits of complex learning in organic amnesia：computer training in a vocational domain. Neuropsychologia 25：107-120, 1989

3) Glisky EL, Schacter DL, Tulving E：Learning and retention of computer-related vocabulary in amnesic patients：method of vanishing cues. J Clin Exp Neuropsychol 8：292-312, 1986

■ 行為・認知機能障害とリハビリテーション

前頭葉症候群

森山　泰*　加藤　元一郎**

- 前頭葉が関与する機能系を，前頭葉とその他の皮質・皮質下領域の線維連絡に基づいて分け，これらの機能系の障害という観点から前頭葉症候群を説明する．
- 前頭葉内側部─頭頂葉系は，他人の手徴候などの行為・運動障害と関連する．
- 前頭前野背外側部─知覚連合野系は遂行機能などの知性─思考障害と関連する．
- 前頭前野腹内側部─辺縁系は人格情動障害と関連する．
- 前頭前野内側部─基底核，辺縁系は発動性障害と関連する．
- 前頭前野と皮質下の諸核との線維連絡の障害により鬱状態，強迫性障害，痴呆などの精神症状が起きる．
- 前脳基底部の障害で作話をともなう健忘が生じる．

Key Words　機能系，抑制障害，遂行機能，皮質下痴呆

はじめに

　前頭葉は，認知的階層構造のなかでより上位のレベルに位置づけられるシステムであり，注意，知覚，記憶，運動などのより要素的な認知機能を統合ないしは制御する機能を持っている．したがって，前頭葉損傷例では，注意，運動，言語，記憶，思考，情動など各領域にわたる障害が認められる．鹿島ら[1]は前頭葉損傷による障害の形式を，心理テストでの反応様式から以下のようにまとめている．すなわち，

① 概念ないしセットの転換障害（いわゆる柔軟性の欠如を示す）
② ステレオタイプの抑制障害（脱抑制反応や保続あり，いったん実現された神経過程が抑制されず持続する）
③ 複数の情報の組織化の障害（前頭葉損傷による記憶障害に認められる）
④ 流暢性の障害（言語性・非言語性の領域にわたる発散性能力の障害）
⑤ 行為の言語性制御の障害（行動を内言により調整することの障害）

である．前頭葉の機能は，頭頂葉・後頭葉などの機能のある程度のわかりやすさに比べると把握することが困難なことが多く，なおも謎に包まれている部分が多い．この理由としては，

① 機能が複雑で，脳の他の部位との関連を念頭においてはじめてその輪郭や機能的意味が明確になってくる場合が多いこと
② 前頭葉内での機能局在が明確でないこと
③ 前頭葉以外の病変あるいは通過症候群などの非特異的な症状でも前頭葉症状が出現することなどがあげられる[2]．

　本稿では①の点に焦点をあて，他の部位との関連から症状を述べる一方，前頭葉内での症状の局在も可能なかぎり述べていきたい．なお治療およびリハビリテーションについてはここでは述べない．前頭葉の解剖を図1に，前頭前野をさらに3部位に大まかに分けたシェーマを図2に示す．以下では，前頭葉とその他の皮質・皮質下領域との線維連絡に基づいて，①前頭葉─頭頂葉，②前頭葉─知覚連合野，③前頭葉─辺縁系，④前頭葉─基底核などの系に分け，これらの機能系の障害という観点から前頭葉症候群を説明したい[3]．

□ 運動・行為障害

　行為とは，意味を持った運動あるいは意志が制御している運動である．失行は，行為障害の中核であり取り上げられることも多いが，前頭葉損傷では，これと異なったタイプの行為障害が出現する．すなわち行為遂行の抑制に異常をきたしたと考えられる症状群である．これらの前頭葉性の行

---

* 駒木野病院　精神科　　** 慶應義塾大学医学部　精神神経科

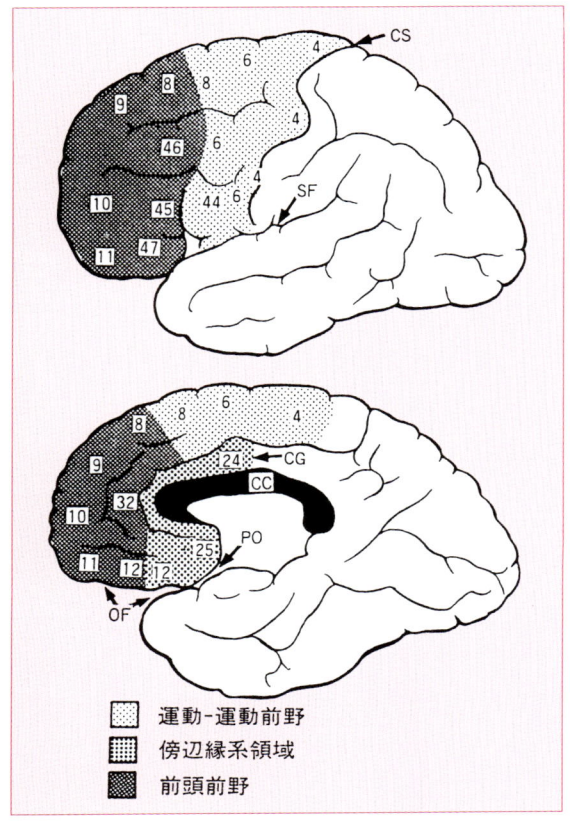

図1　前頭葉における3領域

数字はBRODMANNによる領野
CC＝脳梁　　　　CG＝帯状回　　　　CS＝中心溝
OF＝眼窩領域　　PO＝嗅葉旁野　　　SF＝SYLVIUS溝

（大東祥孝：Clinical Neuroscience 10：74-78, 1992[2])，Mesulam MM：Ann Neurol 19：320-325, 1986[3]より）

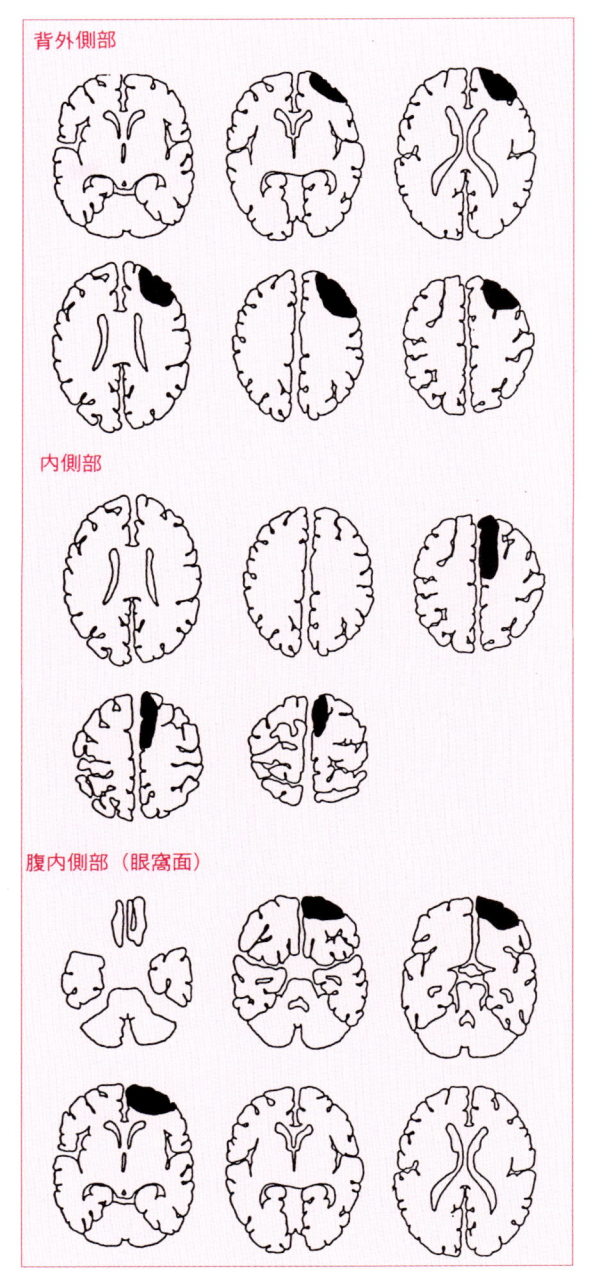

図2　前頭前野における3領域

為障害には，前頭葉一頭頂葉の機能系が関与していると考えられており，また前頭葉内の局在としては前頭葉内側部の関与が報告されている．またこれらは，個体の環境に対する回避―関与平衡系の存在を仮定し，その平衡の破綻，つまり前頭葉損傷により頭頂葉が担う探索機能が脱抑制・解放されたというパラダイムで説明されることもある（逆に頭頂葉損傷による前頭葉機能の脱抑制で回避反応が出現すると説明される）．

これらには，以下のようなものがある[2,5,6]．

1．把握反射（grasp reflex）

手掌への動的な刺激に対して生じる常同的・反射的把握運動．

2．本態性把握反応（instinctive grasp reaction）

手掌への静的に刺激に対して生じるゆっくりした把握運動であり，刺激を探索する反応がともなうこともある（groping）．目にとまった物を自己の意思とは無関係に手で追いこれを捕らえようとする反応もある（visual groping）．

3．他人の手徴候（alien hand sign）

一側の手（病巣の対側）が，自己の意志とは無関係に不随意にあるまとまった動作を行ったり，あるいは物を取り扱う現象であり，しばしば反対側の手にその動きに対する制止行為がみられる．前頭葉内側面（補足運動野・帯状回前部）と脳梁膝部の損傷が関与している．右手にみられる「道具の強迫的使用」という現象[7]（森と山鳥，1993）は，この代表例とも考えられる．左手にみられる場合には，脳梁離断症候をともなうことが多い．

4．運動保続（motor perseveration）

単純な動作の反復的な繰り返し現象である．

5．反響現象

反響行為，反響言語，強迫的音読などがある．命令されないのに目前の検者の行為を模倣してしまう現象は，模倣行動（imitation behavior）といわれる．鏡像動作（mirror movement）とは，一方の手の動作を開始すると，他方の手がそれと鏡像的な動作をする現象をいう．

6．環境への依存性の亢進

利用行動（utilization behavior）や環境依存症候群（environmental dependency syndrome）がある．周囲の状況に対して，自動的にある種の行為への意図が生じる病態であり，行為の反射的特徴が少ない．模倣行動をこれに含めることもある．

また，これらの脱抑制による症候とは別に，前頭葉損傷では，運動の開始困難や運動の維持困難（motor impersistence）などが出現する[8]．

□ 知性・思考障害

前頭連合野―知覚連合野の機能系が関与し，また前頭葉内の局在としては前頭前野背外側部との関連が深い．よく指摘されているように，前頭葉損傷例では，WAISなどの普通の知能検査では良好な成績を示すにもかかわらず，一定程度以上複雑な課題になるとその解決のプロセスにおいて保続的となって別のパラダイムへの変換が困難になったり，結果と課題の照合が十分でなくなったりして混乱に陥る場合がある．このような力動的知性障害をもっとも敏感にとらえられる検査の一つが，カード分類検査であるWCST（Wisconsin Card Sorting Test）である．検査法については参考文献[9]を参照されたい．

この障害は，遂行機能（executive function）の障害と関連が深い．遂行機能はLezak[10]による

と目的を持った一連の行動を有効に行うのに必要な機能であり，有目的な行動が実際にどのように行われるかによっておもに評価される．またこの機能は人が社会的，自立的，創造的な行動を行うのに非常に重要な機能とされている．遂行機能は，①目標の設定，②計画の立案，③目標に向かって計画を実際に行うこと，④効果的な行動を行うこと，という4つの機能的なクラスからなる．①の目標の設定には動機付けや意図が必要であり，②の計画の立案には目標を行うためのいくつかの段階を考え，それらの評価および選択を行い，行動を導く枠組みを決定する能力が関与する．③の計画の実行には一連の行動に含まれる各行為を順序よくまとまった形で開始し，維持し，変換し，中止する能力が必要とされる．④の効果的な行為には常に目標を意識し，また現在施行中の行為がどの程度目標に近づいているかを評価する能力が関与し，これらは目標に向かって効率的に行動を行うための自己監視能力，自己修正能力，自己意識能力，行動の調節能力とも言われる[11]．また最近では日常生活上の遂行機能を評価する検査バッテリーとしてBADS（Behavioural Assessment of Dysexecutive Syndrome）[12,13]も開発されている．

□ 人格情動障害

前頭葉損傷によって生じる人格情動変化には，前頭葉―辺縁系の機能系の異常が関与しており，また前頭葉内の局在としては前頭前野腹内側面（眼窩面）の関与が指摘されている．腹内側部の損傷による情意統合の障害は，前頭前野背外側部の知性―思考障害と比較され，二分法的に考えられることが多い[2]．前頭葉腹内側面の損傷により，通常の心理検査上は問題ないにもかかわらず，日常生活上では乱費，失職，対人関係障害など社会的な行動障害を呈するケースが存在する[4,14]．こうした症例の場合，知識としては「常識」を失っているわけではないのにかかわらず，情動の制御が困難になっており，実際の状況においてその知識を自分の行動に適用できない．Becharaら[15]は同部位の障害を検出する検査として，Gambling Taskを開発している．これは4つの札の山に対して，いうなれば賭けをする検査である．Becharaら[15]によれば，前頭葉腹内側部損傷者はこの検査の成績が不良で，そのパターンは将来の帰結に対する感度の低下を反映しているという．

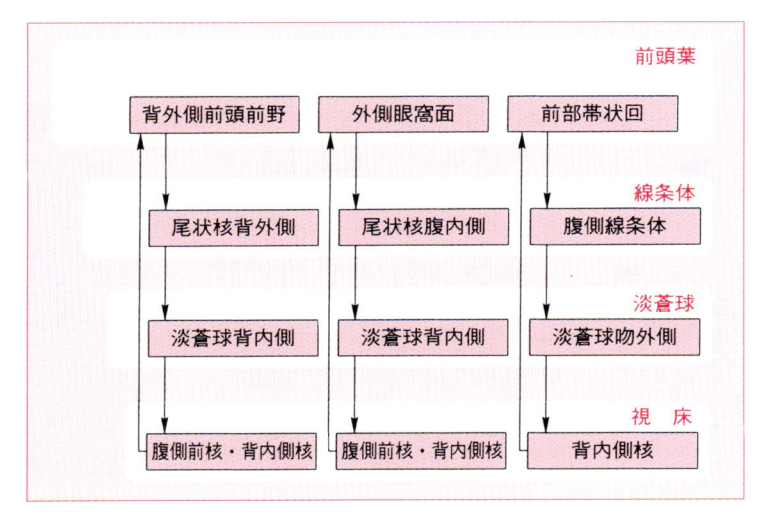

図3 前頭前野と皮質下の3つの系
（鹿島晴雄，他：Clinical Neuroscience 17：786-788, 1999[14]，Commings JL：Arch Neurol 50：873-880, 1993[17]）

□ 発動性障害

前頭葉—基底核，前頭葉—辺縁系の機能系などの複数の機能系が関与する．前頭葉内の局在としては前頭前野内側面（帯状回部など）の役割が重視されている．運動の減退や開始の遅延，さらに悪化すると無動—無言状態を呈する．精神運動緩徐，覚醒水準の低下，注意水準の低下などの関与も考えられる[2]．刺激の有無に関して，刺激のない状態でのendo-evoked akinesia と，刺激があっても運動が起こらない exo-evoked akinesia があり，両者が合併すれば mixed akinesia と呼ばれる[16]．

□ 前頭前野—皮質下症候群

前頭前野と皮質下の諸核との線維連絡には現在次の3つの主要な系があるとされている（図3参照[14,17]）．Cummings[17]は，これら皮質下諸核の障害される疾患（パーキンソン病，進行性核上性麻痺，ハンチントン舞踏病，ウイルソン病，ファール病など）を Basal Ganglia Disorder とし，これらの疾患で人格変化や躁状態，うつ状態，強迫性障害，痴呆などを合併することが多いことから，これらの症状発現に前頭前野—皮質下回路が関連するとしている．このタイプの痴呆に関しては，Albert[18]らによって，皮質下痴呆（Subcortical dementia）という名称がつけられている．その特徴としては，①失念（想起困難），②思考過程の緩徐化，③人格—情動障害（多くは無気力ないし抑うつ，ときに多幸，易刺激性，病的泣き・笑い），④獲得した知識を操作することの困難性があ

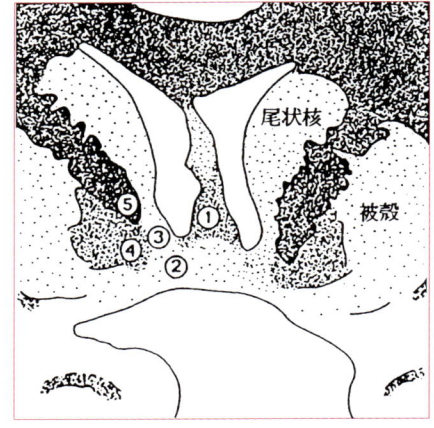

図4 前脳基底部を含む冠状断面
① 中隔核，② Broca 対角帯核，③ 側座核，④ 淡蒼球，⑤ 内包前脚
Meynert 基底核は②の後方・外側に位置する．
（Phillips S et al：Arch Neurol 44：1134-1138, 1987[20]，加藤元一郎：神経進歩 45：184-197, 2001[21]）

げられており，明確な失語，失行，失認，および輪郭の鮮明な健忘症候群をともなわないことが強調されている．また，この痴呆は，アルツハイマー病とは明らかに異なるパターンを示す痴呆であることも重要である[19]．

□ 健忘・作話症状

前脳基底部は解剖学的に中隔核，Broca 対角帯，側座核，Meynert 基底核から成り，扁桃体や海馬と線維連絡を有している（図4参照[20,21]）

前交通動脈瘤の破裂後に前脳基底部およびその周辺の病変により，作話が目立ち，病識をともな

わない健忘症候群が生じる．この場合の作話は，自発的空想的であることも多く，前脳基底部損傷による健忘症候群の大きな特徴の一つである．それは，単に前向性健忘による記憶の欠損を埋めるというより，ときに自分でも夢か現実か区別のつかぬような病理的体験に裏打ちされていることが多く，一過性に重複記憶錯誤（「こことまったく同じ病院が別の所にある」といった訴え）ときわめて近い表現をとることもある．前向性健忘については，再認が再生に比較して保たれていることが多い．このため，想起・検索の段階での障害が提唱されている[2]．

文献

1) 鹿島晴雄，加藤元一郎：前頭葉機能検査—障害の形式と評価法．神経進歩 37：93-110, 1993

2) 大東祥孝：前頭葉関連症状．Clinical Neuroscience 10：74-78, 1992

3) Mesulam MM：Frontal cortex and behavior. Ann Neurol 19：320-325, 1986

4) 加藤元一郎，鹿島晴雄：前頭葉機能検査と損傷局在．神経心理学 12：80-98, 1996

5) 平山惠造：前頭葉病変と行為障害．神経心理学 9：2-12, 1993

6) 森 悦朗：前頭葉．臨床精神医学講座 21 脳と行動（浅井昌弘，牛島定信，倉知正佳，小山 司，中根充文，三好好峰，編），pp. 307-318, 中山書店，1999

7) 森 悦朗，山鳥 重：前頭葉と行為障害．神経進歩 37：127-137, 1993

8) 大江康雄，加藤元一郎，鹿島晴雄：Motor Impersistence—文献的展望と批判的考察．神経研究の進歩 37：299-306, 1993

9) 加藤元一郎：前頭葉損傷における概念の形成と変換について—新修正 Wisconsin Card Sorting Test を用いた検討．慶応医学 65：861-885, 1988

10) Lezak MD：The Problem of assessing executive functions. International Journal of Psychiatry 17：281-297, 1982

11) 加藤元一郎，鹿島晴雄：前頭葉と知的機能．老年期痴呆 12：129-138, 1998

12) Willson BA, Alderman N, Burgess PW, et al.："Behavioural Assessment of the Dysexecutive Syndrome", Thomas Valley Test Company, 1996

13) 田渕 肇，森山 泰，三村 將，他：遂行機能障害症候群の行動評価表．脳と精神の医学 8：439-444, 1997

14) 鹿島晴雄，村松太郎：前頭葉眼窩面損傷—情動障害と人格変化．Clinical Neuroscience 17：786-788, 1999

15) Bechara A, Damasio AR, Damasio H, et al.：Insensitivity to future consequences following damage to human prefrontal cortex. Cognition 50：7-15, 1994

16) 榎戸秀昭：前頭葉症候群．精神科 Mook 29：262-272, 1993

17) Cummings JL：Frontal-subcortical circuits and human behavior. Arch Neurol 50：873-880, 1993

18) Albert ML, Feldman RG, Willis AL：The "subcortical dementia" of progressive supranuclear palsy. JNNP 37：121-130, 1970

19) 大東祥孝：痴呆疾患における前頭葉性障害．老年精神医学 3：282-287, 1992

20) Phillips S, Sangalang V, Sterns G：Basal forebrain infarction：a clinicopathologic correlation. Arch Neurol 44：1134-1138, 1987

21) 加藤元一郎：前脳基底部病変と記憶障害．神経進歩 45：184-197, 2001

■ 行為・認知機能障害とリハビリテーション

痴　呆 ―診断，アルツハイマー型痴呆，意味痴呆，認知リハビリテーション―

吉野　文浩*
よしの　ふみひろ

- 痴呆の診断は行動神経学・精神医学的な症候学を含めた診察を通して行われる必要がある．
- 痴呆疾患は必ずしも痴呆を呈するとはかぎらず，痴呆の診断と痴呆疾患の診断は異なる作業である．
- NINCDS-ADRDA によるアルツハイマー型痴呆の診断基準は診断の確実性に基づいている．
- 痴呆の病態を理解するには，ひとつの障害を細かく観察する態度と障害全体の構成を見渡す態度の両方が必要である．
- 意味痴呆は左ないし両側側頭葉の変性性萎縮例にみられる意味的知識そのものの崩壊を示す特異な病態である．アルツハイマー型痴呆とは対照的な特徴が多くみられる．
- 痴呆における認知障害の機能的な回復を目的として，リハビリテーション的アプローチも試みられている．

Key Words　痴呆，治療可能な痴呆，アルツハイマー型痴呆，意味痴呆，認知リハビリテーション

□ 痴呆の診断

　痴呆とは一般に，「後天的な脳器質障害により生じた慢性的な知的機能障害」と定義される．しかし，個々の症例について，痴呆であるか否かの判断を臨床的に求められたときには，このような包括的定義はあいまいであり，これだけを根拠に客観的に診断することは難しい．定義のなかの知的機能障害とはいかなる障害を含むのかという問題や，どの程度の障害であれば痴呆と言えるのかなどの問題が存在する．より具体的な痴呆の基準が必要とされるのはそのためである．

　近年つくられた痴呆の代表的な診断基準では，痴呆における知的機能障害についてかなり明示されている．そのなかで記憶障害はもっとも重視されている障害である．しかし，記憶障害の存在だけで痴呆があるとは言えない．たとえば，コルサコフ症候群の典型例では知的機能の低下はみられないし，純粋健忘症候群の患者では，さらに記憶障害についての病識が存在する．記憶障害だけでなく，注意力障害や視覚認知など種々の認知機能の障害，行為や行動の障害，さらにそれらの障害に対する患者自身の認識についてなど，幅広く障害構造を評価することが痴呆の診断には必要である．

　痴呆の診断では障害の程度を評価することも重要である．そのため，テスト式の知能評価尺度や観察式の行動評価尺度など，何らかのスケールを用いてより客観的な評価が試みられている．しかし，それらのスケールを総合したスコアが何点以下であるから，痴呆であると判断することはできない．たとえば，失語症の患者は言語性のテストだけで評価されれば，点数上は痴呆としてあつかわれてしまう危険がある．あるいは，うつ病や軽度の意識障害があれば，注意力の低下から結果的に記憶テストの成績は低下する．

　一方，スコアが何点以上であるから，痴呆がないということにもならない．たとえば，ピック病のように人格変化からはじまりやすい疾患では，要素的な知的機能は保たれ，テスト成績があまり低下していないことがある．あるいは社会生活に重度の支障が生じている前頭葉損傷者に対して，代表的な知能テストであるウェクスラー成人知能検査を施行したとしても，この検査は後部脳損傷により鋭敏なテストであるため，検査成績は良好であったりする．

　"注意力"，"コミュニケーション"，"計画性"，"自発性"，"病識"などと表現され単純に数値化されにくい要素も判断に入れて，"臨床的に"痴呆は診断されるべきである．スケールから得られた点数は痴呆の程度を示す資料の一つであり，痴呆を

---

* 東京歯科大学市川総合病院　精神・神経科

診断するためのものではない．デジタル化された検査データが重視される現代医学において，痴呆の診断はむしろ，行動神経学あるいは精神医学的な症候学に基づいた（アナログ的な）診察を通して行われる必要があるだろう．

□ **痴呆をきたす疾患の診断**

頭部外傷による痴呆のように，比較的短期間に生じた痴呆ではなく，変性疾患のように比較的緩徐に進行する痴呆疾患では，病初期から痴呆を示すことはない．潜在性に発病してくることが多く見のがされやすいが，注意深く観察すれば痴呆のない病初期にも何らかの徴候や症状がみられるはずである．そのような痴呆のない段階で痴呆疾患を診断することは痴呆の早期診断に求められる目標であろう．

前述したように痴呆疾患は必ずしも痴呆を呈するとはかぎらない．痴呆を診断することと痴呆疾患を診断することとは別の作業である．痴呆を診断する際には，"治療可能な痴呆"（"treatable dementia"）[1]であるかどうかをまず鑑別することが重要とされる．"治療可能な痴呆"とは基礎疾患を治療することによって，痴呆状態の改善が期待される痴呆を意味する概念である．このなかには正常圧水頭症や慢性硬膜下血腫など外科的治療の対象となるものや，内分泌疾患や代謝疾患など内科的治療の対象となるものが含まれる．したがって，"治療可能な痴呆"の診断には，痴呆の診断というよりむしろ，痴呆疾患の診断が求められている．

さらに，"治療可能な痴呆"には，治療しなければ今後痴呆に進展するという意味も含まれると考えられる．このことは，痴呆疾患の早期診断の重要性を強調するものである．変性疾患による痴呆は"治療可能な痴呆"の範疇には入らず，これまで早期診断が治療に直接結びつかなかった．しかし，アルツハイマー型痴呆における中核症状の改善を目的に塩酸ドネペジルの投与が行われるようになった今日，脳変性疾患についても，早期診断の重要性は高まっている．

□ **痴呆の診断基準**

痴呆の診断基準としては，米国精神医学会のDSM-IV[2]によるものが代表的である．この診断基準は記憶障害を必須条件とし，その他に失語，失行，失認，実行機能の障害のうちひとつ以上の認知障害がみられることを求めている．

失語，失行，失認とはいわゆる巣症状であるが，いずれも要素的な運動障害あるいは感覚障害により生じるものではなく，より高次の脳機能障害である．これらはまた，道具障害とも表現されるものである．一般に大脳皮質，特に連合野の障害にともなうことが多い．

実行機能の障害とは，executive functionの障害のことであり，executive functionは遂行機能と訳されることもある．実行機能とは，定義そのものが研究者により一定しないという問題があるが，Lezak[3]によれば「目的をもった一連の活動を有効に行うのに必要な機能」である．この障害は前頭葉機能障害との関連が問題とされることも多いが，実行機能障害という脳損傷を直接に反映した一次的な障害があるわけではなく，具体的な目的に向かった活動の遂行場面で，臨床的に表現される障害である．

DSM-IVによる診断基準は記憶障害を中心におき，大脳連合野の巣症状を重視している診断基準である．したがって，アルツハイマー型痴呆の診断にはもっとも適していると言えるかもしれない．しかし，ピック病や後述する皮質下痴呆のように"人格変化"などと表現される症状が強くみられる痴呆の診断においては，DSM-IVによる診断基準では痴呆に該当しない症例が存在しうることに注意が必要である．

□ **痴呆の類型**

痴呆の類型化は種々の視点から行われてきたが，痴呆の原因となる脳の主病変に基づく痴呆の類型は，そのなかで代表的である．この類型では，大脳皮質に主病変のある皮質痴呆と，基底核，中脳，間脳を含む皮質下構造に主病変のある皮質下痴呆の２つのタイプに分けられている．前者の代表的疾患がアルツハイマー型痴呆やピック病であり，後者の疾患としては，パーキンソン・痴呆症候群，進行性核上性麻痺，視床性痴呆，ハンチントン舞踏病などが代表的である．両者の間には当然痴呆症状についても違いがみられ，前者に比較して後者には，精神機能の緩徐化，感情の鈍麻，意欲の障害など人格変化と表現されうる症状が強くみられる点が特徴である．

さらに皮質痴呆については，アルツハイマー型痴呆のような大脳の後方（側頭葉・頭頂葉）病変を主とする痴呆とピック病など前方（前頭葉・側

頭葉）病変を主とする痴呆に分けて考えると，それぞれの臨床症状の特徴を理解しやすいだろう．

□ アルツハイマー型痴呆

　疾患ごとの臨床症状や高次脳機能障害の特徴を理解することは，痴呆あるいは痴呆疾患の診断において重要である．ここでは痴呆をきたすもっとも代表的な変性疾患であるアルツハイマー型痴呆について，まず用語上の注意点にふれてから，具体的な臨床症状と高次脳機能障害の特徴を述べる．

1．アルツハイマー病とアルツハイマー型老年痴呆

　アルツハイマー型痴呆とは初老期に発病するアルツハイマー病と老年期に発病するアルツハイマー型老年痴呆の総称である．アルツハイマー型老年痴呆とは従来の老年痴呆と同義である．今日，アルツハイマー病とアルツハイマー型老年痴呆は発病時期の異なる同一疾患とみなされる傾向が強い．しかし，両者の間には，臨床症状や臨床経過，あるいは病理組織に違いが存在するとの見方も根強く残っている．また，近年アルツハイマー型痴呆と同義で，"アルツハイマー病" という病名が用いられる傾向が認められる．このことは後述する米国の the National Institute of Neurological and Communicative Disorders and Stroke および the Alzheimer's Disease and Related Disorders Association（NINCDS-ADRDA）のワークグループによる診断基準[4]においても認められる．

2．診断基準

　アルツハイマー型痴呆の診断基準の代表的なものとして NINCDS-ADRDA のワークグループによるもの[4]がある．この診断基準の最大の特徴は診断の確実性により "definite"，"probable"，"possible" という3段階に分かれた臨床診断が設けられていることである．なお，前述したように，この診断基準においては，アルツハイマー型痴呆と同義で "アルツハイマー病" という名称が用いられている．

　"definite" アルツハイマー病とは，"probable" アルツハイマー病の臨床診断基準を満たし，さらに生検あるいは剖検による神経病理学的証拠に基づいて診断されたアルツハイマー病である．

　"probable" アルツハイマー病とは，病理組織学的な診断を受けていないが，臨床的な診断基準である "probable" アルツハイマー病の診断項目が満たされている場合である．通常の診察や検査で診断されるアルツハイマー型痴呆はこの "probable" アルツハイマー病に該当する．

　"possible" アルツハイマー病の意味する概念については注意が必要である．これは痴呆症状があり，痴呆の原因となる他の神経学的，精神医学的，系統的疾患がなく，発症，症状，経過が定型的でない場合，または，痴呆の原因となりうる他の系統疾患あるいは脳疾患が存在するが，現在の痴呆の原因となっているとは考えられない場合である．したがって，脳血管障害の合併例などについては，脳血管障害そのものが痴呆の原因と考えられない場合，"possible" アルツハイマー病と診断することが適当である．"possible" アルツハイマー病と "probable" アルツハイマー病は痴呆の重症度の違いによって設定されたものではないことを確認しておく必要があるだろう．

3．臨床症状

　アルツハイマー型痴呆の臨床症状としては，健忘や記銘力の障害が初期に目立ち，その後，典型的には視空間認知障害や構成障害などいわゆる頭頂葉障害の症状が出現し，徐々にさまざまな高次脳機能が障害される．被害妄想などの精神症状が顕著となることもある．

　また，病期の進行したアルツハイマー病には，鏡現象（対鏡行動）が一時期みられることがある．この現象は鏡空間が実在化し自己鏡像が他者化した結果によるものとされる．熊倉[5]はアルツハイマー病の鏡現象として6つの段階をあげている．そのなかで，3段階目の現象である「自己の鏡像に話しかけたり，物を手渡そうとし，自己の鏡像と積極的な交流をもつ」という現象がアルツハイマー病に特徴的であるとしている．さらに，この現象に鏡空間使用障害および他者鏡像認知と自己鏡像認知との解離を示す疾患はアルツハイマー病に限定される可能性が高いとしている．このように疾患特異的な痴呆症状が存在する可能性は痴呆の症候学の重要性を示すものと言える．

4．言語障害の特徴

　痴呆の診察は問診が基本である．問診の多くの部分は言語を介したものであるから，アルツハイマー型痴呆の診察においても，本疾患の持つ言語障害の特徴を把握しておくことは重要である

　アルツハイマー型痴呆では，統語，すなわち文

法的な障害はほとんどみられない[6,7]が，何らかのタイプの失語症に相当する言語障害が認められる[8〜10]．多数例に失語症検査を用いてアルツハイマー型痴呆の言語障害を検討した研究[10]では，対象症例の78.8%に，呼称障害を特徴とする健忘失語のパターンに類似した言語障害がみられたと報告されている．また，この研究ではそのほかに，Wernicke失語，超皮質性感覚失語などの失語型に類似する症例が認められたと報告されている．このようにアルツハイマー型痴呆の言語障害では呼称障害が特徴的であるが，痴呆における実物や絵などに対する呼称障害には，言語の問題だけでなく，視覚認知処理の問題や視空間操作の障害が関与していることも指摘[11〜13]されている．

高次脳機能障害のうちの言語障害だけに注目しても，痴呆の場合にはその背景に存在する機能障害は複雑である．なぜなら，痴呆は独立した複数の機能障害により生じるのではなく，相互に関連した複数の機能障害が複雑にオーバーラップすることにより形成されているからである．したがって，痴呆の病態を理解するには，ひとつの障害を細かく観察する態度と，障害全体の構成を見渡す態度の両方が必要である．

□ 意味痴呆（Semantic dementia）

1．意味痴呆とは

意味痴呆（Semantic dementia）[14]とは限局性の側頭葉萎縮例にみられる呼称障害と意味理解障害を主体とする特異な進行性の病態のことである．65歳以前の女性に発病することが多い．注目すべきことは，この病態の基礎には語と物体（物品，動物，食べ物，人物など）に関する意味的知識そのものの崩壊が存在することである．

Snowdenら[15]はFronto-Temporal Lobar Degenerationという前頭側頭葉の変性例に関する包括的概念を提唱し，Fronto-temporal dementia[16,17]，Progressive non-fluent aphasia[18,19]とともに意味痴呆をこの中に分類している．Fronto-temporal dementiaとはおもに初老期に発病し，前頭葉あるいはさらに側頭葉前方におよぶ変性病変を有し，視覚認知障害や失行はともなわず，進行性に人格変化，行動障害，感情障害をきたす疾患群である．いわゆるピック病もこれらの臨床症状に該当するものはこれに分類される．Progressive non-fluent aphasiaは左シルビウス裂周囲の進行性萎縮により非流暢性失語を示す病態である．この病態は語義と音韻の両方に関して，意味痴呆とは対照的である．つまり，意味痴呆では語義の理解障害が顕著であるものの，音韻性の障害はない．一方，Progressive non-fluent aphasiaでは，語義の理解障害はみられないが，顕著な音韻性の障害が存在する[20]．

また，近年Progressive prosopagnosia[21]という右側頭葉下部外側ないし前方の萎縮にともない人物に関する知識そのものが障害される病態も注目されている．

2．神経心理学的特徴

意味痴呆の神経心理学的特徴は，統語能力や統覚の障害がなく，表面的には流暢型失語と連合型視覚失認に相当する障害を示すものの，多くの非意味的認知機能は保持されることである[15]．たとえば，注意力，復唱や数唱，計算，見当識，最近の自叙伝的記憶などは保持される．

語や物体の意味的知識の崩壊は，単語（あるいは物体）が呈示された際の"（それは）何ですか？知りません．聞いたこともありません．"というような特徴的な返答からも推察される．語義理解が障害された単語であっても，その語の復唱は可能であり，理解と復唱の乖離が認められる．Progressive non-fluent aphasiaや皮質下痴呆では，カテゴリーによる語流暢性検査の成績は頭文字による語流暢性検査の成績より一般に良好である[22]が，意味痴呆では，カテゴリーによる語流暢性が著しく低下する．語流暢性検査を含め呼称検査において，アルツハイマー病のような"Tip-of-the-tongue"現象もみられない．呼称にともなう錯語も意味性錯語のみであり，呼称障害がみられた時に，意味的あるいは音韻的キューを与えても成績の改善は得られない．

意味痴呆では，語や物体の既知感が失われたり，語や物体に備わる属性の知識が障害されるが，広いカテゴリーの知識は保持されやすく，語や物体の知識がまったく喪失していると言いきれない．カテゴリー別に意味理解の障害パターンをみると，家庭用品をはじめとする非生物カテゴリーに属する語や物体の理解が動物や野菜などいわゆる生物カテゴリーの理解よりも障害されにくい．さらに，意味痴呆における比較的保たれやすいカテゴリーとして，数に関する概念があげられ，数処理能力

（計算）も保持されやすい[23]．

意味的知識の残存には自叙伝的経験が広く影響することが推測されている[24]．たとえば，家族や友人など個人的関係の深い人物の顔の認知は有名人のそれよりも良好であったり，実際に訪れたことのある地名の理解がそうでない地名よりも優れていたりする．

意味痴呆の意味的障害は本質的に複数の感覚様式にまたがったものが多い．個別の語や物体について，異なる複数の課題間で成績が一貫し，同じ課題でも複数のセッションを通して個別の語や物体について成績が一貫する．失行が合併しないにもかかわらず，意味的障害によってジェスチャーやパントマイムによるコミュニケーションも限定されることがある．意味痴呆における意味的障害が個別の語や物体に一貫して出現することは，意味的障害が意味的知識そのものの崩壊によるものであるとことを示していると考えられている．

3．意味的知識の神経基盤

意味痴呆では，左側あるいは両側の側頭葉の下部外側（特に下側頭回）あるいは極の萎縮が目立つ．したがって，意味的知識の崩壊には，少なくとも左側頭葉の損傷が関与していると考えられている．一方，重度の多様式におよぶ意味的知識の崩壊を示す意味痴呆や単純ヘルペス脳炎後遺症例は典型的には両側側頭葉病変を有する[15]ことが多いので，左側頭葉だけでなく右側頭葉の損傷も意味的知識の障害に強く影響すると考えられている．しかし，言語性あるいは視覚性情報の意味的知識としての貯蔵やそれらの知識へのアクセスに関わる左右それぞれの側頭葉の役割など意味的知識の神経基盤はまだ明らかでない．

4．アルツハイマー病との鑑別点

意味痴呆とアルツハイマー病はエピソード記憶と意味的知識の一方がより障害されるという点で対照的な関係にある．つまり，アルツハイマー病では意味的知識よりもエピソード記憶の障害が目立ち，意味痴呆では，エピソード記憶よりも意味的知識の障害が目立つ[25]ということである．なお，このような対照的な臨床症状と関連し，少なくとも病初期の意味痴呆においては，アルツハイマー病と異なり，海馬や海馬傍回は比較的保たれるとされるが，同部位にも明らかな萎縮がみられるとの指摘[26]もある．

遠隔記憶障害についてみると，意味痴呆とアルツハイマー病の間には記憶障害の程度から生じる時間勾配にやはり対照的関係が認められる．つまり，後者では，昔の記憶が最近の記憶よりも想起されやすいが，前者では，最近の自叙伝的記憶の成績が良好であるなど後者とは逆の時間勾配を示す[27,28]．

言語機能についてみると，アルツハイマー病では呼称よりも単語の理解が比較的良好であるが，意味痴呆の呼称障害は基本的に理解障害が反映されたものである点が両者の特徴的な相違点である．また，その他の認知機能についてみても，アルツハイマー病では，見当識，即時スパン，日常の近時記憶，計算，視空間機能，構成機能に障害がみられやすいが，意味痴呆ではこれらの機能は一般に保たれやすい．

意味痴呆患者の性格は固く融通がきかなくなりやすく，行動面ではステレオタイプが目立つ傾向がある．このような性格-行動の変化は意味的障害に覆い隠されやすい[15]が，アルツハイマー病との鑑別においても重要な特徴であろう．

□ 痴呆の認知リハビリテーション

痴呆症状，特に痴呆の認知障害の機能的な回復を目的とする方法として，認知リハビリテーション的なアプローチも試みられている．それらの代表的なものとして回想法（reminiscence）[29]と現実見当識訓練（reality orientation）[30]の2つがある．前者は本来，患者の記憶を中心とする過去の体験を介してコミュニケーションを促進することにより，精神状態の安定を図るために用いられたものである．また，後者は日常生活に密接な新奇な話題を取り上げることにより，コミュニケーションの向上を図るために用いられてきたものである．

その後，これらの手法は認知機能の改善により焦点をしぼることにより，認知リハビリテーションにも応用されるようになった．しかし，コミュニケーションの促進により得られた認知機能の改善効果は長期に維持されるのか，また，その効果は認知機能全般や行為に対しても汎化しうるのかという問題があり，痴呆の認知リハビリテーションは今後の検討が必要な領域である．なお，このようなリハビリテーション・プログラムそのものが患者にとって負担にならないよう配慮することも必要である．

文 献

1) Cummings JL : Treatable dementias. The Dementias (ed. by Mayeux R, Rosen WG), pp. 165-183, Raven Press, New York, 1983

2) American Psychiatric Association : Quick Reference to the Diagnostic Criteria from DSM-IV. APA, Washington, D. C., 1994（高橋三郎，大野　裕，染谷俊幸訳：DSM-IV 精神疾患の分類と診断の手引．医学書院，東京，1995）

3) Lezak MD : The problem of assessing executive functions. Int J Psychol 17 : 281-297, 1982

4) McKhann G, Drachman D, Folstein M, et al. : Clinical diagnosis of Alzheimer's disease : Report of the NINCDS-ADRDA work group under the auspices of department of health and human services task force on Alzheimer's disease. Neurology 34 : 939-944, 1984

5) 熊倉徹雄：Alzheimer 型痴呆の鏡現象．老年精神医学 4 : 561-568, 1987

6) Hier DB, Hagenlocker K, Shindler AG : Language disintegration in dementia : Effects of etiology and severity. Brain Lang 25 : 117-133, 1985

7) Kempler D, Curtiss S, Jackson C : Syntactic preservation in Alzheimer's disease. J Speech Hear Res 30 : 343-350, 1987

8) Appell J, Kertesz A, Fisman M : A study of language functioning in Alzheimer patients. Brain Lang 17 : 73-91, 1982

9) Cummings JL, Benson DF, Hill MA, et al. : Aphasia in dementia of the Alzheimer type. Neurology 35 : 394-397, 1985

10) 高月容子，博野信次，山下　光，他：アルツハイマー病患者の言語障害―WAB 失語症検査日本語版による検討―．失語症研究 18 : 315-321, 1998

11) Kirshner HS, Webb WG, Kelly MP : The naming disorder of dementia. Neuropsychologia 22 : 23-30, 1984

12) Rochford G : A study of naming errors in dysphasic and in demented patients. Neuropsychologia 9 : 437-443, 1971

13) 吉野文浩：アルツハイマー型痴呆における意味記憶の障害構造．慶應医学 77 : 185-199, 2000

14) Snowden JS, Goulding PJ, Neary D : Semantic dementia : A form of circumscribed cerebral atrophy. Behav Neurol 2 : 167-182, 1989

15) Snowden JS, Neary D, Mann DMA : Frontotemporal lobar degeneration : Fronto-temporal dementia, progressive aphasia, semantic dementia. Churchill Livingstone, New York, 1996

16) Gustafson L : Frontal lobe degeneration of non-Alzheimer type. II. : Clinical picture and differential diagnosis. Arch Gerontol Geriatr 6 : 209-223, 1987

17) Neary D, Snowden JS, Northen B, et al. : Dementia of frontal lobe type. J Neurol Neurosurg Psychiatry 51 : 353-361, 1988

18) Mesulam MM : Slowly progressive aphasia without generalized dementia. Ann Neurol 11 : 592-598, 1982

19) Neary D, Snowden JS, Gustafson L, et al. : Frontotemporal lobar degeneration : A consensus on clinical diagnostic criteria. Neurology 51 : 1546-1554, 1998

20) Hodges JR, Patterson K : Nonfluent progressive aphasia and semantic dementia : A comparative neuropsychological study. J Int Neuropsychol Soc 2 : 511-524, 1996

21) Tyrrell PJ, Warrington EK, Frackowiak RSJ, et al. : Progressive degeneration of the right temporal lobe studied with positron emission tomography. J Neurol Neurosurg Psychiatry 53 : 1046-1050, 1990

22) Rosser A, Hodges JR : Initial letter and semantic category fluency in Alzheimer's disease, Huntington's disease, and progressive supranuclear palsy. J Neurol Neurosurg Psychiatry 57 : 1389-1394, 1994

23) Diesfeldt HFA : Progressive decline of semantic memory with preservation of number processing and calculation. Behav Neurol 6 : 239-242, 1993

24) Snowden JS, Griffiths H, Neary D : Semantic dementia : autobiographical contribution to preservation of meaning. Cognitive Neuropsychology 11 : 265-288, 1994

25) Hodges JR, Garrard P, Patterson K : Semantic dementia. In Pick's disease and Pick complex (ed. by Kertesz A, Munoz DG) pp. 83-104, Wiley-

Liss, New York, 1998

26) Galton CJ, Gomez-Anson B, Antoun N, et al.：The temporal lobe rating scale：application to Alzheimer's disease and frontotemporal dementia. J Neurol Neurosurg Psychiatry **70**：165-173, 2001

27) Graham KS, Hodges JR：Differentiating the roles of the hippocampal complex and the neocortex in long-term memory storage：evidence from the study of semantic dementia and Alzheimer's disease. Neuropsychology **11**：77-89, 1997

28) Hodges JR, Graham KS：A reversal of the temporal gradient for famous person knowledge in semantic dementia：implications for the neural organisation of long-term memory. Neuropsychologia **36**：803-825, 1998

29) Merriam S：The concept and function of reminiscence：a review of the research. Gerontologist **20**：604-609, 1980

30) Taulbee LR, Folsom JC：Reality orientation for geriatric patients. Hosp Community Psychiatry **17**：133-135, 1966

■ 行為・認知機能障害とリハビリテーション

脳梁損傷による症状

田中　康文*

- 脳梁の解剖を理解する.
- 脳梁内交連線維の局在を理解する.
- 脳梁離断各症状の検査法と解釈を知る.
- 脳梁離断症状を詳細に検討し，左右大脳半球の機能的分化と情報交換の流れを知ることは脳を理解するうえできわめて重要であることを知る.

Key Words　脳梁，交連線維，離断症状

はじめに

　脳梁には左右大脳半球の新皮質間を連絡する交連線維が走行し，その神経線維の数はヒトでは約2億本と言われ，生物のなかでもっとも発達している．このような脳梁は前方から脳梁吻，脳梁膝，脳梁体あるいは幹，脳梁膨大の4部に分けられている（図1A）．

□ 脳梁内交連線維の局在

　図1Bにサルの研究から得られた脳梁内半球間交連線維の局在を示す．脳梁吻部は両側半球の前頭葉眼窩面後部間と運動前野腹側部間の交連線維が走行し，吻—膝移行部は前頭前野内側面，膝部は前頭前野外側面，膝—体移行部は運動前野背側部，体部前半は補足運動野と一次運動野，体部後半は一次感覚野と頭頂葉前部，島葉，頭頂葉後部，側頭葉後部，膨大部の背側は後頭葉上部，腹側は後頭葉下部を連絡する神経線維が走行している．

ヒトもサルとほぼ同様の脳梁内走行をしている．

□ ヒト脳梁損傷の原因

　薬剤抵抗性の難治性てんかん患者ではてんかん発作がしばしば脳梁を介して大脳全体に波及し，全身性強直性けいれん発作が頻繁に生じ，生命に危険を及ぼすことがある．そのため，そのような患者にしばしば脳梁切断術が施行される．脳梁損傷の原因としてそのほかに，梗塞，出血，腫瘍，脳挫傷，多発性硬化症，アルコール多飲による脱髄（Marchiafava-Bignami病）などがあげられる．脳梁はその前部の3/4～5/6は前大脳動脈の分枝の脳梁周囲動脈により，後部の1/4～1/6は後大脳動脈の分枝の後脳梁周囲動脈により灌流されているため，前大脳動脈や後大脳動脈の梗塞によりしばしば障害される．

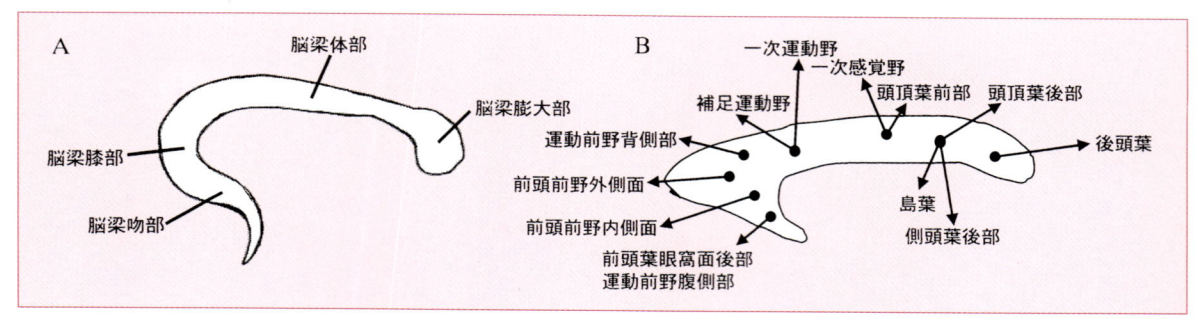

図1　脳梁の各部（A）とサルの脳梁内半球間交連線維の走行部位（B）

* 自治医科大学　神経内科

表1 脳梁性失行の検査法と症状例

検査法	言語命令下における症状例
人差し指を立てて下さい	小指を曲げる（錯行為）
軍隊式の敬礼をして下さい	手をあげるのみ（錯行為） こぶしを顔面に近づける（錯行為） 手を握ったり開いたりする（無定型反応）
おいでおいでをして下さい	胸のあたりで手を前後に振る（錯行為） 手掌を前方に向けて左右に振る（錯行為） 手掌を前方に向けてあげるのみ（錯行為）
じゃんけんのチョキ（はさみ）を出して下さい	じゃんけんの他の形（グー，パー）を出す（錯行為） 手を開閉するのみ（錯行為） 人差し指のみを伸ばす（錯行為）
歯ブラシを持ったつもりで歯を磨くまねをして下さい	手を口へ持っていき顔を左右に動かす（錯行為） 指を伸ばし口を開ける（錯行為） 指で歯をつつく（錯行為）
クシを持ったつもりで髪の毛をとかすまねをして下さい	握りこぶしで頭を叩く（錯行為） 髪を指ではさみ，ひっぱる（錯行為） 頭から離れた位置で手を動かす（錯行為）
ノコギリを持ったつもりで板を切るまねをして下さい	手を前後に動かしながら開閉する（錯行為） 人差し指と中指を伸ばし上下させる（錯行為） 握りこぶしで他の手の手背をこする（錯行為）
カナヅチを持ったつもりでクギを打つまねをして下さい	握りこぶしを左右に振る（錯行為） 指先でトントン机を叩く（錯行為） 手刀を切るようにする（錯行為）

□ 脳梁離断症状

1．脳梁性失行（callosal apraxia）

一側の手（右手利き患者では通常右手）では正確に行える行為が他側の手では行えない．

1）検査法と解釈

検査には指の要素的な運動（例：人差し指を立てる）のほかに，社会的に意味のある習慣化した信号動作（例：おいでおいで，さよなら），日常よく使われる道具を使うまね（例：歯ブラシで歯を磨くまね）などが含まれる．

右手利き患者では検査は通常非利き手の左手から始め，まず最初に検者の口答命令で検査をし，その検査で誤反応や無反応がみられたときには，次に検者が患者の目の前でその行為を実際に施行してみせ，その行為を模倣させ，行為に改善がみられるかどうかを観察する．道具を使う検査の場合は口答命令，模倣命令の後，道具を手渡し，その道具を正しく扱うことができるかどうかを観察する．このような検査を左手で一通り施行した後，右手でも同様の検査をする．右手から検査を開始し，その後左手の検査をすると，左手の行為が改善することがあり，左手の失行が軽度の場合には左手の行為障害を見落とす危険がある．

表1に検査法と症状例を示す．脳梁性失行がみられる場合は錯行為（歯磨きの動作命令に対して敬礼をするなど他の動作と取り違える動作）や無定型動作（手をくねらし何をしているのか判別できない動作）などがみられる．

2）責任病巣

脳梁体部後部が有力視されている．

3）発現機序

いくつかの仮説が提唱されている．その一つは熟練運動に関する運動記憶の伝達障害説である．Liepmannら[1]は脳梁梗塞後に言語命令，検者の模倣，実際の道具使用のすべてに左手に失行がみられた症例を経験した．このことから経験と学習により後天的に形成された熟練運動の運動記憶は右手利き者では左半球に貯蔵され，その運動記憶が右半球へ伝達されないために左手の失行が生じると推察した．そのほかに，Geschwindら[2]は言語命

令のときのみに左手の失行がみられた症例の経験から，左半球から右半球へ言語情報が伝達されないために左手の失行が生じると推察した．Yamadoriら[3]は左手の失行は検査場面のみでみられ，自然状況下ではみられないことに注目し，検査の場における意識的，意図的運動制御情報が右半球に伝達されないために左手の失行が生じ，意図的な介入の比較的少ない自然状況下では両側半球を使うために左手の行為障害がみられないと推測している．

2．離断性失書（disconnection agraphia）

一側の手（右手利き患者では通常右手）では正確に書字できるが他側の手では了解不能な文字や目的とは異なる文字を産生する．その書字障害（失書）は失行性とも失語性とも言えない独特な誤りをし，離断性失書[4]と呼ばれ，右手利き患者では通常左手にみられる．

1）検査法と解釈

右手から書字を始めても左手から始めても結果は変わらないようである．したがって，右手あるいは左手で馴染みのある自分の住所と氏名，次いで1文字，単語，簡単な文章，さらに数字の書き取りを行い，誤りがみられたときには検者が書いた文字，単語，文章を写字させる．同様の順序で他方の手も検査をする．写字に際して検者が書いた文字を一瞥して自分の書体で書くかどうか，すなわちその文字を単に思い出すことができなかったために書けなかったのか，検者の文字をそのまま丹念に写し，文字をあたかも図として捉えて書くかどうか，すなわちその文字をほぼ完璧に忘れているかどうかを観察することが大切である．さらに失書がみられた手を使ってワープロで同じ単語，文章を打てるかどうか，すなわち文字に関しての運動記憶が障害されているのか，文字を選択する段階での障害なのかを観察することも大切である．

日本語は漢字と仮名という欧米諸国にはみられない特殊な文字体系を有し，漢字は表意文字，仮名は表音文字と呼ばれ，その神経機構は異なることが指摘されている．したがって，失書がみられたときにはその誤りの内容を漢字と仮名別々に分析する必要がある．

2）責任病巣

脳梁体部後半が有力視されているが脳梁性失行の病巣との違いについてはまだわかっていない．

3）発現機序

Geschwind[2]は左半球から右半球への言語情報の伝達障害と推察した．山鳥[4]は漢字より仮名のほうが失書が著明で，しかも文字の一部分ずつが組み合わさった奇妙な「合成失書」を示した症例を経験した．このことから右半球には漢字，仮名ともに1字1字の文字図形の運動記憶はある程度存在するが，仮名で書字する場合，仮名文字を1文字ずつ系列化して書き下す必要があり，そのような言語的プログラム情報が左半球から右半球へ伝達されないため，文字の運動単位が複数同時に喚起され，奇妙な仮名失書になるのではないか，漢字は1字だけでも形態と意味上の完結性が強いため，漢字のほうが一見よく保たれる印象を受けるのではないかと推察している．

3．一側性触覚性呼称障害（unilateral tactile anomia）

目隠しをして言語優位半球と同側の手（右手利き患者では通常左手）で物を触らせ，何かと尋ねたとき，その物の名前が言えない．しかし，その手で複数の物品からその物と同じ物品を選ぶことができる．他側の手では呼称も選択もできる．

1）検査法と解釈

閉眼させ，一側の手（右手利き患者では通常左手から始める）にスプーン，はさみ，鉛筆，鍵，歯ブラシなどを1つずつ置き，それを触らせ，その物品名を言わせる．物品名が言えないとき，その物品をどのように触っているのかを観察することが大切である．名前が言えなくてもその物に手を合わしてあたかもわかっているかのように触っていることがある．また，その物品をどのように使うかも尋ねる．たとえば「スプーンを針と言ったがそれを口に持っていった」「ヘアーブラシをライターと言ったが髪の毛をとく動作をした」など，名前が言えなくても物品を正しく扱うことがある．物品名が言えなかったときはさらに，閉眼状態で5種類の物品の中からその物品と同じ物を選択させる．最後に右手でも同様の検査をする．

左手での物品選択は基本的には保たれているが必ずしもすべて選択できるとはかぎらない．しかし，その場合でも物品の呼称に失敗する頻度と比べるとはるかに成績がよい．

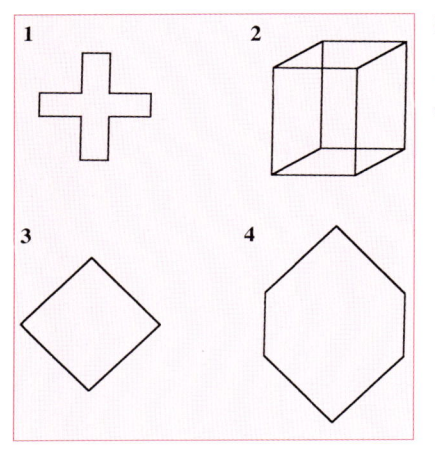

図2 図形による構成行為検査

2）責任病巣
脳梁体部の後方1/3～1/4が有力視されている．
3）発現機序
右半球へ入力された触覚情報が左半球へ伝達されないため，左手の物品呼称障害が生じると解釈されている[2]．

4．一側手の構成行為障害（disturbance of constructive skills confined to unilateral hand）

一側の手に限局した構成行為の障害．右手利き患者では通常右手のみにみられる．
1）検査法
図2のような十字形，箱，ダイアモンド形，六角形などのモデルを見ながら一側の手（通常右手から始める）で模写させる．この時，完成時間も測定する．左右の手でほぼ同等に図形をコピーできてもその完成時間に差がみられることがある．
2）責任病巣
脳梁体部後半が推察されている．
3）発現機序
右半球は左半球より視空間を扱う機能に優れ，その情報が左半球へ伝達されないために生じると考えられている．

5．Finger patternの転送障害（cross-replication disturbance of hand postures）

閉眼状態で一側の手に作った指の形を他側の手で再現できない．
この検査は一般に一側半球に課した位置覚の，脳梁を介して他側半球への転送能力をみる検査と言われている．しかし，後述するように位置覚以外のいくつかの要因が関与している．
1）検査法と解釈
手掌を上にして両前腕をテーブルの上に置き，閉眼させ，検者が患者の一側の手に，ある指の形を作る．その後，他側の手でその指の形を再現するように求める．このような検査を右手から左手，左手から右手へと両方向性に検査をする．この検査で障害がみられるときは両方向性に障害がみられ，左右いずれの方向からもその誤る頻度は基本的にはほぼ同じである．
指の形を作るときは図3Aのようなジャンケンのグー，チョキ，OKサイン，ピストル，キツネな

A．言語性手の形　　　　　B．非言語性手の形

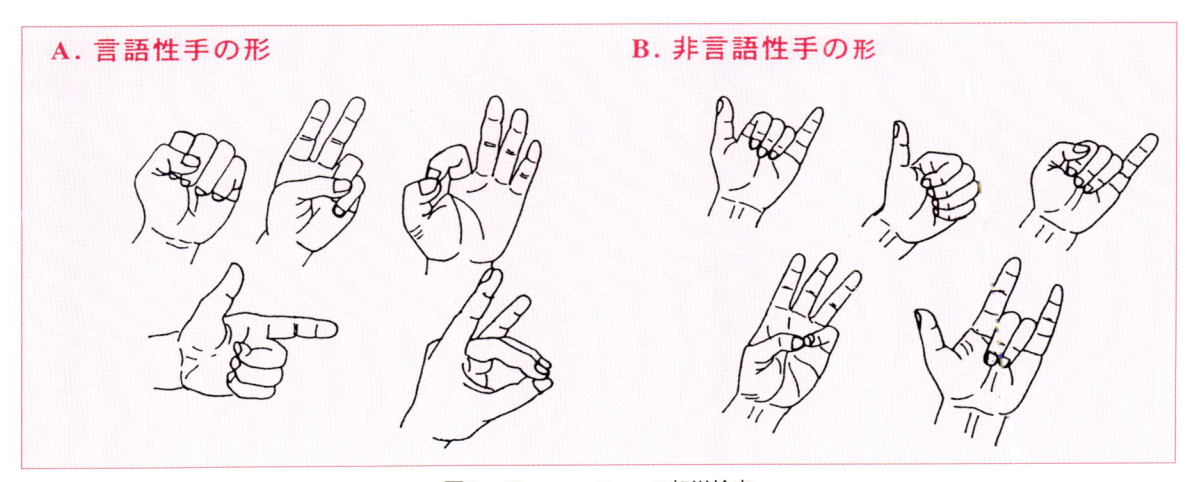

図3 Finger patternの転送検査
（里美和夫，他：臨床神経27：599-606, 1987より一部改変して引用）

ど，慣習的に言語との結びつきが強い「言語性手の形」ばかりでなく，図3Bのような指の形に特別な意味を持たない「非言語性手の形」の両者の検査をする必要がある．「言語性手の形」検査では障害はみられなかったが「非言語性手の形」検査で障害がみられた症例が報告されている[5]．「言語性手の形」検査では手の形を言語化して転送し言語による代償機転が働き，障害が目立たなくなる可能性がある．

指の形の転送障害がみられたとき，指の形を作ったその手で再び同じ形が作れるかどうかをみることが大切である．その手そのものに重篤な位置覚の障害がみられる患者や右手に限局して著明な構成行為の障害がみられる患者，あるいは左手に限局して著明な失行がみられる患者では，その手での指の形の再現が障害されることがある．また，右手に限局して構成行為の障害がみられる患者では，右手から左手への転送障害よりも左手から右手への転送のほうがより著明に障害され，左手に限局して脳梁性失行がみられる患者では，逆に右手から左手への転送障害のほうがより著明に障害される可能性がある．したがって，手の随意的動作の要因をできるだけ排除し，より純粋な位置覚転送を見る目的で，検者が患者の両手に同じ指の形あるいは異なる指の形を作り，左右で指の形が同じかどうかを判定させる「位置覚左右照合」検査[5]を施行することも必要である．

2）責任病巣

脳梁体部後半が推測されている．

6．交叉性触覚定位障害（disturbance of cross-localization of fingertips）

触れられた部位を反対側の手で定位することができない．

1）検査法と解釈

両側の手掌を上に向け，閉眼させ，検者が人差し指で患者の一側の手の，親指以外のいずれかの指先を触る．その後，検者が触った指を同側の手の親指で触るように求める（同側定位検査）．この段階ですでに誤りがみられるときはその手の触覚障害が存在する可能性が高い．この同側手検査でほとんど誤りがみられないことを確認した後，検者が触った指と対応する他側の手の指を，その手の親指で触るように求める（交叉性定位検査）．この検査を右から左手，左手から右手へと施行し，定位が正確に移送されるかどうかを観察する．

この交叉性検査で障害がみられるときは一般に触覚情報が脳梁を介して伝達されないために生じると言われている．したがって，その障害は両方向性で，左手から右手，右手から左手への誤りの頻度はほぼ同率である．

この検査で注意を要するのは，それぞれの指には名前があり，また反応するときに指を動かすという動作が関与することである．すなわち触られた指を言語化して転送する可能性がある．たとえば左手の触覚性呼称障害が存在する患者では，触られた左手の指の呼称を誤り（たとえば人差し指を薬指と間違う），右手で薬指と反応することがある．また，検者の指示に従い，左手指の1本を立てるという動作でさえ障害されている重篤な脳梁性失行がみられる患者では，右手から左手へ移送するときに左手指の定位動作に失敗する可能性がある．したがって，左手から右手への転送のほうがより著明に障害されているときには，左手指の呼称障害による可能性を考え，閉眼状態にて検者が触った手指を正確に呼称できるかどうかを検査する必要がある．逆に右手から左手への転送のほうがより著明に障害されている場合は，左手の脳梁性失行による可能性を考え，閉眼状態で検者が言った左手の指を左手の親指で正確に触ることができるかどうかを検査する必要がある．

2）責任病巣

脳梁体部後半，特にその前部が推察されている．

7．交叉性視覚性運動失調（crossed visuomotor ataxia）

右（あるいは左）視野内に提示された対象物を右手（あるいは左手）でつかむことができるが左手（あるいは右手）ではつかめない．

1）検査法

正中の一点を固視させておいて，右視野あるいは左視野内に指示棒を提示し，最初は同側の手，すなわち右視野内では右手，左視野内では左手でつかむように命令する．この時，患者の視線が正中に固定されているかどうかを確認する．次に交叉性，すなわち右視野内に提示された指示棒を左手で，左視野内に提示された指示棒を右手でつかむように命令する．交叉性視覚性運動失調がみられるときは，提示された指示棒の近くまで手が伸びるがつかむことができず，空をつかむ動作がみ

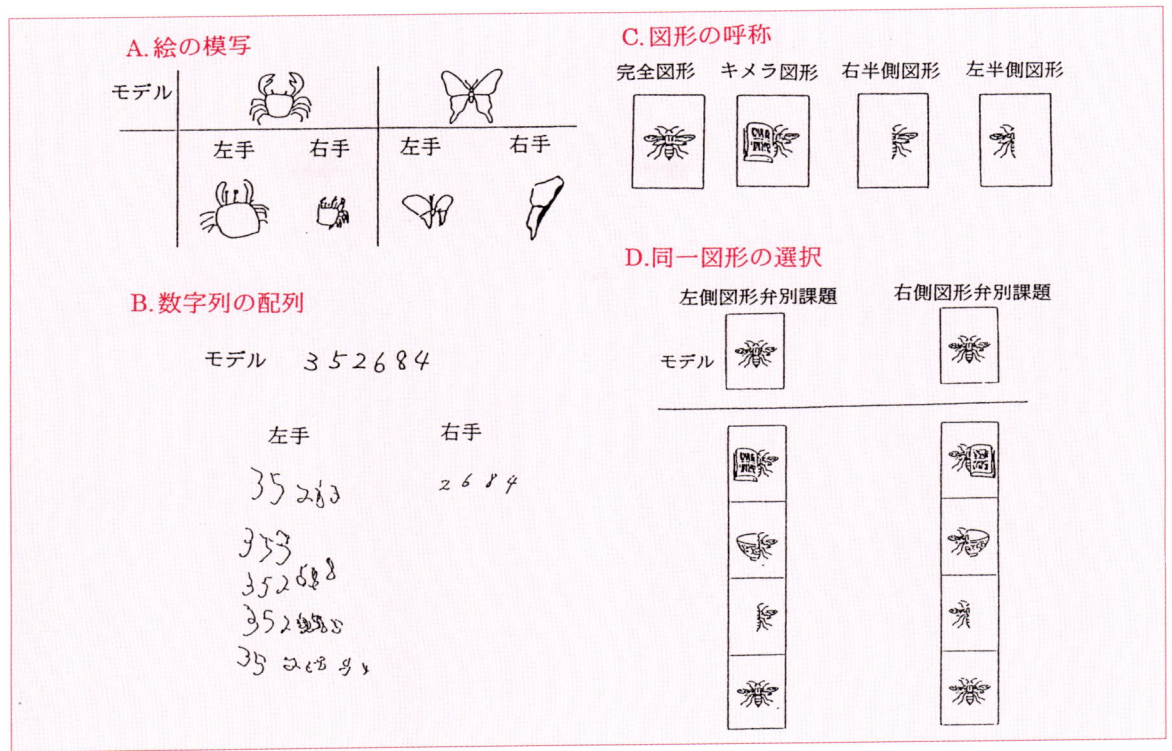

図4 絵の模写（A），数字列の模写（B），図形の呼称（C），同一図形の選択（D）による空間無視検査
A, Bの上段はモデル，その下は脳梁損傷患者が左手，右手で模写した図，数字列である．図は左手ではほぼ完璧に模写できているが数字列は右側へ向かうほど誤っている．右手ではモデルの右側しか模写しておらず，左側の無視が生じている（Kashiwagi A, et al.: Brain 113: 1005-1023, 1990[6]より一部改変して引用）．

られる．

2）責任病巣

脳梁体部の後部から膨大部にかけての背側部が推察されている．

3）発現機序

一般に以下のように考えられている．たとえば左半側視野内に提示された対象物の位置に関する視覚情報は右半球に入力され，その情報は右半球内では頭頂葉の体性知覚情報との統合が可能であり，そのため左手は左半側視野内へ到達できる．しかし，脳梁が損傷されると，この空間定位に関する視覚情報が他側の左半球へ伝達されず，そのため左半球の体性知覚情報との統合が不能になり，右手は左半側視野内へ到達できない，すなわち交叉性視覚性運動失調が生じる．

8. 脳梁性空間無視（callosal spatial neglect）

左手では絵，数字列の模写は可能であるが右手では左側を無視する．図の呼称や右手での図の選択でも左側を無視する．

1）検査法と解釈

Kashiwagiら[6]は以下の検査を施行している．

a）一側の手による絵，数字列の模写

図4Aのような絵を一枚ずつ提示し，それを左手，右手で模写させる．この時，絵を患者の軀幹正中部に合わして置く．

Kashiwagiらの症例は，左手ではほぼ完璧に模写できたが右手では左側を無視した．右手による左側無視は図4Bのような数字列あるいは立方体図形の模写でもみられ，左手での模写では右側端へ向かうほど誤りがみられた．

b）図形の呼称

図4Cのような左右対称の図形を用意し，その完全図形，キメラ図形（2つの異なる絵をおのおの半分に切り，それを正中で合わせた図形），右半側図形（左半分が欠如），左半側図形（右半分が欠如）をおのおの1枚ずつ提示し，それぞれ何の図か言わせる（キメラ図形は左右おのおの2つの図形の呼称が必要）．その結果，Kashiwagiらの症例では

完全図形，右半側図形，キメラ図形の右側図形は8割以上呼称できたが，キメラ図形の左側の図形はどれ1つ答えなかった．

c）一側手による同一図形の選択

図4Dのようなモデルと4枚の図形（この4枚の図形はすべて右あるいは左半分がモデルと同一であり，モデルと同一かどうかは他側半分の図形の異同弁別が必要）を提示し，モデルと同一の図形を左手あるいは右手で指差し選択させる．Kashiwagiらの症例は左手では左右いずれの弁別課題もほぼ全問正解したが，右手では左弁別課題で著明な成績の低下がみられた．

これらの結果の解釈は，右半球が賦活された状況，すなわち左手を用いたときには，右空間端へ向かうほど注意が若干減弱するが左右両側空間へ注意が向けられている．一方，左半球が賦活された状況，すなわち右手を用いたときあるいは言語活動（呼称）したときには，対側の右空間へ注意が向けられているが，左空間，特にその外側への注意は著しく減弱する．すなわち左右いずれの半球もその対側の空間（右半球は左，左半球は右）へ注意を向ける機能を有しているが，同側の空間（右半球は右，左半球は左）への注意には傾斜があり，右半球は右側の空間へは緩徐に，左半球は左側の空間へは急速に注意が減弱するのではないかと推察される．

2）責任病巣

Kashiwagiらの症例は脳梁膝部後半と体部全域が障害されている．

9．左耳消去現象（left ear extinction）

両耳分離聴能検査（dichotic listening test）で左右の耳に異なる語音を同時に提示したとき，言語優位半球と反対側の耳（右手利き患者では通常右耳）に提示した語音は聴取・認知でき，その語音を言うことができる．しかし，同側の耳（左耳）に提示した語音は言えない．

1）検査法と解釈

提示する語音には単音節の破裂音（バ，ダ，ガ，パ，タ，カ）が用いられることが多い．

まず最初に純音聴力検査にて会話音域（500〜2000Hz）の聴力を測定し，その平均値が左右の耳で5dB以上の差がないことを確認する．その後，破裂音を左右の片耳ずつ聞かせ，正確に聞き取れるかどうかを確認した後，左右の耳に数回異なる破裂音（たとえばパとタ）を提示し，練習させる．その後，30対の破裂音を提示する．次にヘッドホンを左右入れ替えて同じ30対の破裂音を提示し，これを2回繰り返す．その後，再びヘッドホンを左右入れ替え，同じ30対を提示する．すなわち試行回数は計120試行である．Lateral indexは（右耳正答数−左耳正答数）を（右耳正答数＋左耳正答数）で割った値，すなわち（R−L）/（R＋L）×100＝　％で出す．右手利き健常者の値は−8％から＋20％で，−8％以下は右耳の抑制，＋20％以上は左耳の抑制と判定する．

2）責任病巣

脳梁膨大部から脳梁体部後端にかけての領域の損傷で一側耳（右手利き患者では通常左耳）の抑制が生じることが報告されている．

3）発現機序

聴覚伝導路には同側性と交叉性の両者の伝導路が存在する．しかし，両耳同時刺激時には同側性聴覚伝導路は抑制され，交叉性聴覚伝導路が主として機能する．すなわち左半球に言語野が存在する人では，右耳から左半球へ到達する交叉性伝導路が主として機能し，左耳から左半球へ到達する同側性伝導路は抑制される．一方，左耳から右半球へ入力された聴覚情報は脳梁を介して左半球の言語野へ伝達され，語音として認知される．このような半球間の脳梁内聴覚伝導路が障害されると，左耳は語音を音として聴取できるが認知されないため言えない，すなわち左耳の抑制が生じる．

10．一側視野の視覚性呼称障害（visual anomia confined to unilateral visual field）

一側視野内（右手利き患者では通常右視野）に提示された文字，物品の絵，色などの呼称はできるが，他側（左）の視野内に提示されたときには呼称できない．

1）検査法

半透明スクリーンの後ろ約50cmの所に患者を座らせ，スクリーンの中心点を注視させる．患者が座っている反対側からタキストスコープ（瞬間露出装置）にてスクリーン上に左右の視野別々に文字，物品の絵，色を提示する．この時，提示する角度と露出時間に注意する．左視野からの視覚情報は右半球で，右視野からの視覚情報は左半球で受容されるが，黄班部視野からの視覚情報は両側半球に受容される．したがって，視覚情報が左

右各半球別々に確実に受容されるためには，黄班部より外側の視野に提示しなければならない．黄班部視野の大きさは2度以内と言われているため，これより外側に刺激を提示する必要があるが，中心を離れるに従い，視力が急速に低下するため，中心より約2.7度から3度離して提示すれば正確に一側半球のみに視覚情報を提示することができる．また，刺激提示に引き続いて生じる眼球運動のために提示物が黄班視野内に入ってしまう可能性があり，提示は約100 ms以下で瞬間的に行う必要がある（通常1/15秒）．

このような装置を用いて左視野の失読がみられたときには，さらに左視野の文字知覚が保たれているかどうかを確認する必要がある．そのため，2つの単語を一方の視野に瞬間的に提示し，それらの単語の異同判断の検査もしなければならない．異同判断ができないときは左視野の視力障害あるいは無視の可能性がある．

2）責任病巣と発現機序

少なくとも文字に関しての左視野の音読障害は脳梁膨大部の障害により生じると言われている．これは右半球に受容された文字は視覚的には知覚されているが脳梁膨大部を介して左半球へ伝達されないため言語化できず，その結果，音読できないと解釈されている．日本語では漢字よりも仮名音読のほうが強く障害される傾向がある．

同じ視覚呼称障害でも物品呼称，文字音読，色名呼称が常に並行して障害されるとは限らない．文字音読障害が生じる脳梁膨大部の切断では物品呼称障害が生じないことから，物品の視覚呼称の半球間連合は脳梁体部後部にまで及ぶ，より広範囲に伝達されていると考えられている．このことは物品の視覚呼称が単なる視覚情報の言語化ではなく，触覚など他の感覚をも動員した広範な連合機能であることを示唆している．また，色名呼称に関して，脳梁膨大部切断例の左視野で文字のみの障害を認め，色名呼称は正常であった症例が報告され，脳梁内の色名呼称に関する連合経路は文字呼称の連合経路より多少広い範囲にわたっている可能性が指摘されている．

文 献

1) Liepmann H, Mass O：Fall von linksseitiger Agraphie und Apraxie bei rechtsseitiger Lähmung. J Psychol Neurol 10：214-227, 1907

2) Geschwind N, Kaplan E：A human cerebral deconnection syndrome：a preliminary report. Neurology 12：675-685, 1962

3) Yamadori A, Osumi Y, Imamura T, et al.：Persistent left unilateral apraxia and a disconnection theory. Behav Neurol 1：11-22, 1988

4) 山鳥 重：漢字仮名問題と大脳半球の左右差．神経進歩 24：556-564, 1980

5) 里見和夫，後藤紘司：左前大脳動脈閉塞による脳梁損傷症例に認められた位置覚移送障害の検討．臨床神経 27：599-606, 1987

6) Kashiwagi A, Kashiwagi T, Nishikawa T, et al.：Hemispatial neglect in a patient with callosal infarction. Brain 113：1005-1023, 1990

■ 小児の高次神経機能障害

学習障害

春原　則子[*,**]

- 適切な対応をするために，正しい診断が必要である．
- 鑑別診断としては，知的障害，注意欠陥/多動性障害や注意欠陥障害，広汎性発達障害などが重要なものとしてあげられる．
- 診断と評価には認知・神経心理学的検査が必須である．
- 医学，教育，職業的側面などさまざまな側面からの全体的なアプローチとともに，障害の機序に基づいた訓練の適用が必要である．

| Key Words | 学習障害（LD），注意欠陥/多動性障害（AD/HD），広汎性発達障害，認知神経心理学 |

□ 定　義

「学習障害（LD）」という用語は，教育現場，医療現場，あるいは一般社会においても，あいまいに用いられることが多い．実際にLDの定義は医学界と教育の分野で異なっている．前者は後者に比して，対象をより限定している．たとえば，WHOのICD-10や米国精神医学会のDSM-IVではいずれも，読字，書字，算数またそれらの領域にまたがる特定不能の障害を学習能力の障害，LD（この場合のDはdisorderの略）としている．一方，わが国の文部科学省の定義ではこれらに加え，聞く，話すという口頭言語の能力や推論する能力の障害をLD（この場合のDはdisabilityの略）に含めている．LDの原因として，ICD-10は「ある種の生物学的機能不全に由来する認知過程の異常」，わが国の文部科学省も「その原因として，中枢神経系に何らかの機能障害があると推定される」と述べている．診断に当たっては「学業成績の正常範囲内の偏りから鑑別する」必要があり（ICD-10），さらに「視覚障害，聴覚障害，知的障害，情緒障害などの障害や，環境的な要因が直接の原因となるものではない」（文部科学省）ことが確認されなければならない．さらに診断上の留意事項として，

① 注意欠陥/多動性障害や広汎性発達障害が学習上の困難の直接の原因である場合は学習障害ではないが，注意欠陥/多動性障害と学習障害が重複する場合があることや，一部の広汎性発達障害と学習障害の近接性にかんがみて，注意欠陥/多動性障害や広汎性発達障害の診断があることのみで学習障害を否定せずに慎重な判断を行う必要がある

② 発達性言語障害，発達性協調運動障害と学習障害は重複して出現することがありうることに留意する必要がある

③ 知的障害と学習障害は基本的には重複しないが，過去に知的障害と疑われたことがあるのみで学習障害を否定しない

という3点をあげている．

実際には，軽度の知的障害児や注意欠陥/多動障害児，広汎性発達障害児が学習障害とされている例は多い．しかしこれらの障害と学習障害では，必要とされる援助が異なるため，正しい診断が求められる．

□ 分　類

学習障害という用語はあくまで症候群を表すものであり，症状はそれぞれの児によって多様である．しかし一方で，学習障害はいくつかのサブタイプに分類されている．以下に，代表的なタイプを示す．

1．発達性読み書き障害[1〜8]

通常の方法で十分に学習していても，読み書きに困難を示す児である．成人の失読失書例では漢字と仮名の乖離が問題となるが，小児例ではひらがなが困難であれば，カタカナや漢字，さらには

* 東京都済生会中央病院　リハビリテーション科　　** 国立精神・神経センター精神保健研究所

アルファベットにも障害を認めることが多い．また，成人例と異なり，失書をともなわない失読のみの症例は報告されていない．読み書き障害の原因としては，視覚的認知障害や視覚的記憶過程の障害，あるいは phonological awareness の障害などが想定されている．

2．算数障害[9]

算数障害の概念は必ずしも確立されていない[1]．計算が困難な児をさす場合もあるし，算数の成績が全般的に低下している例もいる．言語の理解面に障害があれば，当然，算数の文章題は困難となることが予想される．

3．言語性意味理解障害[10〜12]

言語の意味理解面に困難を示す児である．音韻的な処理は良好であることが多く，復唱あるいは音読，特に仮名の音読には問題を認めないか，健常児と比較してもさらによくできる症例がいる．このような児に対して，Semantic-pragmatic syndrome という用語も用いられているが，意味理解障害があれば言語の運用面で障害が起きることは当然であり，適用に際しては慎重であるべきと考えられる．なお，「話す」と「聞く」側面に関する学習障害と特異的言語障害（specific language impairment：SLI）との区別はあいまいである．

□ 鑑別診断

学習障害の鑑別診断として留意すべき症状あるいは疾患について，以下に述べる．

1．知的障害と学習障害

文部科学省の定義にもあるように，学習障害は全般的な知的発達の遅れはない．したがって，知的障害児が全般的な知能の低下を示す点で学習障害と区別される．

2．注意欠陥/多動性障害（Attention Deficit/Hyperactivity Disorder；AD/HD），注意欠陥障害

AD/HD や注意欠陥障害は学習障害と合併することも多い[13]が，基本的には両者は異なるものである．学習障害児も，行動面の問題を呈することはある．しかし本質的にはそのような障害はないため，問題となる行動が，学習についていけないことから生じている二次的なものか否か十分に確認する必要がある．AD/HD や注意欠陥障害は，診察時の様子や発達歴，生活歴に関する問診などによって，DSM-IV や ICD-10 などの診断基準を用いて診断する．

3．広汎性発達障害

広汎性発達障害は，DSM-Ⅲにおいて自閉的な発達障害を総称する名称として提示され，現在も使用されている．広汎性発達障害のおよそ70〜80％が知的障害を合併するといわれているが，知的発達の遅れを示さない高機能広汎性発達障害は，認知機能に偏りを示す点で学習障害との類似性も指摘されている．鑑別のポイントは，視線を合わせられない，友人と遊べないといった対人関係の障害やこだわり，常同的な行動パターンなど行動面の症状の有無にあると考えられる．しかし先にあげた言語性意味理解障害児のなかには，幼少期に視線が合わせられない，こだわりがある，友達と遊べないといった自閉症状を示し，後にこのような症状がみられなくなったが，言語性の意味理解障害のみが残存しているといった児がおり，広汎性発達障害との区別が困難な場合もある．

□ 検査法

一般的な小児科的な診察に加え，形態的な損傷の有無を調べられる MRI や，機能的障害部位を同定できる SPECT による評価は診断に有用と考えられる．筆者らの経験した，発達性の漢字読み書き障害児や漢字書字障害児などにおいては，頭部 MRI や CT において局所性の異常は認めていない．しかし，SPECT による局所脳血流量（rCBF）の測定では，左大脳半球の側頭葉や頭頂葉，後頭葉の一部などの血流量が，右大脳半球の同部位に比べて有意に低下していた．これらの血流低下部位は，後天性の脳損傷によって類似の症状を示す成人例の損傷部位を含むより広範な部位もしくは近縁領域であった．

また，学習障害の診断と評価には認知神経心理学的検査が欠かせない．検査の目的は，障害の機序を可能な限り詳細に推定することにある．同時に，良好に保たれている認知機能を探ることが非常に重要である．これは後述するように訓練法を考えるうえでも欠かせないのだが，対象児の心理的側面への配慮にもつながるからである．筆者らが出会う学習障害児の多くは自信をなくしており，できることを十分に評価されたという経験が少ない．できることを具体的に本人や周囲に伝えることが必要と考えられる．検査は，症例ごとに症状に合わせて適切に選択する必要がある．

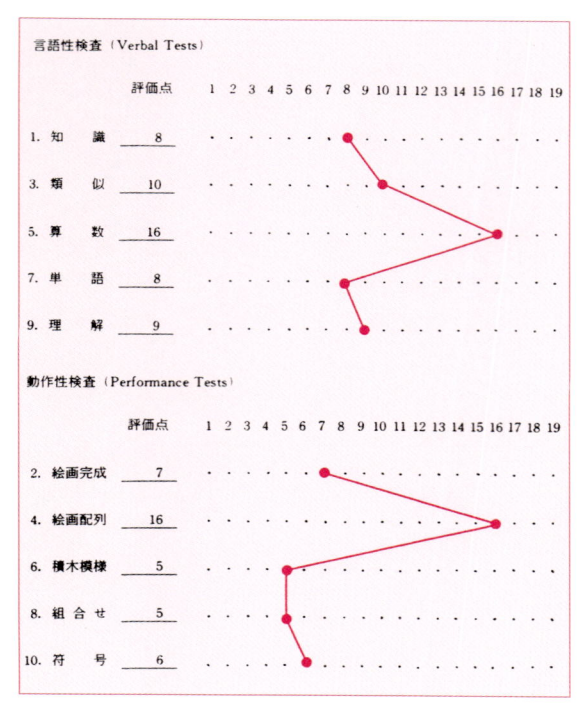

図1　WISC-R（VIQ 101 PIQ 84 TIQ 93）
（宇野　彰，他：脳と発達 27：395-400，1995[3]）

1．全般的な知的機能

学習障害の診断には，全般的な知能低下がないことが前提となる．したがって一般的な知能検査として，Wechsler Intelligence Scale for Children-III（WISC-III）あるいは Wechsler Preschool and Primary School of Intelligence（WPPSI）などの Wechsler 系の知能検査や Kaufman Assessment Battery for Children（K-ABC），また対象年齢によっては，田中・ビネー式検査などはルーティンとして欠かせない．心理検査は被検者の体調や意欲，気分など，検査時の状態によって結果が左右されやすいため，それぞれの検査の結果に矛盾がないかどうか十分に検討する必要がある．たとえばまったく同様の課題である「数唱」でも，検査間で結果に大きな開きの生じることがある．このような場合，通常は良好な値が本来の能力を反映していると考えられる．能力以上の結果は出せないからである．結果に矛盾があれば，日をおいて部分的に再検査すべきと考えられる．また，比較的簡便に実施できる非言語性の知能検査として，成人の失語症例などによく用いられている，レーヴン色彩マトリックス検査（RCPM）も現在小児用の標準値の作成が進められている．RCPM は視覚的認知障害があると得点が低下する可能性があるが，言語を用いない，おもに推論能力を測定していると考えられる．

これまで，Wechsler 系の知能検査における言語性 IQ と動作性 IQ の乖離から，言語性 LD，非言語性 LD といった分類が多くなされてきた．しかし，筆者らの経験では，たとえば言語性 LD の代表ともいえる発達性難読症児や発達性書字障害児では言語性 IQ は低下していないことが多い．むしろ動作性 IQ が言語性 IQ に比して低下している小児が多いのである（図1）．IQ のみから LD の診断や分類をすることはできないということを知っておくべきと考えられる．しかし，下位項目間の得点のばらつきをみることは症状の分析に役立つ．

2．言語検査

小児においては，学習による言語知識に依存する能力の差ではなくて，言語機能そのものを評価しうる検査は今のところない．標準失語症検査（SLTA）は成人用の言語機能検査ではあるが，小学2年生になれば一部の問題を除いて，ほぼ全問正答が可能である．したがって SLTA で低下が認められた場合，言語機能面の何らかの障害が疑われる．一方，学習による言語知識に依存した能力の評価としては，聴覚的な理解力については，絵画語彙発達検査や言語学習能力診断検査（ITPA）の理解の項目が有用である．ITPA では，「ことばの理解」と「絵の理解」，「ことばの類推」と「絵の類推」というように，言語性の意味と非言語性の意味の理解に乖離があるかどうかをみておく必要がある．言語の意味理解が困難でも非言語性の意味理解力が良好であれば，絵や実物，あるいはビデオの活用などによって，言語の意味理解を促進しうる可能性があるからである．単語の音読や文の理解については，SLTA のほかに K-ABC の読解の項目が有用である．また，音読と読解の差をみておくことも重要である．発達性難読症の場合はどちらも低下するが，意味理解障害では音読が良好で読解が困難という状態が生じる．

言語の表出面には，発話と書字という2つの様式がある．さらに発話は，自発的な発話と呼称（ものの名前を言う），復唱，文字の音読の各様式に分けられる．呼称や復唱については SLTA で評価が可能である．しかし現在のところ，音読について

の標準化された検査バッテリーはない．漢字単語や仮名単語はもちろんのこと，ひらがな，カタカナそれぞれについて，拗音を含めた1音節単位の音読の能力を確認しておく必要がある．宇野らは，対象児の2学年下で学習する漢字，ひらがな，カタカナそれぞれ20文字ずつの，音読と書取りによるスクリーニング検査を開発中である．スクリーニング検査で何らかの異常が認められれば，詳細な検討が必要である．一方，書字は既存の標準化された検査法には含まれていない．かなの書字についてはSLTAが活用できるが，カタカナについての評価はできない．ひらがなはほぼ獲得できていても，カタカナの書字に困難を示す書字障害児は多い．これについても，宇野らのスクリーニング法が有用と思われる．

3．視覚的認知・構成能力

視覚的認知機能障害を認める場合は，Wechsler系の知能検査やK-ABCにおいて，非言語性の視覚性課題の得点が言語性の課題に比較して低下していることが多い．既述のとおりRCPMの得点も低下する可能性がある．視覚的認知機能の評価は，錯綜図の認知検査（呼称となぞり）や図形（既知，未知図形）の異同弁別または同定などによって行う．構成能力は，描画（自発，模写）やWechsler系の「積木」課題によって評価する．模写に用いる刺激としては，立方体や立方体の透視図，より複雑なものとしてReyの複雑図形などが活用できる．

4．記憶検査

1）聴覚性言語記憶

本邦における小児用の記憶検査としては，Wechsler系の検査やK-ABCの「数唱」，K-ABCの「語の配列」といった，即時記憶用の検査しかない．しかし学習に必要な記憶は即時記憶のみではないため，比較的長期間での記憶をみることが必要である．神経心理学の分野の検査法が応用しうる．たとえば筆者らは，ReyのAuditory Verbal Learning Test（AVLT）を用いている．これは，15個の単語を聞いて再生する過程を5回繰り返し，さらに妨害刺激を入れた後の再生，再認，30分後の遅延再生を行うようになっており，記銘，保持，再生という記憶の過程のどこに障害があるかをみることが可能である．

2）視覚性非言語記憶

標準化された検査としては，ITPAの「図形の記憶」やK-ABCの「手の動作」「図形の位置」「顔の記憶」があるが，これらはいずれも即時記憶課題である．このほか標準値が示されているものとしては，Bentonの視覚記銘検査がある．これは即時再生と遅延再生の2通りの方法で実施可能である．より複雑な図形の記憶に関しては，上述したReyの複雑図形の即時，遅延再生の得点を模写の得点と比較することも有用である．ただし，この検査の小児用の標準値はまだ公表されていない．

□ 訓 練 法

学習障害のリハビリテーションにおいては，他の障害児に対すると同様，医学，教育，職業などさまざまな側面からのアプローチが必要であることは言うまでもない．したがって，学習障害児に関わるさまざまな職種の連携が不可欠と考えられるが，現状は十分に行われているとは言いがたく，今後の重要な課題と考えられる．

さらに学習障害児においては，高次脳機能障害，すなわち認知機能の特異的な偏りが推定されるため，ほかの障害児とは異なった対応も必要とされる．なぜなら，高次脳機能障害の機序を推定し，その機序に対応した適切な機能的訓練を行わないかぎり，学習の困難さを軽減することができないと考えられるからである．成人の高次脳機能障害の訓練においては，機能障害の重症度によって，障害された機能そのものへのアプローチを行う場合と，より良好に保たれている機能を活用するという2つの側面からのアプローチが行われている．学習障害に対しても，この考え方は有用と考えられる．実験的に訓練効果の検討を行った研究を以下に紹介する．金子ら[14]は，仮名漢字双方に読み書き障害を認めた学習障害児に対して，通常の学習方法とは異なる50音表を介したルートの活用によって平仮名の書字訓練を行い，有意な効果を上げている．金子らはこの症例が視覚的認知力障害を有していたことから，音と文字を1対1対応させる従来の学習方法のみでは十分に仮名の学習ができず，視空間的に構成されると同時に音の配列とも強く結びついていると考えられる50音表という迂回路を積極的に活用する方法が有効であったと述べている．また，宇野ら[15]は，やはり視覚的認知力の低下がおもな原因と考えられた特異的漢字

書字障害児に対して，英単語の書字訓練を2種類の方法で行い，その効果を比較している．一方は単語を音読しながら写字をするという通常の学習方法であり，もう一方は，たとえば「dog」という単語を学習する際に，「いぬ，ドッグ，ディーオージー」と吹き込まれた磁気テープを復唱しながら，綴りを見ずに音で覚える方法である．その結果後者が前者に比して有効であったばかりでなく，前者の方法はかえって学習の妨げになっていたという．英単語の文字の学習は，綴りを視覚的に認知する過程を介して行われるため，視覚的認知力障害を有する本例にとって，通常の写字を中心とした練習は困難であり，アルファベット綴りを音として学習する方法が通常の学習方法の迂回経路として有効に機能した例と考えられる．また筆者らは，言語性記憶障害と視覚的認知力障害を主症状とした学習障害の周辺的児童に対して英単語の書字訓練を行った[16]．その結果，写字を中心とした通常の練習方法と，宇野らの例で用いられているアルファベット綴りを音で覚える方法の両者を組み合わせた方法がもっとも有効であった．複合的な障害を認めた本例においては，直接的なルートと迂回路をともに用いた複合的な方法がもっとも効果的であったと考えられる．

このように学習障害児の訓練においては，それぞれの児の認知神経心理学的障害構造に適した新たな学習方法を選択することが必要である．しかし，これまで報告されている学習障害に対する訓練法の多くは，適応や訓練効果に関する科学的な検討が十分になされていないと思われる．この分野のさらなる発展が望まれる．

文献

1) 宇野　彰，加我牧子，稲垣真澄：漢字書字に特異的な障害を示した学習障害の一例―認知心理学的および神経心理学的分析―．脳と発達 27：395-400, 1995

2) 宇野　彰，加我牧子，稲垣真澄, 他：視覚的認知障害を伴い特異的な漢字書字障害を呈した学習障害児の一例．脳と発達 28：418-423, 1996

3) Kaneko M, Uno A, Kaga M, et al.：Cognitive neuropsychological and regional cerebral blood flow study of a developmentally dyslexic Japanese child. J Child Neurol 13：457-461, 1998

4) Gavin Reid：Dyslexia—a practitioner's handbook, second edition. John Wiley & Son, Chichester, 1998

5) 宇野　彰，加我牧子，稲垣真澄, 他：特異的漢字書字障害児の認知能力に関する神経生理学的および神経心理学的発達．臨床脳波 41：392-396, 1999

6) Uno A, Kaga M, Haruhara N：Disability of phonological and visual information processing in Japanese dyslexic children International Conference on Spoken Language Processing 2000, 42-45, 2000

7) Johnson M, Peer L (ed)：The dyslexia handbook 2000. The British Dyslexia Association, London, 2000

8) Fawcett A (ed)：Dyslexia-theory & good practice. Athenaeum Press Ltd., London, 2001

9) 熊谷恵子：算数障害の概念―法的，学習障害，医学的診断基準の視点から―，特殊教育学研究 37(3)：97-106, 1999

10) 宇野　彰，加我牧子，稲垣真澄, 他：言語的意味理解力と非言語的意味理解力に解離を示したsemantic-pragmatic タイプの一例―認知神経心理学的分析および局所脳血流量―．脳と発達 29：315-320, 1997

11) 宇野　彰，春原則子，金子真人, 他：特異的言語機能障害児における非言語的認知能力の発達．音声言語医学 40：388-392, 1999

12) 春原則子，宇野　彰，加我牧子, 他：Semantic-pragmatic disorders の一例における言語性の意味理解障害について―音韻処理過程と意味処理過程との乖離―．脳と発達 31：370-375, 1999

13) 宇野　彰，上林靖子：ADHD を伴い書字障害を呈した学習障害児―書字障害に関する認知神経心理学的検討―．小児の精神と神経 38：117-123, 1998

14) 金子真人，宇野　彰，春原則子，加我牧子：仮名と漢字に特異的な読み書き障害を示した学習障害児の仮名書字訓練．音声言語医学 39(3)：274-278, 1998

15) 宇野　彰，金子真人，春原則子，加我牧子：学習障害児の英単語書取における実験的訓練効果研究―視覚法と聴覚法との訓練効果の比較検討―．音声言語医学 39(2)：210-214, 1998

16) 春原則子，宇野　彰，金子真人，加我牧子：言語性記憶障害と視覚的認知障害を認めた小児の1例における英単語の書字訓練．音声言語医学 43(3)：290-294, 2002

小児の高次神経機能障害

自閉症（高機能広汎性発達障害，アスペルガー障害を含む）

橋本 俊顕[*]　森 健治[**]　東田 好広[**]　福田 邦明[***]

- 自閉症の病因として遺伝的要因が濃厚であり，脳の病理では辺縁系，小脳，脳幹に構造的異常がみられる．
- 画像検査では前頭葉，辺縁系，小脳，脳幹に形態的あるいは機能的異常がある．
- 治療は治療教育が中心であるが薬物治療の併用も大切である．治療教育ではTEACCHプログラムが主流となっている．薬物治療ではSSRIが注目されている．

Key Words　自閉症，画像診断，脳病理，遺伝，治療教育

はじめに

自閉症は1943年と1944年におのおのKannerおよびAspergarにより独立して報告され，情緒障害から脳の器質的異常による発達障害への病因の変遷があり，今日に至っている．現在はDSM-IV[1]により広汎性発達障害のなかに分類されており，一般に自閉症という場合にはこのカテゴリーのなかの自閉性障害，アスペルガー障害，特定不能の広汎性発達障害が含まれることが多い．本項では，自閉症の臨床とともに最近の研究の進歩についても述べる．

自閉症の疫学/遺伝

従来，自閉症の有病率は1万人に4～5人と言われてたが，近年の調査では診断基準の変化もあり，1000人に2～3～5人[2]の頻度となっている．圧倒的に男児に多く，男女比は3～4：1である．高機能自閉症は一般の自閉症と同様またはそれ以上の頻度であると言われている．男女比は8～10：1で圧倒的に男性に多い．

病　因

自閉症の原因には原疾患の明らかなものは10～20％であり，他は原因不明である．基礎疾患には結節性硬化症，点頭てんかん，染色体異常，脳奇形，代謝異常，出生前感染症など多岐にわたる．原因不明群の多くは，一卵性双胎の一致率が60％と高く，同胞発症も2～3％と高率であることから遺伝性の要因が重視され[3]，原因遺伝子の研究がなされている[4]．

症状/診断

1．自閉性障害

自閉症は
① 社会的相互関係の障害，
② コミュニケーションの障害，
③ 反復性，儀式的異常行動，固執性
の3つの症状がみられる．① 社会的相互関係の障害によるものとしては，視線が合わない，集団遊びができない，一人遊び，呼名無視，共感性欠如が，② コミュニケーションの障害では，言葉の遅れ，おうむ返し，会話の維持困難，アクセント・抑揚など喋り方の異常，人称の逆転，指差しがない，ジェスチャーを使用しないが，③ 異常行動としては，常同症，手順・道順などへのこだわり，パニック，狭い興味の範囲，強迫的行動，異常な感覚刺激行動などがみられる．これらの症状は遅くとも30ヵ月以前に出現する．多くは乳児期に症状は発現していると考えられるが，特異的なものではない．乳児期によくみられる症状には夜泣きがひどい，寝つきが悪い，夜中に起きるなど睡眠・覚醒リズム異常に関連したもの，5～6ヵ月で養育者がいなくても探さない，指さしをしない，身体が柔らかい，模倣をしない，運動の発達のわりに言葉が遅い，表情がかたいなどがみられる．診断はDSM-IV（表1），ICD-10の診断基準によって行う．診断には発達テスト，知能テスト，PEP-Rなどの心理学的検査により発達・行動評価だけでなく，血液化学，甲状腺機能，脳波，画像検査，染色体，代謝異常検査など医学的な原因疾患の検

[*] 鳴門教育大学　障害児教育　　[**] 徳島大学医学部　小児科　　[***] 国立療養所香川小児病院　小児神経科

表1　自閉性障害診断基準（DSM-IV）

A．次の項目（1）（2）（3）から合計6項目以上．ただし（1）から2つ以上，（2）（3）からそれぞれ1つ以上

項　目	
（1）社会的相互関係の質的障害	
（a）社会的相互関係を行うための非言語性行動の使用の障害：視線，顔の表情，体の姿勢，ジェスチャー	
（b）発達レベルに相当した仲間関係の発達の障害：友達関係に興味を示さない	
（c）他の人と楽しみ，興味，成就を共有するを求めることの欠如：興味のある対象物を見せたり，持ってきたり，指し示すことをしない．	
（d）社会的，情緒的やりとりの欠如：一人遊び，人を道具的に扱う	
（2）コミュニケーションの質的障害	
（a）話し言葉の発達の遅れ，欠如：ジェスチャー，物まねによる代償がない	
（b）言葉はあるが他人と会話を始めたり続けることの著明な障害	
（c）言語の常同的反復的使用，奇妙な風変わりな言語：単調，変な抑揚	
（d）発達レベルに相当した多彩な模倣またはごっこ遊びの障害	
（3）限定された反復的常同的行動，興味，活動のパターン	
（a）常同的限定された興味のパターンに没頭：気象，野球の統計，俳優のアクション，ある一定の物，形，色など．物事の同一性に固執	
（b）特殊な，無意味な決まり切ったやり方に融通の利かない執着：道順，手順	
（c）常同的反復的運動の癖：手，指を振る，くねらせる体全体の複雑な動き	
（d）物の部分に持続性の執着：ボタン，体の一部，紐，ゴムバンドなど	
陽性項目の合計数	

B．3歳以前にみられる次の項目の異常または欠如（少なくとも1つ）
　　（1）社会的相互関係　（2）コミュニケーション言語　（3）象徴的想像的遊び
C．障害がレット症候群や小児期崩壊性障害では説明できない．

索を十分に行うことが大切である．

2．アスペルガー障害（高機能広汎性発達障害）

言語獲得は正常にみられるが，癇癪が強い，集団遊びができないなどの対人関係の障害，こだわり，行動のパターン化がみられ，基本的には自閉症の症状が軽度な状態で存在する．診断はDSM-IV（表2）の診断基準によって行う．言葉の獲得は正常であることから1歳半健診をパスしてしまうことが多い．語彙は豊富であるが聴覚性言語理解，語義・語用，会話の問題があり，また被害妄想念慮，不安，混乱から行動異常を起こし誤解されることも多い．また，興味のあること以外のことについて会話が進まず，言葉も冗談，ユーモア，婉曲表現を字義通り受け取る特徴がある．知能指数は正常である．身体的には不器用なことが多い．対人関係は多くは「積極奇妙型」と言われる，積極的に人に関わっていくが，かかわり方が奇妙で不適切で周囲とトラブルを起こしやすい．

高機能広汎性発達障害は知能指数が70以上のものをいうことが多い．アスペルガー障害との異同は言葉の遅れがなかったか否かの一点により，アスペルガー障害では言葉の遅れはみられない．高機能自閉症では最初から知的に遅れのない群と初期には知的障害レベルであるが加齢とともに知的レベルが上昇し正常化する群がある．

□ 検査所見

1．血液化学

自閉症の約25％に血中のセロトニンが高値を示す[5]．他のモノアミンについては一定していない．

2．染色体，遺伝子

15番染色体異常，fragile X症候群などさまざまな染色体異常を持った自閉症が報告されている．最近は本症の遺伝子研究が脚光を浴びており，7番染色体，X染色体などの検索がされている[6,7]．

表2 アスペルガー障害（Asperger's Disorder）

A．以下のうち少なくとも2つにより示される対人的相互作用の質的な障害：
 (1) 目と目で見つめ合う，顔の表情，体の姿勢，身振りなど，対人的相互反応を調節する多彩な非言語性行動の使用の著明な障害．
 (2) 発達の水準に相応した仲間関係をつくることの失敗．
 (3) 楽しみ，興味，成し遂げたものを他人と共有すること（例えば，他の人達に興味のあるものを見せる，もって来る，指さす）を自発的に求めることの欠如．
 (4) 対人的または情緒的相互性の欠如．
B．行動，興味および活動の，限定され反復的で常同的な様式で，以下の少なくとも1つによって明らかになる：
 (1) その強度または対象において異常なほど，常同的で限定された型の1つまたはそれ以上の興味だけに熱中すること．
 (2) 特定の，機能的でない習慣や儀式にかたくなにこだわるのが明らかである．
 (3) 常同的で反復的な衒奇的運動（例えば，手や指をぱたばたさせたりねじ曲げる，または複雑な全身の動き）．
 (4) 物体の一部に持続的に熱中する．
C．その障害は社会的，職業的，または他の重要な領域における機能の臨床的に著しい障害を引き起こしている．
D．臨床的に著しい言語の遅れがない（例えば，2歳までに単語を用い，3歳までに意志伝達的な句を用いる）．
E．認知の発達，年齢に相応した自己管理能力，（対人関係以外の）適応行動，および小児期における環境への好奇心などについて臨床的に明らかな遅れがない．
F．他の特定の広汎性発達障害または精神分裂病の基準を満たさない．

3．脳波

本症の約30〜80％に発作性の脳波異常がみられる．発作波の焦点は前頭葉，中心・側頭葉に多いとの報告があり一定しない．定量的分析では脳機能の左右分化障害がみられる．誘発電位では音刺激によるオドボール課題のP300振幅低下，体性感覚誘発電位の異常，聴性脳幹反応の異常がみられるが，必ずしも一致はしていない[8,9]．

4．画像検査[10]

気脳写，CTで脳室拡大の所見が報告されているが，近年のMRIによる定量的検討において小脳，脳幹[11,12]の低形成，脳梁の狭小化，前頭葉帯状回の容積減少，海馬/扁桃体容積減少などが報告されている．しかしながら，完全には意見の一致を見ていない．一方，自閉症の約1/3において頭囲の拡大や脳容積の増大があることが[13]シナプス形成，神経成長因子，アポトーシスとの関連から注目されている．この容積増大は頭頂・後頭葉の増大により，前頭葉は増大していない．

PETによる脳機能の検索がなされている．18F-FDGによるブドウ糖代謝では前部帯状回24'野の代謝の低下[14]，文章を聴くおよび表出する課題で$H_2^{15}O$による脳血流の低下が左前頭葉BA46野，右小脳歯状核にみられ，逆に文の復唱では血流の増加がみられている[15]．自閉症で血中セロトニンの増加がみられるが，ChuganiらはPETを用いて脳のセロトニン代謝について調べ，自閉症では左視床，前頭葉の合成能低下，右小脳歯状核の合成能増加を[14]，また，自閉症では対照とは異なり2〜15歳まで合成能が増加する[16]ことを報告している．さらに，前頭前野前内側部ドパミン神経系の活性低下も報告されている[17]．

脳血流SPECTでは脳血流の低下がみられるが，症状との関係では視床の血流は反復性の儀式的行動と負の相関が[18]，コミュニケーション，社会的相互関係と内側前頭前野BA9/10の血流および固執性と右海馬/扁桃体の血流が相関することが報告されている[19]．このほか，リン，プロトンによるMRS，fMRIを用いて自閉症脳の機能検査がなされている．

5．心理学検査

発達検査，知能テストにおいて多くの症例が発達の遅れ，知能の低下を示す．約3/4が70未満のレベルである．アスペルガー症候群では知能指数は正常である．また，高機能自閉症では幼児期に知能指数が低値でも加齢とともに知能指数が増加し70以上となってくるものがある．

自閉症の認知障害には「心の理論」の障害，実行機能の障害，表情の認知障害，社会性の認知障害などがあり，「心の理論」の障害，実行機能の障害が注目されている．「心の理論」とは他者は自分とは異なった信念を持っている，ということを理解する能力であり3〜4歳で発達しはじめ7〜8歳で確立する．自閉症ではこの機能に異常があるために社会的理解，コミュニケーションの障害を生じると考えられる．実行機能とは企画，反応の抑制，思考・行動の柔軟性，組織的探索などの能力であり，前頭葉が関与する．この障害により自閉症では戦略の使い分け，失敗から学ぶなどができない．いずれも異論があり，自閉症の中心的な障害についてはさらなる研究が求められる[20,21]．

表3 自閉症脳の病理学所見

変化のあった部位/所見	報告者
大脳	
前頭葉	Aarkrog, 1968
萎縮, 皮質形成異常	Darby, 1976
スパイン減少	William ら, 1980
細胞減少	Hof ら, 1991
層構造不明瞭化	Bauman & Kemper, 1998
	Bailey ら, 1998
側頭葉(海馬, 扁桃核を含む)	William ら, 1980
細胞減少, 細胞密度増加	Bauman & Kemper, 1998
樹状突起分枝減少, 萎縮	Hof ら, 1991
他の部位	Darby, 1976
細胞荒廃, 皮質形成異常	Ritvo ら, 1986
	Guerin ら, 1996
小脳	William ら, 1980
プルキンエ細胞減少	Ritvo ら, 1986
顆粒細胞層淡明化	Bauman & Kemper, 1998
細胞巨大化	Bailey ら, 1998
脳幹	Guerin ら, 1996
上オリーブ核細胞減	Rodier, 1996 (Coleman ら, 1985 の症例)
下オリーブ核細胞巨大化	Bauman & Kemper, 1998
異所性ニューロン	Bailey ら, 1998
顔面神経核細胞減少	
中脳, 延髄形状異常	
大脳皮質細胞数に変化なし	Coleman ら, 1985
脳重増加	Bauman & Kemper, 1998
	Bailey ら, 1998

□ 脳病理所見（表3）

1968年Aarkrogの報告以来，十数編の報告がみられる．大脳半球では前頭葉の萎縮，皮質細胞構築の異常，多小脳回，皮質形成異常，ニューロン数の減少，脳室拡大などが報告されている．Bauman & Kemperは海馬，扁桃体，乳頭体など辺縁系の小細胞化，高密度化，海馬CA1〜4ニューロンの樹状突起の分枝，広がりの減少，小脳プルキンエ細胞の減少，顆粒細胞層の淡明化，下オリーブ核ニューロンの巨大化を報告している[22]．Rodierらは脳幹の変化について検討し，顔面神経核，上オリーブ核の細胞数減少，下オリーブ核と台形体との距離の短縮を明らかにしている[23]．病理では脳幹，小脳，前頭葉・側頭葉前部の器質的変化が認められる．

□ 合併症[24]

1．てんかん

本症の約25〜30％にみられる．発作のピークは1歳前後と思春期にあり，二次性全般発作，複雑部分発作が多い．

2．知的障害

知的障害のレベルは重度から正常まで広範である．約80％に知的障害をともなう．

3．トウレット症候群

トウレット症候群は慢性多発性運動性チック，音声チック，行動異常，汚言を呈する．ドパミン系の機能亢進状態があり，自閉症と何らかの共通した基盤があると考えられる．

4．気分障害

感情障害やうつはアスペルガー障害によく合併する．また，家族に双極性感情障害やうつがよく発生するとの報告もある．

5．その他

強迫障害，注意欠陥/多動性障害（DSM-IVの診断基準では広汎性発達障害とは併存しないが，併存と考えざるを得ない例もある），外傷後ストレス障害，行為障害などの合併もある．

□ 鑑別診断[24]

1．聾，盲

聾児が自閉的症状を呈することがある．また，自閉症に難聴の合併もあり，聴力検査は必須である．盲としてみられていた自閉症の報告もみられる．

2．知的障害

重度になると自閉症と症候が重なりあい鑑別が困難なこともある．

3．てんかん

知的障害にてんかんを合併する場合には自閉症と類似した状態になりやすい．Landau-Kleffner症候群，CSWSとの鑑別は大切であり，脳波記録が欠かせない．

その他，小児分裂病，注意欠陥/多動性障害（高機能自閉症との鑑別），小児崩壊性障害との鑑別も重要である．

□ 治　　療[25]

自閉症の治療には広義の教育的治療と医学的治療がある．

1．TEACCHプログラム

TEACCHプログラムは包括的治療プログラムであり，子どもの適応能力の向上，両親は共同治療者，個別教育，視覚的にわかりやすく構造化された教育，認知理論と行動理論の組み合わせ，療育の専門家はジェネラリストであるという7つの原

則がある[26]．構造化をすることにより自閉症児に何を求められているかを理解しやすくすることに重点をおいている．構造化には，①物理的環境を単純化し，一定に保つ，②毎日のスケジュールを提示する，③ワークシステムを作る，④視覚的にわかりやすくし般化を促進する，⑤積極的生産的日課を設定する，の5つの要素がある．また，適切な効果を上げ目的を達成するためには，評価が大切であり，改訂版心理教育プロフィール（PEP-R），青年・成人心理教育プロフィール（AAPEP）が作られ評価に用いられている．特徴は「芽生え反応」であり，この芽生えを伸ばしていくことを重視している．

2．太田の認知発達療法[27]

太田ステージの評価に基づき治療方針を決定し（目標の具体化，重点と配分の検討），プログラムを作成する．実践を行いその後総合評価し，再び方針を検討する．これを繰り返す．

3．行動療法，応用行動分析療法

行動の意味を環境との相互作用から分析し，個人が適切な行動を発し維持するための弁別刺激，強化刺激を点検整備し，良い行動を学習させ強化し，良くない行動を抑制し，教育成果を上げていく．自閉症の複雑な行動を単純な行動に分解し，食べ物，ほめるなどの賞を与えながら成功感を持たせ，一つひとつ教えていく．

4．社会性技能訓練

ビデオ，ロールプレイングなどで社会性技能を教育していく．高度に組織化，構造化された，一人ひとりに見合った状況，プログラムを作ることが必要である．特に，グループ訓練は自閉症に社会ルールを理解させることよりも，社会活動や交流に参加させグループで経験を共有することにより，社会に対する興味や社会的技能を増していく．

5．インリアルアプローチ

高機能自閉症などの軽度発達障害のコミュニケーション学習に用いられる．大人の基本姿勢は静かに見守ること，観察，子どもの理解，子どものサインに注目することの4つである．かかわりの技法としてはミラリング，モニタリング，パラレルトーク，セルフトーク，リフレクティング，エキスパンション，モデリングがある[28]．

6．薬物治療[29]

l-ドーパ少量（0.1～0.5 mg/kg）で指示の通りやすさ，言語理解の向上，表情の改善，多動/常同行動/自傷などの改善がみられる．ハロペリドール，ピモジドの少量で攻撃性，多動，常同行動の減少，注意力の向上がみられる．リスペリドンは攻撃的行動，反復的行動に有効である．メチルフェニデートで多動，注意力が改善することがあるが（おもに高機能自閉症），逆に悪化することもあり注意を要する．SSRIでは選択的にセロトニン受容体を抑制しシナプスでのセロトニン量を増加させることにより，不適応行動，強迫症状，攻撃行動，不安，社会性などの改善がみられる．低機能群よりも高機能群のほうが有効な場合が多い．抗てんかん剤，特にバルプロ酸，カルバマゼピンも用いられる．両者とも多動，感情の動揺，攻撃性のコントロールに有効である．そのほか多動/興奮にクロニジン，攻撃性/自傷にβ-ブロッカーが効果的なこともある．ビタミンB_6大量により脳内モノアミン代謝の調整がなされ有効であるとの報告もあるが，否定的な意見が多い．この種のものではテトラヒドロビオプテリンもあるが評価は一定していない．セクレチンが自閉症に著効を示したとのことが米国でセンセーショナルに報告され，使用されているが，有効性については当初の報告とは違い一時的またはわずかな有効性であり，今後さらに検討が待たれる[30]．睡眠障害のある場合には睡眠導入剤，メラトニンを用いることもある．

□ 予　後

早期療育の開始，治療教育の進歩，薬物治療の進歩により自閉症の予後は以前と比べよくなっており，重度の行動障害は減少している．しかしながら，就労は約20％程度で，多くは自立した生活は困難である[31]．今後，できるだけ自立した生活の支援が求められる．

文　献

1) American Psychiatric Association. Diagnostic and Statistical Manual Disorders. 4th Ed. Washington, DC：APA, 1994

2) Gillberg C, Coleman M：The Biology of the Autistic Syndromes 3rd edition. Cambridge University Press, London, pp. 85-101, 2000

3) Bailey A, LeCouteur A, Gottesman, et al.：Autism as a strongly genetic disorder：evidence from a British twin study. Psychol Med 25：63-77, 1995

4) International Molecular Genetic Study of

Autism Consortium. A full genome screen for autism with evidence for linkage to a region on chromosome 7q. Human Mol Genet 7 : 571-578, 1998

5) Cook EH : Autism : review of neurochemical investigation. Synapse 6 : 292-308, 1990

6) Gillberg C, Coleman M : The Biology of the Autistic Syndromes 3rd edition. Cambridge University Press, London, pp. 232-261, 2000

7) Trottier G, Srivastava L, Walker C-D : Etiology of infantile autism : a review of recent advances in genetic and neurobiological research. J Psychiatry Neurosci 24 : 103-115, 1999

8) Minshew NJ, Sweeney JA, Bauman ML : Neurological aspects of autism. in Cohen DJ, Volkmer FR (Ed) Handbook of Autism and Pervasive Developmental Disorders (2nd ed.) John Willy & Sons, NY, pp. 344-369, 1997

9) 谷口　清：自閉症の神経生物学　症候学から原因論へ．障害者問題研究 26 : 265-275, 1998

10) Hendren RL, DeBacker I, Pandina G : Review of neuroimaging studies of child and adolescent psychiatric disorders from the past 10 years. J Am Acad Child Psychiatry 39 : 815-828, 2000

11) Courchesne E, Saitoh O, Yeung CR, et al. : Abnormalities of cerebellar vermian lobules VI and VII in patients with infantile autism : identification of hypoplastic and hyperplastic subgroups with MR imaging. ALR 162 : 123-130, 1994

12) Hashimoto T, Tayama M, Murakawa M, et al. : Development of the brainstem and cerebellum in autistic patients. J Aut Dev Disord 25 : 1-18, 1995

13) Gillberg C, Coleman M : The Biology of the Autistic Syndromes 3rd edition. Cambridge University Press, London, pp. 217-231, 2000

14) Deb S, Thompson B : Neuroimaging in autism. Br J Psychiatry 173 : 299-302, 1998

15) Muller R-A, Chugani DC, Behen ME, et al. : Impairment of dentato-thalamo-cortical pathway in autistic men : language activation data from positron emission tomography. Neurosci Letters 245 : 1-4, 1998

16) Chugani DC, Muzik O, Behen M, et al. : Developmental changes in brain serotonin synthesis capacity in autistic and nonautistic children. Ann Neurol 45 : 287-295, 1999

17) Ernst M, Zametkin AJ, Matochik JA, Pascualvaca D : Low medial prefrontal dopaminergic activity in autistic children. Lancet 350 : 638, 1997

18) Stakstein SE, Vazquez S, Vrancic D, et al. : SPECT findings in mentally retarded autistic individuals. J Neuropsychiatry Clin Neurosci 12 : 370-375, 2000

19) Ohnishi T, Matsuda H, Hashimoto T, et al. : Abnormal regional cerebral blood flow in childhood autism. Brain 123 : 1838-1844, 2000

20) Bailey A, Phillips W, Rutter M. Autism : towards an integration of clinical, genetic, neuropsychological, and neurobiological perspectives. J Child Psychol Psychiat 37 : 89-126, 1996

21) Tanguay P : Pervasive developmental disorders : a 10-year review. J Am Acad Child Adolesc Psychiatry 39 : 1079-1095, 2000

22) Kemper TL and Bauman M : Neuropathology of infantile autism. J Neuropathol Exp Neurol 57 : 645-652, 1998

23) Rodier PM, Ingram JL, Tisdale B, Nelson S, Romano J : Embryological origine for autism : developmental anomalies of the cranial nerve motor nuclei. J Comp Neurol 370 : 247-261, 1996

24) Gillberg C, Coleman M : The Biology of the Autistic Syndromes 3rd edition. Cambridge University Press, London, pp. 4-38, 2000

25) Gillberg C, Coleman M : The Biology of the Autistic Syndromes 3rd edition. Cambridge University Press, London, pp. 269-290, 2000

26) Shopler E : Behavioral priorities for autism and related developmental disorders. In Shopler E, Mesibov GB (eds) Behavioral Issues in Autism. Plenum Press, New York, 55-77, 1994

27) 太田昌孝，永井洋子：自閉症治療の到達点（2）認知発達治療の実践マニュアル．自閉症のStage別発達課題，日本文化科学社，東京，1996

28) 竹田契一，里見恵子：インリアル・アプローチ．日本文化科学社，東京，1999

29) Bruitelaar JK, Willemsen-Swinkels SHN : Autism. Current thories regarding its pathogenesis and implications for rational pharmacotherapy. Pediatr Drugs 2 : 67-81, 2000

30) 佐々木征司：自閉症の生化学的背景と薬物療法．精神保健研究 47 : 43-48, 2001

31) 小林隆児，村田豊久：201例の自閉症児追跡調査からみた青年期・成人期自閉症の問題．発達の心理学と医学 1 : 523-537, 1990

小児の高次神経機能障害

AD/HD（注意欠陥/多動性障害）

上林　靖子*
かんばやし　やすこ

- AD/HD は神経生物学的な障害である．
- 診断には生育歴の聴取と行動評価が重要である．
- 治療目標は AD/HD を持つことによる有害な影響を最小限にし，自尊感情をはぐくむことである．
- 治療としては薬物療法と心理社会的介入を併用する．

Key Words　AD/HD, diagnosis, stimulant medication, psychosocial treatment

□ AD/HD とは

Attention Deficit/Hyperactivity Disorder（AD/HD，注意欠陥/多動性障害）は不注意と多動/衝動性を特徴とする行動の障害である．出現率は学童期の子どもの 3〜5％ときわめて高い[1]．AD/HD が見過ごされ，放置されることによって個人・家族・社会的にさまざまな問題を生じやすいことが知られており，適切な診断と援助を必要としている．

□ 原　　因

AD/HD は神経生物学的障害であるとする見解は広く認められているが，厳密な意味での原因と病態は，解明されているとはいえない．これまでの研究からは，AD/HD は多くの原因があることが認められており，これが発達過程の脳に影響を与え，共通の症状が現れたものとみなされる．

遺伝要因の存在が重要視されている．Thapar（1997）[2]は AD/HD の遺伝の関与についての研究をレビューして次の結論を得た．① AD/HD は家族性の障害である．② 養子や双生児研究からは，遺伝性が高いことが示されている．③ 遺伝学的研究は，DRD-4 レセプター遺伝子，ドーパミントランスポーター遺伝子の関与を示唆している．これらについては今後の研究の発展が期待されている．

そのほか AD/HD の原因となる要因としては，胎生期および周産期の異常，化学物質，後天的な脳の外傷などがあげられる．

心理社会的要因，家族要因が AD/HD の発現に付加的な影響を与える．これらの悪条件は，AD/HD の症状を増大させ，不安・抑うつ，全般的な心理社会的機能不全をもたらす．

画像技術の進歩は脳の構造や機能についての新しい知見を明るみにしてきた．MRI を使った画像研究は，前頭前皮質，大脳基底核，小脳虫部などが小さい，あるいは左右差があるなどを報告している[3]．最近では，機能性 MRI，PET を用いた研究が報告されているが，まだ一貫した結果をもたらすに至っていない．これらの研究は今後 10 年の間に急速に進展し原因についての解明が進むことが期待される．

□ 症　　状

不注意と，多動/衝動性が AD/HD の基本症状である．

不注意は，注意集中時間が短いこと，まわりの刺激に注意が簡単に移るという「転動性が高い」ことが中心的な症状である．日常場面では，不注意な過ちをおかす，ものごとを順序立ててやることができない，注意を持続することができない，言われていることを聞いていない，やっかいで時間がかかりそうなことを避ける，忘れ物・落とし物が目立つなどとして観察される．

多動は文字通り，動きが多いことである．絶えずせわしく動き回る，一点に止まっているようになっても，からだの一部をくねくねもじもじ動かしている，なにかをいじっている，遊んでいるときでも動きまわり賑やかで静かにできない，おしゃべりがすぎるなどとして観察される．**衝動性**は結果を考えずに行動に移すことである．外の刺激に

* 中央大学文学部

表1 注意欠陥/多動性障害の診断基準症状項目

不注意
（a）学業，仕事，またはその他の活動において，しばしば綿密に注意することができない，または不注意な過ちをおかす．
（b）課題または遊びの活動で注意を持続することがしばしば困難である．
（c）直接話しかけられたときにしばしば聞いていないように見える．
（d）しばしば指示に従えず，学業，用事，または職場での義務をやり遂げることができない（反抗的な行動，または指示を理解できないためではなく）．
（e）課題や活動を順序立てることがしばしば困難である．
（f）（学業や宿題のような）精神的努力の持続を要する課題に従事することをしばしば避ける，嫌う，またはいやいや行う．
（g）（例えばおもちゃ，学校の宿題，鉛筆，本，道具など）課題や活動に必要なものをしばしばなくす．
（h）しばしば外からの刺激によって容易に注意をそらされる．
（i）しばしば毎日の活動を忘れてしまう．

多動性
（a）しばしば手足をそわそわと動かし，またはいすの上でもじもじする．
（b）しばしば教室や，その他，座っていることを要求される状況で席を離れる．
（c）しばしば，不適切な状況で，余計に走り回ったり高い所へ上ったりする（青年または成人では落ち着かない感じの自覚のみに限られるかもしれない）．
（d）しばしば静かに遊んだり余暇活動につくことができない．
（e）しばしば"じっとしていない"または，まるで"エンジンで動かされるように"行動する．
（f）しばしばしゃべりすぎる．

衝動性
（g）しばしば質問が終わる前に出し抜けに答え始めてしまう．
（h）しばしば順番を待つことが困難である．
（i）しばしば他人を妨害し，邪魔する（たとえば会話やゲームに干渉する）．

動かされて即刻行動してしまい，自らが危険な目に遭うとか，まわりの人に危害を加えてしまいがちである．順番を待てないとか，人の妨害や邪魔になる，質問を聞き終えないうちに出し抜けに答えるなどとなって現れる．

□ **診断基準**

　DSM-IVは，AD/HDを持つ子どもによくみられる不注意および多動/衝動性を表す行動それぞれ9つからなるリストを示している（表1）．それらのうち6項目以上を示しているとき，それぞれの症状があるとする．診断の条件には，その症状は①年齢に不相応で，適応的でない，②6ヵ月以上にわたって続いたことがある，③7歳以前に始まっている，④2つ以上の場面で現れる，⑤社会的，学業的機能に著しい障害となっている，⑥広汎性発達障害，その他の精神病の経過中にのみ起こるものではない．気分障害，不安性障害，解離性障害または人格障害など他の精神疾患ではうまく説明されない．これらの条件を満たすときにAD/HDという診断が確定できる（図1）．

　一方，AD/HDを持つ子どもは，AD/HDのほかに反抗的・反社会的などの行動の障害，学習障害，不安・抑うつ，その他の精神医学的障害を併存することが知られている．精神科受診例ではその併存率は70〜80％と高い[4]．AD/HDの診断では，これらの併存障害を視野に入れることが重要である．

□ **診断のためのプロセス**

　診断は上述の条件を満たしていることを確認するとともに，必要な治療はなにか，いつ始めるかなどの決定をし，その後の治療経過を追跡する出発点である．そのために必要な情報を得ておかなければならない．われわれが実施している診断評価プロセスを図2に示した．

　AD/HDを持つ子どもを検出できるような生物学的な指標や，診断テストは現在では存在しない．診断のために必要な情報は，面接，および診察室と検査場面での観察，標準化された評価尺度などを通じて得ることになる．これらのうち生育歴が重要である．親と教師など複数から情報を得るために，標準化された行動チェックリストは有用で，筆者はAD/HDに関するチェックリスト（ADHD-RSその他）と，行動と情緒の問題および社会性を広く捉えられるチェックリスト（CBCL親用と教師用）を併用することを推奨される．多動/衝動性，不注意などの症状を直接測定する検査，Con-

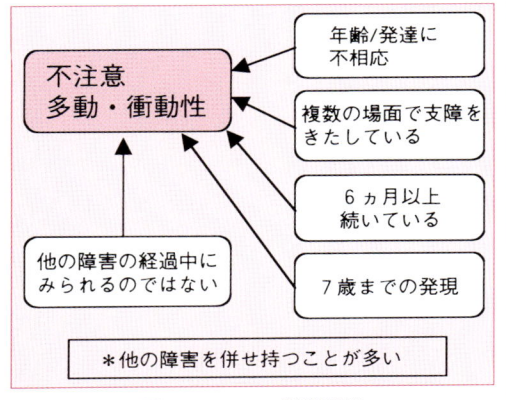

図1　DSM-Ⅳ診断基準

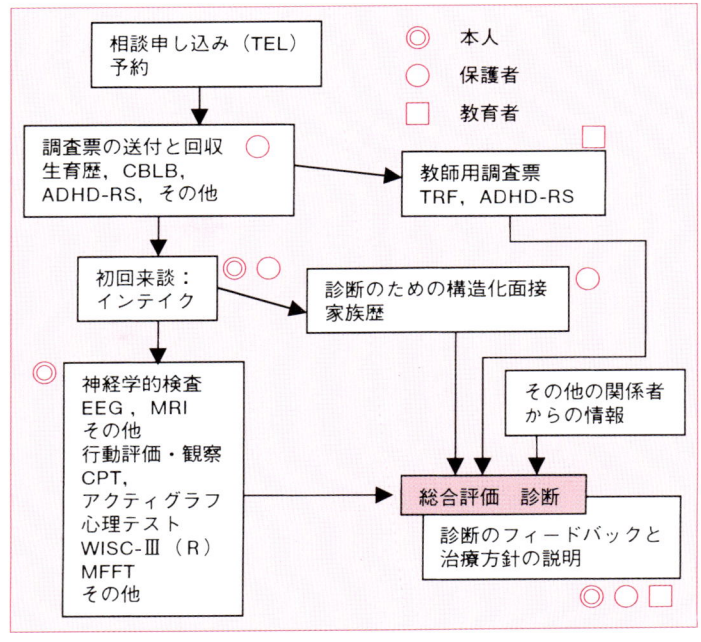

図2　診断の流れ

tinuous performance test (CPT), MFFT (Maching Familiar Figure Test, Kagau), アクティグラフによる活動量測定などは客観的な指標として有用であり，治療効果の指標としても利用できる．

□ 鑑別診断

AD/HDと似た状態を現すことのあるものとしては，次のようなものがあり，慎重に弁別することが求められる．視覚・聴覚など感覚器の障害，不適切な学習環境，学習困難，深刻な家族の問題，重い情緒の障害，反抗や行為障害などである．診断基準では広汎性発達障害は除外するとの規定が記されているが，AD/HDとの併存と思われるケースが指摘されており，議論がある．

□ AD/HDの治療目標

AD/HDは，発達とともにその症状は軽減はするが，その特徴は成人になっても存続することが少なくない．児童期のAD/HDの治療目標は，この障害を持つことによる有害な影響を最小限にし，子どもが本来持っている能力を発揮し，自己評価を高め，自尊心を培うことである．この目標を達成するために，多面的な治療が必要とされる．

□ AD/HDの治療

薬物療法，ペアレント・トレーニング，ソーシャル・スキル・トレーニング，教育的介入などがある．このほか，子どもあるいは保護者への個別のカウンセリングが行われる．患者のニーズに沿って，治療を選択し，組み合わせて用いる．AD/HDの治療は，医師，ソーシャル・ワーカー，臨床心理士，教師あるいは保育者，その他当該の子どもにかかわるあらゆる人々による共同作業である．

□ 薬物療法

AD/HDの治療のうち，薬物療法は海外ではもっともよく研究され有効性が確立している．中枢刺激薬・三環系抗うつ薬・クロニジンなどが用いられる．

1．中枢刺激薬

わが国で，治療薬として認められているのはメチルフェニデート（リタリン），ペモリン（ベタナミン）の2種である．不注意，衝動性，多動などこの障害の基本的症状を軽減する．攻撃や反抗，挑戦などの問題行動，書字，ソーシャル・スキル，情緒面にも好ましい効果をみることも少なくない．

中枢刺激薬の効果はシナプスに放出されたドーパミンとノルエピネフリンが前シナプスの神経の終末に再取り込みされるのを抑制することによってもたらされると考えられている．

メチルフェニデートの効果は内服のあと30〜60分から発現し，3〜5時間持続する．日中安定した効果をもたらすためには1日2ないし3回の服用が必要である．

薬用量は，試験的な服薬を通じて個々に決定す

る．1回の服用量を幼児では2.5 mg，学童では5 mgから開始し，3〜5日ごとに2.5 mgずつ増量して，もっとも効果のある用量を見いだす．有効量は個人差があるが，通常0.6 mg/kgから1 mg/kgである．

効果の判定の指標は，行動の改善である．学齢児では学校場面での行動について教師からの情報が重要となる．筆者は薬効と治療経過の評価に際してADHD-RSを利用している．

中枢刺激薬によるAD/HDの治療はすでに北米を中心に200を超えるコントロールを用いた報告がなされており，その結果小児から成人までAD/HDの70〜80%に有効であることが知られている．

副作用，中枢刺激薬によくみられる副作用は，食欲不振と不眠などである．そのほか腹痛，嘔気，チックをみることもある．このような副作用に対しては，朝の服薬方法や用量を調整することで多くの場合は対応が可能である．

中枢刺激薬は乱用される可能性があるので，AD/HDの治療としてこれを用いることが乱用をもたらすのではないかとの危惧があり，この薬物療法についての賛否を分ける一つの要因になってきた．Biederman (1999)[4]の研究によるとAD/HDの中枢刺激薬による治療は，実質的に薬物乱用の危険性を減少させていた．

2．三環系抗うつ薬

三環系抗うつ薬は，中枢刺激薬についで2番目の治療薬として選択される．これらは主としてノルエピネフリンとセロトニンの前シナプスでの再取り込みを阻害する作用を有している．AD/HDの治療としては，ノルエピネフリンに選択的に作用するデシプラミン (Pertofrane)，ノルトリプチリン (ノリトレン) が好んで用いられている．この種の薬物の利点は作用時間が長く，およそ12時間にわたる．

Biedermanらによる若年者の治療で平均用量は1日，デシプラミン5 mg/kg，ノルトリプチリン2 mg/kgでいずれもプラセーボに比して効果が確認されている．三環系抗うつ薬の治療効果は不安や抑うつ，チックなどを併存する場合にいっそう大きい．これらの使用に当たっては，心機能についての慎重な監視が必要である．

3．その他の薬物療法

クロニジン（カタプレス：α_2ノルアドレナリン拮抗物質）は二重盲検によりAD/HDの行動を改善することが確かめられた．しかし循環器への安全性についての問題が論議されており，使用には慎重さが求められる．

4．わが国の薬物療法の現状

メチルフェニデートは海外において，AD/HDの第一選択薬として，効果と安全性がもっともよく検証されている．しかしながらわが国では，その適応はうつ病とナルコレプシーに限られており，保険外適用のまま使用されている．使用に当たっては，十分にインフォームド・コンセントを得るべきであろう．

□ 心理社会的治療

AD/HDの治療は，主症状を軽減させ，障害された日常生活の機能と発達を改善することが重要である．薬物療法はAD/HDの症状を軽減するうえで，効果があるが，その結果，子どもが，持っている能力を発揮し，自己評価を高めるような体験をする機会を持つことができて，本来の治療目標が達成される．そのためにペアレント・トレーニング，子どものソーシャル・スキル・トレーニング（SST），教育的な介入があるが，わが国では先駆的な医療機関と相談機関でようやく取り組み始められたばかりで，技法の確立，普及が必要とされる．

おわりに

AD/HDをめぐる医療は決して新しいものではないが，近年，社会的関心が急速に高まり，医療への期待が強まっている．情報化社会のなかで，この問題に関しては海外からの情報が堰を切ったように流れ込んでいる．しかしながら児童精神科医療，教育相談・児童相談など各種の臨床場面でこれらの要求に応える条件が必ずしも整っているとはいえない．診断・治療のガイドラインを明確にすることが今日の課題の一つである．またこの障害は児童期のみの問題ではなく，青年期・成人を通じて生涯にわたるケアの体制が求められている．これらを担う一端が，AD/HDのサポート組織として各地でスタートしている．医療はその一端を担っていくことが求められるであろう．

文 献

1) National Institutes of Health Consensus Development Conference Statement：diagnosis and treatment of attention-deficit/hyperactivity disorder (ADHD). J Am Acad Child Adolesc Psychiatry 39(2)：182-193, 2000

2) Thapar A, Holmes J, Poulton K, et al.：Genetic basis of attention deficit and hyperactivity. Br J Psychiatry 174：105-111, 1999

3) バークレー RA（石浦章一訳）：集中できない子供たち—注意・欠陥多動性障害．日経サイエンス 1999年1月号，18-25

4) Biederman J, Wilens T, Mick E, et al.：Pharmacotherapy of attention-deficit/hyperactivity disorder reduces risk for substance use disorder. Pediatrics 104(2)：e 20, 1999

（参考資料）

5) リンダ・フィフナー著，上林靖子，中田洋二郎，山崎 透，水野 薫訳：こうすればうまくゆくADHDをもつ子の学校生活，中央法規出版，2000

6) シンシア・ウィッタム著，上林靖子，中田洋二郎，藤井和子，井潤知美，北 道子訳：読んで学べるADHDのペアレント・トレーニング，むずかしい子にやさしい子育て．明石書店，2002

■ 小児の高次神経機能障害

小児失語

宇野　彰*
うの　あきら

- 小児失語の症状や改善に関する学問的な見解はこの25年間で大きく変わった．
- 伝統的な見解に対して，近年成人の失語症の損傷部位と症状との関係が小児失語にも当てはまる症例が報告されている．失語症のタイプに関しても成人で認められるタイプの多くが報告されている．
- かつては正常範囲にまで回復するとされていたが，詳細に調べると言語障害は残存することが多く，学業不振や就業に影響が認められることが多い．

Key Words　小児失語，改善，可塑性，流暢性，病巣

□ 定義と用語

小児失語は言語獲得期において，大脳損傷により失語症（P6「失語症」参照）を呈する後天性の障害[1]である．しかし，言語獲得期の厳密な範囲については明確ではない．小児失語症は実際には，一定量の発語が認められ安定した言語理解力を示し，大脳損傷後の変化が観察できる2歳ごろから診断可能である．上限の発症年齢としては12, 13歳ごろまでの小児失語症が報告されている．近年，小児失語（childhood aphasia）と呼ばずに，小児期の失語症（aphasia in childhood または child-onset aphasia）という呼び方をする研究者がいるが，言語獲得期の範囲が明確ではないため表現に考慮しているものと思われる．

□ 特徴的な症状

この四半世紀で小児失語症に関する記載は大きく変わった．

1．小児失語の古典的特徴

1980年代前半までの小児失語の特徴は，非流暢な発話で発話量が少ない．電文体である．新造語，ジャーゴン，語漏はない．言語理解力は保たれている．症状は，損傷部位によって左右されない．言語障害の回復は急激で完全である．右半球損傷後の失語症は成人における失語症よりもより一般的である，などとされていた．

2．歴史的変遷

1970年代後半は，依然として伝統的な臨床像が主流ではあったが，成人失語症との共通性が認められる症例が報告され始めた．かつて Basser ら[2]は，右半球損傷後の小児失語症が47％認められると報告した．1978年には Woods and Teuber[3]が小児34例の左半球損傷のうち25名で失語症が認められ，右半球損傷の31例では4例（うち2人は左利き）のみに失語症がみられたことより，小児においても左半球の言語優位性の影響を受けていることを示した．また，Woods and Teuber[3]により発話が流暢な5歳の小児失語症例が報告されて以来，健忘失語[4~6]，伝導失語[7~10]，超皮質性感覚失語[11]，ジャーゴン失語[2]，失書をともなわない失読[12~14]などが次々に報告されている．さらに，新造語や語漏症状も自発話の中で観察されるようになってきた[14~16]．

3．現代の小児失語

成人の失語症とほぼ同様な点と異なる点が認められる．共通点としては，タイプ分類ではジャーゴン失語，Wernicke 失語，超皮質性感覚失語，伝導失語，失名詞失語，失書をともなわない失読などの報告があり，右利き右大脳損傷による交叉性失語はまれな点があげられる．症状としては成人例と同様，新造語，ジャーゴン，語漏，錯語，迂言，字性錯語，などが認められる．病巣との関連に関しては，流暢な発話と聴覚的理解力障害を有する小児失語例の病巣は Wernicke 領域を含む側頭-頭頂損傷である．バイリンガルの失語症例でも成人例での症状と同様な特徴を示していた[17]．

成人例と共通でない点もしくは異なる見解に関

* 国立精神・神経センター精神保健研究所

しては明確に示されてはいない．しかし，純粋語聾や純粋語唖など失語症の一純粋症状のみを呈した症例が局所病変例として報告されていない．全体の症例数が少ないために純粋例も少ないのか，小児の大脳においてはそこまで局在化が進んでいないためなのかまだ明確ではない．

□ 鑑別診断

　診断の時期についてはすでに定義との関連にて既述した．成人失語症の診療経験者が鑑別診断することをお勧めする．成人失語症の鑑別診断とほぼ同様だからである．考慮すべき点は小児失語例が言語発達途上にあることである．すなわち，読み書きに関する学習の到達度や物品や線画呼称の際の知識量を考慮する必要がある．失語症は，その患者が知っている単語の音韻の想起障害，意味の想起障害，語音認知障害，意味理解障害，文字の想起障害と，文字の理解障害が中心症状である．小児失語の原因疾患の多くは頭部外傷や脳血管性障害であるので，入院期間が長く，通学していない場合がある．そのため学習されていない結果，知識そのものが蓄積されていない可能性を考慮したい．すなわち，検査を実施する際は，対象となる児童が知っている単語で機能障害を検出する必要がある．

□ 検査方法

　現在のところ小児失語を検出する標準化された検査方法は作成されていない．したがって成人用の失語症検査を応用することになる．小学生の場合は，標準失語症検査（SLTA：Standard Language Test of Aphasia）の適用が可能である．

1．小児失語に SLTA を実施，採点する際の注意点

　成人失語症例に実施した経験があれば，基本的にはスムーズに施行可能である．聴覚的理解力をみる「聴く」の「口頭命令に従う」では，万年筆を知っている現代の小学生は非常に少ないため，10個の物品を並べた際，検査の前に「これは万年筆といいます」と音声言語にて提示する．健常児では，このように提示された後に誤る児童はほとんどいなかった．「口頭命令に従う」での平均得点は，10問中小学2年生で約9点，4年生でも9点である．呼称では，地域による差も考慮する．たとえば「たけのこ」は沖縄では見ることのできない野菜である．また，「神社」も沖縄ではほとんど見ることはない．地域性だけでなく，小学生にとっては「たけのこ」「神社」に加えて「門松」と「ふすま」が親密度が低いと思われ，呼称困難な児童が多い．「呼称」での平均得点は20問中小学2年生で約17.4点，4年生で17.5点である．音読では漢字に関しては学習していない文字が読めないのは当然であるが，短文の音読では仮名がふってあるため通常は音読可能である．読解の項目である「読む」の「書字命令に従う」では，「口頭命令に従う」と同様の実施方法にて施行し，書字では漢字に関する項目のみ「大人用（またはお兄ちゃんお姉ちゃん）の問題だからできなくて良い」旨，はじめに伝達しておくことが肝要である．計算課題に関しては，計算の基本的技術であり，小学生の平均正答率が高いことから，ぜひ放棄しないよう勧めるべきである．

2．読み書きに関する検査

　SLTA では項目数が5題しかなく，難易度に関しても大人用であるため，小児用として補完的に小学生の読み書き到達度が記載されている検査を用いることをお勧めする．「小学生の読み書き計算標準検査」（2003 インテルナ出版）は通常学級の小学生658名を基礎データとし，各学年100名以上の対象児童の読み書き到達度の基準値を示した検査である．2年生から6年生までが対象であり，ひらがな，カタカナ1文字各20文字ずつと，単語のひらがな，カタカナ，漢字各20単語に関して音読と書字および加減算各5題から構成されている．付録として，抽象語理解力検査やレーヴン色彩マトリックス検査との関連についても記載されているので有用である．

□ リハビリテーション

　情報処理過程を考慮した訓練を目指すとすれば，成人失語症に比べて，小児失語症のリハビリテーションは専門性が低くなる．なぜなら，小児の場合は，リハビリテーションの最中にもその後にも正常に言語機能が発達する可能性があり，それを考慮する必要があるからである．そのような意味において，情報処理過程に則して訓練を考えたとしても必ずしも予想した経路のみが活性化するのではなく，予想を越えた回路の活性化が認められることがある．これは，成人失語症ではあまり見ることができない．特に，仮名訓練の場合，成人例において，音と文字を一対一対応させる方法で

は一般には改善せず何らかのバイパスを想定した訓練方法が有効なことが多いのに対し，小児例では結果的に単純な一対一対応の仮名訓練が学習できる場合がある．

□ 改善と予後に関して

予後に関しては，科学的には十分に検討されてはいない．損傷が限局されている小児失語例の多数の追跡ができていないためと思われる．それにしても見解が異なっている．たとえば発症年齢が低ければ改善が大きく，年齢があがるにつれて大脳の可塑性が低くなるという報告[18,19]と，年齢による差はなく，成人失語症例と改善に関して差がない[20]という報告がある．発症の時期と改善に関しては，Basser[3]やLenneberg[21]は思春期までの半球病巣では永続的な失語症は残らないと考えている．しかし，その後WoodsとTeuber[3]，それにHecasen[22]の研究では発症時期と改善との関係に関しては明確にすることができなかった．MartinsやFerros[23]らは発症年齢と改善との関連よりも，左後方の言語野の損傷が認められるか否かの要因が大きいのではないかと報告している．

著者らの研究[24]では，改善到達度をSLTAの失語症評価点にて比較すると，40代以上発症例と比べ改善到達度は有意に高かったが，20代から30代発症の若年失語症例とは有意な差が認められなかった．しかし，現在用いられている失語症検査では，若年発症群も小児失語症群も天井効果を示し，双方の比較が十分ではなかったため今後詳細な検査を用いての検討が待たれる．一方，失語症評価点では天井効果を示していても項目ごとにみると，言語機能の低下はほぼ全例に認められていた．

基本的には，長期的にみると言語の障害または言語発達の遅れ，学業での困難さ，読み書きでの障害もしくは困難さなどが認められ，何らかの特別な教育を必要とされている例がほとんどであると思われる[25〜28]．

小児失語の改善研究に関する報告の少なさは方法論的困難さがともなうためと考えられる．たとえば，成人例と比較する際には，大脳の損傷の大きさや部位などの条件を等しくする必要がある．しかし，そのためには，全体の症例数が少ないばかりでなく，小児失語では脳外傷が原因疾患として多く，脳梗塞などの限局病巣例が少ないという困難さも認められるのである．限局病巣での多数例の蓄積による報告が待たれている．

□ 進学と就職

言語障害があるため，学業が徐々に遅れていくことが多い．小学校までは通常学級に通っていても，中学校や高校になると特別教育を受ける児童が少なくない．現実的には，本来の対象とは異なるが，定時制高校（中学），軽度障害児を対象とする養護学校，普通の養護学校，専門学校，学習障害児や不登校児童を対象とした無認可の学校，などに通うことが多い．けいれん発作など内科的管理が必要な場合は通学自体が困難なことがあり，学業が遅れていくことが多い．同様に就業に困難さが認められる．運動麻痺をともなう場合は，運動の制限があるために健側のみにて可能で，かつ言語機能があまり重要でない職種に限られる．若年発症例の多くは知り合いの推薦での比較的単純な仕事か，授産施設への通所，入所，家族に余裕がある場合には家庭で生活を送っているのが現実である．専門家の十分な支援と福祉的サービスや就労システムの整備が待たれる．

文　献

1) 宇野　彰：失語症．高次神経機能障害の臨床．実践入門（宇野彰編著）．新興医学出版社，pp. 6-10, 2002

2) Basser LS：Hemiplegia of early onset and the faculty of speech with special reference to the effects of hemispherectomy. Brain 85：427-460, 1962

3) Woods BT and Teuber HL：Changing patterns of Childhood aphasia. Ann Neurol 3：273-280, 1978

4) Hynd GW, Leathem J, Semrud-Clikeman M, et al.：Anomic aphasia in childhood. J Child Neurol 10：289-293, 1995

5) Klein SK, Masur D, Farber K, et al.：Fluent aphasia in children：Definition and natural history. J Child Neurol 7：50-59, 1992

6) Van Hout A：Acquired aphasia in children, in Segalwitz SJ, Rapin I(eds)：Section 10：Neuropsychology(Part 2). Vol 7 of Boller F, Grafman J (eds)：Handbook of Neuropsychology. Amsterdam, Elsevier Science, pp. 139-161, 1994

7) Van Hout A, Evrard P, Lyon G：On the

positive semiology of acquired aphasia in children. Dev Med Child Neurol 27 : 231-241, 1985

8) Martin IP, Ferro JM : Acquired conduction aphasia in a child. Dev Med Child Neurol 29 : 529-540, 1987

9) Tanabe H, Ikeda M, Murasawa A, et al. : A case of acquired conduction aphasia in a child. Acta Neurol Scand 80 : 314-318, 1989

10) Deonna T, Davidoff V, Roulet E : Isolated disturbance of written language acquisition as an initial symptom of epileptic aphasia in a 7-year-old child ; a 3-year follow-up study. Aphasiology 7 : 441-450, 1993

11) Martin IP, Ferro JM : Type of aphasia and lesion localization. In : Martin IP et al, eds. Acquires aphasia in children-acquisition and breakdown of language in the developing brain. Dortrecht : Kluwer Academic Publishers, pp. 143-159, 1991

12) Skoglund RR : Reversible alexia, mitochondrial myopathy, and lactic acidemia. Neurology 29 : 717-720, 1979

13) Makino A, Soga T, Ohbayashi M, et al. : Cortical blindness caused by acute general cerebral swelling. Surg Neurol 29 : 393-400, 1988

14) Paquier P, Hugo R. van Dongen : Two contrasting cases of fluent aphasia in children. Aphasiology 5 (3) : 235-245, 1991

15) Van Hout A, Evrard P, Lyon G : On the positive semiology of acquired aphasia in children. Dev Med Child Neurol 27 : 231-241, 1985

16) Van Hout A, Lyon G : Wernicke's aphasia in a 10-year-old boy. Brain and Lang 29 : 268-285, 1986

17) 坂本和哉, 宇野 彰 : 小児の bilingual aphasia の一例. 音声言語医学, 2002 (印刷中)

18) Woods BT and Carey S : Language deficits after apparent clinical recovery from childhood aphasia. Ann Neurol 6 : 405-409, 1979

19) Vargha-Khadem F, O'Gorman AM, Watters GV : Aphasia and handedness in relation to hemispheric side, age at injury and severity of cerebral lesion during childhood. Brain 108 : 677-696, 1985

20) Basso A, Scarpa MT : Traumatic aphasia in children and adults : A comparison of clinical features and evolution. Cortex 26 : 501-514, 1990

21) Lenneberg E : Biological foundations of language. New York, 1967

22) Hecasen H : Acquired aphasia in children and the ontogenesis of hemispheric functional specialization. Brain and Lang 3 : 114-134, 1976

23) Martins IP, Ferro JM : Recovery of acquired aphasia in children. Aphasiology 6 (4) : 431-438, 1992

24) 宇野 彰, 新貝尚子, 狐塚順子, 他 : 大脳可塑性と側性化の時期―小児失語症からの検討―. 日本音声言語医学 43 : 207-212, 2002

25) Cooper JA and Flowers CR : Children with a history of acquired aphasia : residual language and academic impairment. J Speech Hear Disord 52 : 251-262, 1987

26) Cranberg LD, Filley CM, Hart EJ, et al. : Acquired aphasia in childhood : clinical and CT investigations. Neurology 37 : 1165-1172, 1987

27) Watamori TS, Sasanuma S, Ueda S : Recovery and plasticity in child-onset aphasics : ultimate outcome at adulthood. Aphasiology 4 : 9-30, 1990

28) Aram DM, Eisele JA : Plasticity and recovery of higher cognitive functions following early brain injury, in Tapin I, Segalowitz SJ (eds) : Section 10 : Child Neuropsychology (Part 1). Vol 6 of Boller F, Grafman J (eds) : Handbook of Neuropsychology. Amsterdam, Elsevier Science, pp. 73-92, 1992

■ 高次神経機能障害入門

高次神経機能障害と画像診断

長田 乾*
ながた　けん

- X線CTやMRIはもっぱら形態的病巣を示し，SPECTやPETは機能的病巣を反映する．
- 機能的病巣は，形態的病巣よりも概して広い範囲に存在する．
- 超急性期徴候を捉えることでX線CTでも脳梗塞超急性期の診断が可能に．
- MRI拡散強調画像は，脳梗塞超急性期の病巣検出に威力を発揮する．
- MRI T2*画像は陳旧性出血性病変の検出に有用．
- SPECTやPETで示される脳循環代謝画像は経過を追って変化する．
- 主病巣から離れた形態的に異常のない部位における脳循環代謝の低下をダイアスキシスという．
- 失語症の回復過程では，劣位半球が優位半球の機能代償を担う可能性が示されている．

Key Words: magnetic resonance imaging (MRI), diffusion weighted image (DWI), positron emission tomography (PET), single photon emission computerized tomography (SPECT), cerebral blood flow (CBF)

□ 形態的病巣と機能的病巣

1970年代のX線CTの登場以来，画像診断技術は飛躍的に進歩し，脳の形態のみならず，血流やエネルギー代謝までも非侵襲的かつ定量的に捉えることが可能になった．臨床診療においては，もっぱら脳の形態の変化を捉えるX線CTやMRIなどの普及によって，病巣を迅速かつ正確に把握できるようになり，局所病巣診断の確立に大きく貢献している．こうして得られる形態的病巣と高次神経機能障害との結びつきは，剖検所見に基づいて考えられた従来の機能局在をおおむね再確認するものである．一方，PET（positron emission tomography）やSPECT（single photon emission tomography）は，脳血流やエネルギー代謝，神経伝達物質，受容体など，脳の機能の変化を反映する画像診断法と位置付けられている．X線CTやMRIで形態的には正常に描出されても，PETやSPECTによる機能的画像診断では脳血流やエネルギー代謝の低下など機能的障害が存在し，形態的病巣の周辺領域や遠隔部位の循環代謝の変化が症状の形成や回復過程に影響を及ぼすと考えられるようになった．高次神経機能障害の局在診断において，機能的画像診断はいまやきわめて重要

表1　超急性期脳梗塞の画像診断

Device	image	<1 hr	1〜6 hrs	>6 hrs
MRI	T1WI	〜	〜	↓
	T2WI	〜	↑	↑
	PDI	〜	↑	↑↑
	DWI	↑	↑↑	↑↑
	ADC	↓↓	↓↓	↓↓
	perfusion	↓↓	↓↓	↓↓
CT	density	〜	〜	↓
	early sign	〜	+	+
SPECT/PET		↓↓	↓↓	↓↓

〜：検出困難，↑：高信号，↓：低信号あるいは低吸収域，+：検出可能

な位置を占めている．

脳梗塞急性期におけるX線CT，MRI，PET，SPECTによる病巣検出を表1に示す．PET，SPECTで捉えられる脳循環代謝量の変化，およびMRIによる灌流強調画像（PWI）による脳血流量の変化は発症直後から検出することが可能である．また，MRIのADCの低下や拡散強調画像（DWI）上の高信号病変も発症まもない超急性期か

---
* 秋田県立脳血管研究センター　神経内科

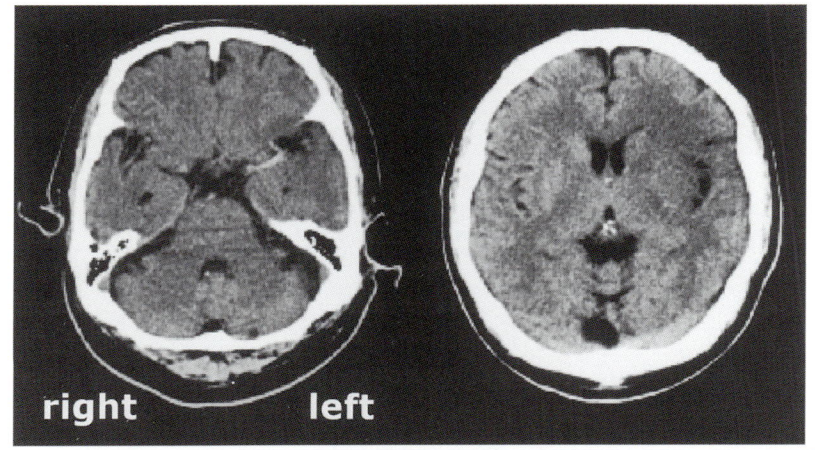

図1 左中大脳動脈閉塞により重度の運動失語と右片麻痺を呈した62歳男性
a：左レンズ核の輪郭が不明瞭で，左島皮質の皮髄境界も不鮮明で，左前頭葉弁蓋部から島皮質にかけてごく淡い低吸収域を観察，左中大脳動脈水平部に一致して索状の高吸収陰影が認められる．
b：同症例のX線CTの経時的変化．発病当日にごく淡い低吸収域として捉えられた部位は，Day 2には明瞭な低吸収域に移行した．

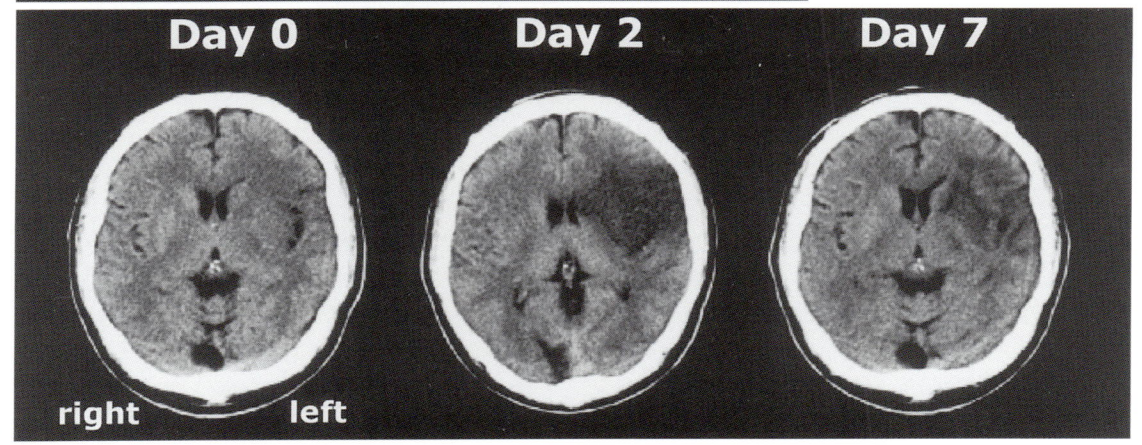

ら検出可能と考えられている．発症から1時間を経過すると，X線CT上の超急性期徴候（early sign）が観察されることがあり，MRI T2強調画像（T2WI）でも病巣を捉えることが可能になる．さらに，発症から6時間を過ぎるとX線CTでも低吸収域（low density）として梗塞巣を検出することが可能になる．このように，脳梗塞超急性期においては病巣検索には，診断機器の原理・性能と，経過時間が深く関わっている．本稿では，X線CT，MRI，PET，SPECTによる病巣局在診断について紹介する．

□ X線CT
　　　（X-ray Computerized Tomography）
　X線CTは現在もっとも普及している神経放射線学的診断法で，頭蓋内病変を疑ったときに行われるべき第一選択のスクリーニング的な検査である．近年の機器は1スキャン数秒で撮像が可能で，長時間の無動状態を維持することが困難な痴呆症例などにも短時間で検査を行うことが可能である．脳溝や脳回には個人差が大きいことから，厳密な意味での局在診断には，標準的な解剖図譜や模式図を参照して病巣局在を決定するよりも，症例ごとに脳溝を指標にして病巣局在を決定することが望ましい．X線CTにて検出される病変部位，とくにX線低吸収域（low density area：LDA）は脳細胞がすでに壊死に陥った部位を示しており，壊死に陥らないまでも機能的な障害を受けた部位もこれよりも広く分布しているため，X線CT上の低吸収域が病変部位のすべてを表しているわけではない．

　X線CTでは発症6時間以内の超急性期の脳虚血を検出することは困難と考えられていたが，分解能の進歩や観察方法の工夫によって，超急性期徴候（early sign）として比較的高率に異常を捉えることができるようになった．超急性期徴候としては，①レンズ核陰影の不明瞭化，②皮質・髄質

境界の不明瞭化，③脳実質の淡い低吸収域，④脳溝の不明瞭化，⑤閉塞血管に一致した高吸収域などがあげられている[1]．

図1aは，左中大脳動脈閉塞により重度の運動失語と右片麻痺を呈した62歳男性のX線CT所見である．発症当日には，明らかな低吸収域は捉えられないものの，左レンズ核の輪郭が不明瞭で，左島皮質の皮髄境界も不鮮明で，左前頭葉弁蓋部から島皮質にかけてごく淡い低吸収域が観察される．さらに，左中大脳動脈水平部に一致して索状の高吸収陰影が認められる．これらの所見は，超急性期徴候と解釈される．図1bに同症例のX線CTの経時的変化を提示する．発病当日にごく淡い低吸収域として捉えられた部位は，Day 2には明瞭な低吸域に移行している．

またMRAにて左中大脳動脈の起始部閉塞が確認され，発病当日にみられた索状の高吸収陰影が閉塞した中大脳動脈であったことが明らかになった．このように，X線CTの超急性期徴候はたいへん重要な診断情報を提供している．

□ **MRI（Magnetic Resonance Imaging）**

MRIは，体内に無数に存在する水素原子からの情報を利用した断層画像で，X線被曝がないことに加えて，軟部組織の分解能に優れていること，骨からのアーティファクトが少ないこと，矢状断や冠状断画像が得やすいことなど種々の点においてX線CTを凌駕することから，脳血管障害をはじめとする頭蓋内病変の診断法として広く利用されている．

MRIの原理は，水素の原子核（プロトン）は特定の電磁波（RFパルス）を受けると一旦エネルギーの高い励起状態になり，それが元の状態に復するときにMR信号を発する核磁気共鳴（Nuclear Magnetic Resonance：NMR）現象である．実際には被験者を大きな磁石（撮像装置）の中に置き，外から何種類かのRFパルスを与えて生体からの信号を捉える方法が用いられる．RFパルスが切られると励起されたプロトンのスピンはエネルギーを失いながら元の熱平衡状態に戻る，このことを緩和現象と呼ぶ．緩和には横倒れとなった磁場のz成分が回復し増大する縦緩和（T1緩和）と，y成分が減少しゼロに近づく横緩和（T2緩和）の2つの過程がある．臨床的にT1値，T2値というのはそれぞれの緩和に要する時間のことで，それぞれの組織に固有の値であり物理的化学的状態を反映する．したがって，MR画像は組織のプロトン密度とT1値，T2値により決定される．

T1強調画像では，T1値の長い水は低信号（黒）になり，T1の短い脂肪は高信号（白）になる．一方，T2強調画像では，T2値の長い水は高信号（白）になり，T2の短い脂肪は低信号（黒）になる．画像が鮮明なT1強調画像には解剖学的情報が多く，脳回や脳溝の同定に有用である．これに対して画像の鮮明さではT1強調画像にやや劣るものの，T2強調画像には脳組織の病的な変化を捉えるのに有用でもある．こうした一般化した撮像法に加えて，水プロトンのブラウン運動を検出する拡散強調画像（Diffusion Weighted Imaging：DWI）は，EPI（Echo-Planar Imaging）法の導入により，動きや拍動によるアーチファクトを排除し，これまで画像化が困難であった脳虚血急性期の細胞毒性浮腫を検出することが可能となった．脳梗塞急性期のDWIは，みかけの拡散係数（Apparent Diffusion Coefficient：ADC）の低下を反映して，高信号として捉えられる．DWIは，T2WIの影響を受けるため，亜急性期に移行して，ADCが上昇あるいは正常化しても，T2WIで高信号を呈する病巣ではDWIも高信号になることがある．この現象は，T2 shine-throughと呼ばれている．

脳卒中超急性期の画像診断において，DWIの登場は，革命的な意味合いを持っており，MRIはもはや脳機能のわずかな変化を鋭敏に反映する機能的画像診断法としての地位を確立したといっても過言ではない．DWIは撮像に要する時間が比較的短いことも利点のひとつである．さらにDWIは，脱髄，炎症，てんかん，腫瘍性病変などの画像化に新たな知見を加えている．

図2は，心原性脳塞栓による右内頸動脈閉塞症の70歳男性の超急性期画像である．構音障害と左片麻痺を呈して救急搬送され，発症から約40分で撮像したX線CTや，60分後に撮像したT2強調画像（T2WI）では，虚血病巣を捉えることが困難であるが，同じ時期に撮像した拡散強調画像（DWI）では，右前頭葉から右側頭葉の皮質・皮質下に及ぶ広範な病変が高信号域として描出される．同じ時期に撮像したSPECT（HM-PAO）では

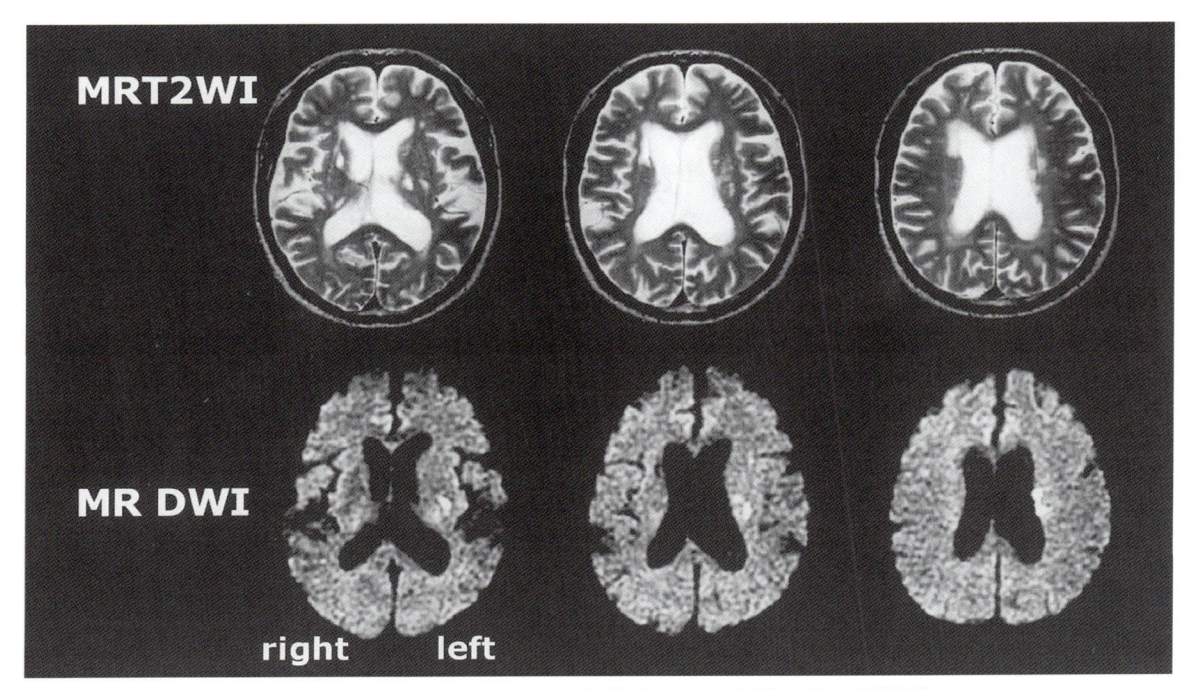

図2　心原性脳塞栓による右内頸動脈閉塞症の70歳男性の超急性期画像
X線CTやT2強調画像（T2WI）では，虚血病巣を捉えることが困難であったが，拡散強調画像（DWI）では，右前頭葉から右側頭葉の皮質・皮質下に及ぶ広範な病変が高信号域として描出された．SPECTではDWIの病変に一致して著しい血流低下が認められた．

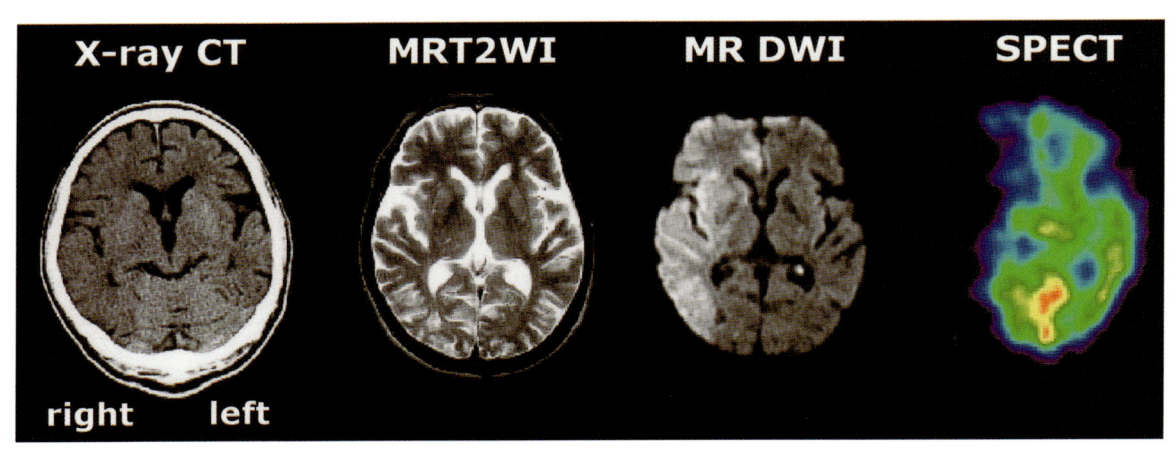

図3　多発性脳梗塞の再発例で右片麻痺と仮性球麻痺を呈した68歳男性の急性期MRI画像
T2WI（上段）では，両側の基底核領域や深部白質に小さな高信号域（小梗塞）が散在し，右片麻痺の責任病巣を同定することは困難であったが，DWI（下段）では，左内包後脚から放線冠にかけて小さな高信号域が検出され，数日以内に起こった脳梗塞であることを示唆した．

DWIの病変に一致して著しい血流低下が観察される．こうした脳梗塞急性期の病巣検索にはDWIが威力を発揮する．

図3は，多発性脳梗塞の再発例で右片麻痺と構音障害（仮性球麻痺）を呈した68歳男性の急性期におけるMRI所見である．T2WI（上段）では，両側の基底核領域や深部白質に小さな高信号域（小梗塞）が散在し，今回の右片麻痺の責任病巣を同定することは困難である．DWI（下段）では，左内包後脚から放線冠にかけて小さな高信号

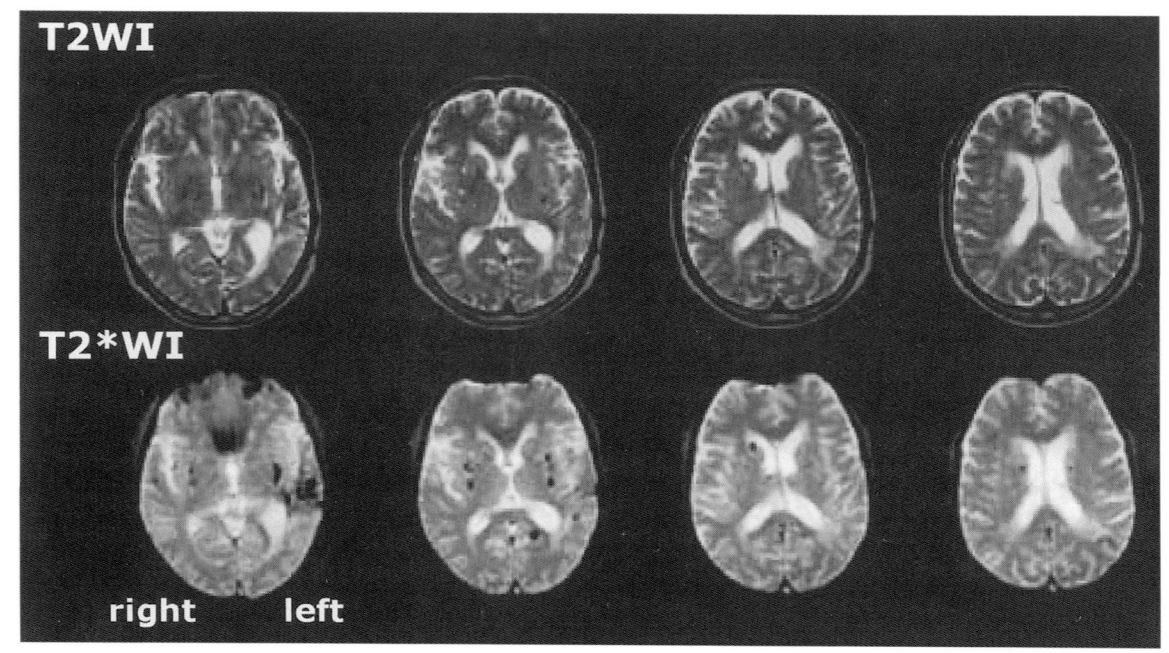

図4 左側頭葉の皮質下出血により軽症の感覚失語を呈した62歳男性のMR画像

T2WI（上段）では左上側頭回皮質下，左被殻にスリット状の高信号域，両側の基底核領域に小さな高信号域が散在する．T2*強調画像（下段）では，左上側頭回の皮質・皮質下に低信号域があり，さらに左側脳室三角部近傍と左被殻にスリット状の低信号域，両側の基底核部や左後頭葉，両側の放線冠に小さな円形の低信号域が多数認められ，陳旧性の脳出血と診断された．

域が検出され，数日以内に起こった脳梗塞であることを示しており，今回の右片麻痺の責任病巣と見なすことができる．多発性病巣の中から最近起こった虚血性病変を検出する場合にも，DWIはきわめて有用な診断方法である．

T2は画像を構成する組織の「自然の」あるいは「真の」T2であるのに対して，T2*（star）は観察上のT2と見なされており，組織あるいは組織内に存在する他の物質によって生じる磁場の歪みによって磁場の不均一が生まれる．この原理を応用したT2*強調画像は，脳組織内に残存するヘモジデリン（鉄）を低信号域として描出することから，脳出血とくに陳旧性脳出血の診断に有用な方法である．

左側頭葉の皮質下出血により軽症の感覚失語を呈した62歳男性のMR画像を図4に示す．T2WI（上段）では左上側頭回皮質下と左被殻にスリット状の高信号域が認められる．さらに両側の基底核領域に小さな高信号域が散在し，多発性ラクナ梗塞のような像を呈している．T2*強調画像（下段）では，左上側頭回の皮質皮質下に低信号域があり，さらに左側脳室三角部近傍と左被殻にスリット状の低信号域が観察される．上のスライスでは両側の基底核部や左後頭葉，両側の放線冠に小さな円形の低信号域が多数認められる．こうした低信号病巣は，ヘモジデリンの沈着をともなう病巣で，陳旧性の脳出血であることを示唆している．すなわち，T2WIでは，あたかも多発性ラクナ梗塞のようにみられたが，その小病変の多くは小さな脳出血であったことになる．T2WIとT1WIの組み合わせのみでは鑑別困難な陳旧性の小さな出血性病変の検出には，T2*画像が有用である．

ガドリニウム（Gd）などの造影剤を頸静脈的に急速投与して，組織の灌流状態を非侵襲的に評価する方法が，灌流強調画像（perfusion weighted image：PWI）である．造影剤（磁性体）は局所の磁場を歪めて，T2*画像上の信号強度を低下させることから，T2*強調画像の経時的変化を解析することで，局所の循環動態を評価することが可能になる．PWIは，脳血流画像であり，脳梗塞超急性期からその変化を捉えることが可能で，核種を用いない脳循環測定法として注目されている．さらに，PWIで示される虚血病巣に比べて，DWIで示

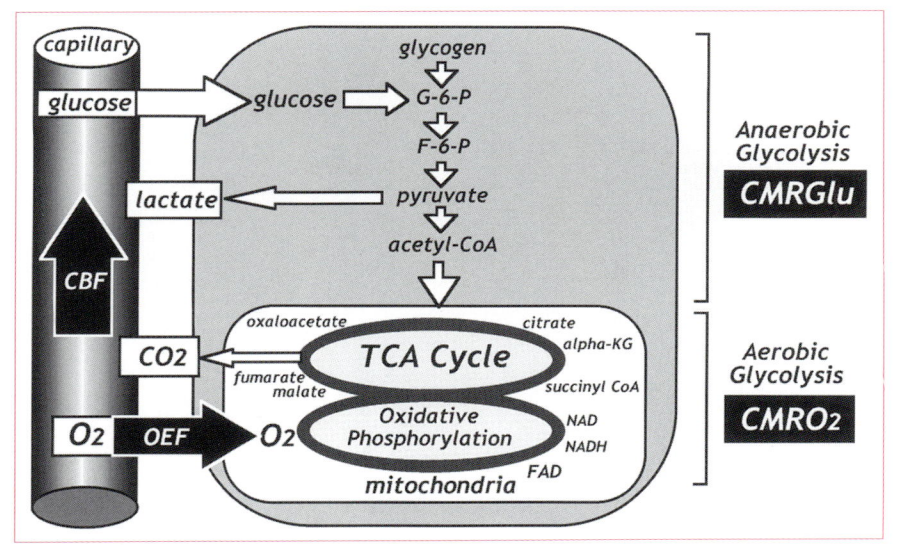

図5 脳循環代謝諸量の相互関係

　脳エネルギー代謝は，基本的にはブドウ糖から Acetyl CoA までの酸素を必要としない嫌気的解糖系（anaerobic glycolysis）と，エネルギー効率に優れたミトコンドリア内の好気的解糖系（aerobic glycolysis）から成り立っている．脳血流量（cerebral blood flow：CBF）；脳酸素消費量（cerebral metabolic rate of oxygen：$CMRO_2$）；酸素摂取率（oxygen extraction fraction：OEF）；脳ブドウ糖消費量（cerebral metabolic rate of glucose：CMRGlu）；ブドウ糖摂取率（glucose extraction fraction：GEF）．

される病巣が小さいとき（ミスマッチ）に，その間に存在する組織がペナンブラ（penumbra）と考えられている．

　SE 法では，血管の中の速い血流は装置が信号を捉える前に流れ去ってしまうため無信号域（flow void）となって現われる．この信号の変化を逆に利用して血管のみを再構成し画像化したものが MRA（Magnetic Resonance Angiography）である．空間分解能では従来の脳血管撮影には及ばないが，非侵襲的に比較的短時間に血管の性状を把握することが可能な点は MRA の大きな利点である．

□ 脳循環代謝の基礎知識

　脳の重量は体重のわずか 2% 程度に過ぎないのに対して，脳血流量は心拍出量の 15% を占め，エネルギー酸素代謝は全身の基礎代謝の 20% にも達する．脳組織はブドウ糖をエネルギー源として酸素の持続的な供給のもとにその機能を維持しているが，脳にはエネルギー源の貯蔵はきわめて少なく，血液からの酸素とブドウ糖の絶え間ない供給が不可欠である．

　脳のエネルギー代謝は，ブドウ糖からアセチル CoA までの経路と，ミトコンドリア内におけるクエン酸回路（TCA cycle）と電子伝達系と共役する酸化的リン酸化から成り立っている（図5）．ブドウ糖からアセチル CoA までの解糖系は，酸素を必要としないことから嫌気的解糖系（anaerobic glycolysis）と呼ばれ，PET では脳ブドウ糖消費量（cerebral metabolic rate of glucose：CMR-Glu）として定量的に評価することができる．一方，エネルギー効率に優れたクエン酸回路を中心とする解糖系は多くの酵素を動員し酸素を必要とすることから好気的解糖系（aerobic glycolysis）と呼ばれ，PET では脳酸素消費量（cerebral metabolic rate of oxygen：$CMRO_2$）として定量的に測定することができる．

　脳血流量（cerebral blood flow：CBF）は，エネルギー代謝とよく相関しており，その値は脳部位によって異なり，局所の機能活動の増減を反映している．安静状態における血液からの代謝基質の供給は，ブドウ糖は必要量の 5〜10 倍，酸素は必要量の 2〜2.5 倍と考えられており，血流のわずかな変動では供給不足になることはなく，潤沢な代謝予備能が備わっている．安静覚醒状態における血液中から脳組織への酸素の取り込みすなわち酸素摂取率（oxygen extraction fraction：OEF）は約 40%，ブドウ糖摂取率（glucose extraction fraction：GEF）は約 20% と考えられている（図5）．

　左中大脳動脈閉塞により運動失語を呈した 56 歳男性の慢性期の MRI，SPECT，PET 所見を図6に示す．T2 強調画像および拡散強調画像では左側脳室前角近傍の皮質下に小病変を認めるのみで，左前頭葉皮質の言語野には異常は認められない．したがって，MR 所見のみからは，皮質下に限局した病巣により運動失語が生じたと短絡的に解釈される可能性が高い．ところが，^{99m}Tc-HMPAO

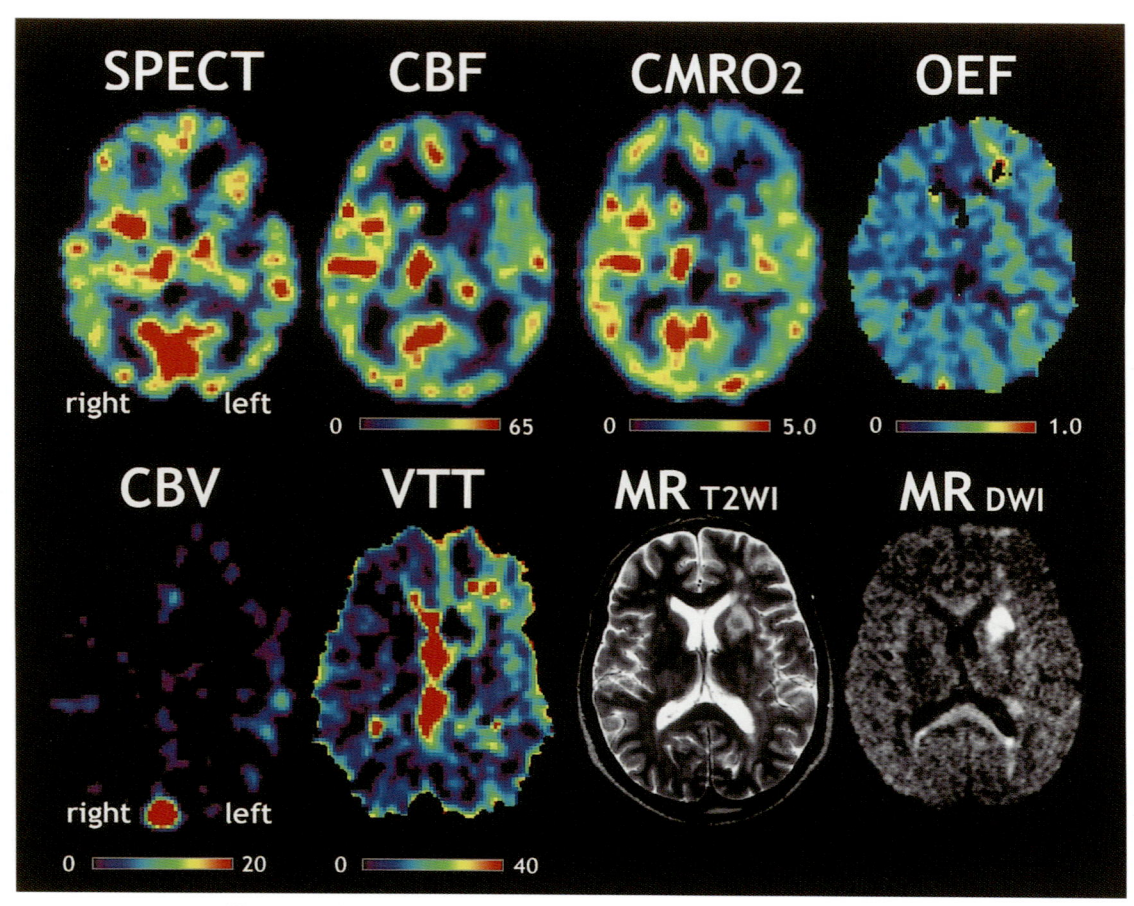

図6 運動失語を呈した脳梗塞慢性期例のMRI, SPECTおよびPET画像

T2強調画像（MR T2WI）および拡散強調画像（MR DWI）では左側脳室前角近傍の皮質下に小病変を認める．SPECTでは左前頭葉の皮質を含む広範な領域で血流低下が示され，CBFとCMRO$_2$はともに左前頭葉の皮質・皮質下で低下しており，その周囲の左中大脳動脈灌流域全体でもび漫性に低下している．脳血液量（cerebral blood volume：CBV）は左半球全体でわずかに増加し，血管通過時間（vascular transit time：VTT）は左前頭葉皮質下を中心に著明に延長し，脳虚血に対して代償機転として血管拡張が起こっていることを示している．

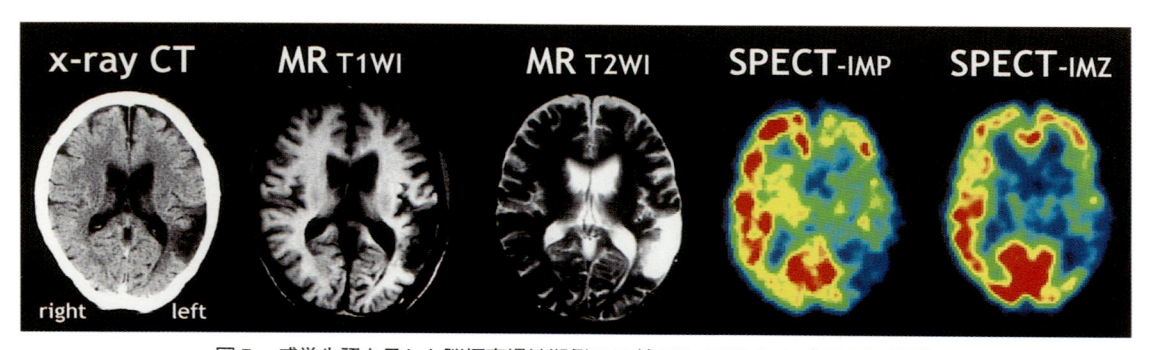

図7 感覚失語を呈した脳梗塞慢性期例のX線CT，MRIおよびSPECT画像

X線CT，MRIでは，左上側頭回に梗塞巣が認める．^{123}I-IMPによるSPECTでは左上側頭回に著しい低灌流があり，さらに左視床や左中大脳動脈領域にび漫性の血流低下が認められる．^{123}I-IMZを用いたSPECTの後期画像は，左上側頭回で著しい低下を示すが，左前頭葉の一部は保たれ，^{123}I-IMPによる血流画像と異なる所見を呈する．

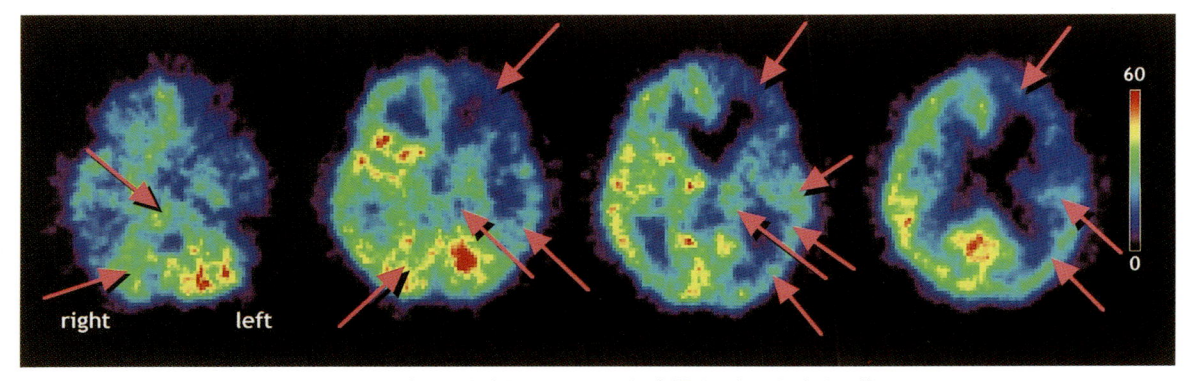

図8　重度の運動失語を呈した脳梗塞慢性期例の脳血流画像
病巣の主座は，左前頭葉下部に存在するが，左前頭葉の周辺領域や左側頭葉，左視床，脳幹，さらには右小脳半球において明らかな血流低下が観察される．

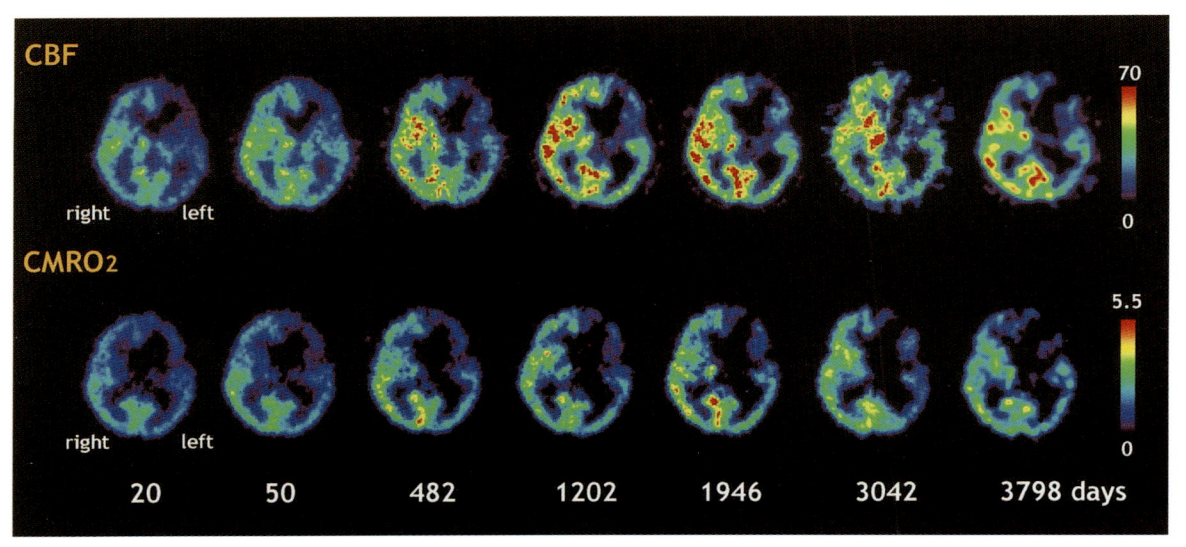

図9　重度の運動失語を示した脳梗塞症例におけるCBF，$CMRO_2$の約10年間にわたる推移
発症20日後の画像では，左下前頭回を中心にCBFと$CMRO_2$の著しい低下があり，左側頭葉さらには右半球でも循環代謝量の低下が認められる．その後，左前頭葉の病巣では変化はみられないものの，左側頭葉の循環代謝量はわずかずつ回復し，さらに右半球の循環代謝量がさらに改善する傾向が観察される．

SPECTでは左前頭葉の皮質を含む広範な領域で血流低下が示され，PETでもCBFと$CMRO_2$はともに左前頭葉の皮質・皮質下で低下しており，その周囲の左中大脳動脈灌流域全体でも瀰漫性に低下している．MRIで示された形態的病巣は左前頭葉の皮質下に限局しているが，機能的な障害は左前頭葉皮質を含む広範な領域に存在することがわかる．画像上は梗塞巣を生じない程度の脳血流の低下が症状の形成にかかわっている可能性を示している．OEFは左前頭葉でやや上昇し，CBFの低下に対して$CMRO_2$が相対的に保たれている病態（貧困灌流症候群）を示している[2]．また，もっぱら静脈内の血液量を反映する脳血液量（cerebral blood volume：CBV）は左半球全体でわずかに増加し，CBVをCBFで除して得られる血管通過時間（vascular transit time：VTT）は左前頭葉皮質下を中心に著明に延長し，脳虚血に対して代償機転として血管拡張が起こっていることを示している．

□ **PETとSPECT**

PETには，半減期のきわめて短い^{11}C，^{15}O，^{13}N，^{18}Fなどの陽電子（positron）放出核種で標識されたトレーサを用いる．PETでは，透過スキャンという方法で，外部線源を用いて各被験者ごとにあらかじめ放射線の透過比率を測定して吸収補正を行うために，トレーサの脳内濃度分布を定量的に測定することができる．

SPECTには，^{133}Xe，^{123}I-IMP，^{99m}Tc-HMPAO，^{99m}Tc-ECD，^{123}I-IMZなど単光子（single photon）すなわちガンマ線を放出する核種で標識した物質を用いる．^{133}Xeは拡散型トレーサに分類され，CBFの絶対値を求めることができる．一方，^{123}I-IMP，^{99m}Tc-HM PAO，^{99m}Tc-ECDによる測定は，微小塞栓粒子法（蓄積型トレーサ）に分類され，CBFの相対値を示す．また，中枢神経系の神経細胞に存在するベンゾジアゼピン受容体（BZR）に選択的に結合する^{123}I-IMZは，投与直後の早期画像は受容体分布とともにCBFを反映し，投与3時間後の後期画像は中枢型BZRの脳内分布を反映すると考えられている[3]．

左中大脳動脈分枝脈閉塞により感覚失語を呈した60歳男性のX線CT，MRIおよびSPECT画像を図7に示す．X線CT，MRIの形態画像では，左上側頭回に梗塞巣が認められる．^{123}I-IMPによるSPECTでは左上側頭回に著しい低灌流があり，さらに左視床や左中大脳動脈領域にびまん性の血流低下が認められる．^{123}I-IMZを用いたSPECTの後期画像は，左上側頭回で著しい低下を示し，左側頭葉から左前頭葉の大脳皮質でも集積が低下しているが，左前頭葉の一部は保たれ，^{123}I-IMPによる血流画像と異なる所見を呈する．ここで，^{123}I-IMZの集積低下を示す部位が，脳虚血による損傷部位を反映し，^{123}I-IMP SPECTで示されるよりも広い範囲の血流低下はダイアスキシス[4,5]などの機能的な変化を反映すると解釈することもできる．

□ **ダイアスキシス（diaschisis）**

左内頸動脈閉塞により重度の運動失語と右片麻痺を呈した61歳男性のPETによる脳血流画像を図8に示す．病巣の主座は，X線CTやMRIで示される形態的病巣に一致して左前頭葉下部に存在するが，形態的には異常を認めない左前頭葉の周辺領域や左側頭葉，左視床，脳幹，さらには右小脳半球において明らかな血流低下が観察される．

このような主病巣から離れた部位における脳循環代謝量の低下は，ダイアスキシス（diaschisis）あるいは遠隔効果などと呼ばれる[4,5]．神経線維で連絡される部位において興奮性インパルスが減少することがその主たる要因と考えられている[4,5]．その背景には主幹動脈の閉塞性病変による低灌流も影響している．ダイアスキシスは，PETやSPECTを用いた機能的画像診断の普及により明らかにされた病態である．これまでの臨床研究から，一側中大脳動脈灌流域の脳損傷では，対側の小脳半球，同側の視床，対側の中大脳領域，脳幹（橋）において循環代謝量の有意な低下が起こることが明らかにされている[4,5,6]．対側小脳半球の脳循環代謝量の低下は，とくに，crossed cerebellar diaschisis（CCD）と呼ばれ注目されている[3]．さらに，片麻痺を有する症例のみならず，失語症例においても，脳卒中急性期にはこうしたダイアスキシスが高率に観察されることから，遠隔領域の機能が症状形成や機能回復過程に及ぼす影響が検討されている．

□ **失語症の回復と脳循環代謝所見**

失語症の回復に影響を及ぼす要因としては，発症時の失語症状の重症度，病巣の大きさ，病巣部位，病前の脳病態などがあげられる[7]．左半球病変により失語症を呈した症例が，その後に右半球病変を生じることで失語症状が悪化することや，病前に右半球病変を有する症例では左半球病変によりさらに重度の失語症を呈する傾向にあるなど，臨床観察から右半球の代償作用が指摘されている[7～10]．また，脳循環代謝測定を用いた臨床研究からも，失語症の回復に対して右半球の代償機能が示唆するとされている[11～13]．

PETを用いて長期間フォローアップを行った臨床研究からは，左大脳半球の古典的言語領域の脳循環代謝量には明らかな変化は捉えられないものの，言語領域の周辺部位や右大脳半球の対応する部位の脳循環代謝量が，失語症の回復にともなって，脳梗塞慢性期においても徐々に改善することが示されている[14]．

図9には，左内頸動脈の閉塞により重度の運動失語，右片麻痺，右同名性半盲などの症状を示した60歳右利き男性におけるCBF，$CMRO_2$の約10年間にわたる推移を示す．左前頭葉下部を中心に

梗塞巣が認められ，脳血管撮影では左内頸動脈の完全閉塞が確認された．杖歩行可能で，利き手交換によりADLはほぼ自立した状態まで回復するのに1年以上を要した．失語症状には，徐々に改善がみられ，発語は非流暢で喚語困難も重度であったが，言語理解は回復し，左手書字も可能になった．発症20日後の画像では，左下前頭回を中心に，CBF，$CMRO_2$の著しい低下があり，左側頭葉さらには右半球でも循環代謝量の低下が認められる．その後，左前頭葉の病巣では変化はみられないものの，左側頭葉の循環代謝量はわずかずつ回復し，発症から1年を過ぎて右半球の循環代謝量がさらに改善する傾向が観察される．発症から約10年後（3798日後）には右半球のCBF，$CMRO_2$は同年代の正常値に近づいている．10年間のフォローアップにおいて，形態的な変化はみられなかったが，右半球の循環代謝量が徐々に回復する傾向が観察され，失語症状やADLの臨床的な回復に対応している[14]．

おわりに

高次神経機能障害を呈する症例において画像診断を活用する意義は，①X線CTやMRIを駆使して正確な（形態的）病巣局在を把握することに加えて，②病態推移にともなって変化する脳血流や脳代謝分布（機能的病巣）を画像として捉えることにある．形態的病巣（主病変）のみならず機能的病巣が，高次神経機能障害の症状形成やその回復過程に影響を及ぼす可能性を理解することが大切である．

文献

1) Tomura N, Uemura K, Inugami A, et al.: Early CT finding in cerebral infarction: Obstruction of lentiform nucleus. Radiology **168**: 463-467, 1988

2) Baron JC, Nousser MG, Comar D, et al.: Human hemispheric infarction studied by positron emission tomography and the ^{15}O continuous inhalation technique. In: JM Caillié and G Salamon (Eds) Computerized Tomography, pp. 231-237, Springer-Verlag, Berlin, Heidelberg, New York, 1980, pp. 231-237

3) Hatazawa J, Satoh T, Shimosegawa E, et al.: Evaluation of cerebral infarction with iodine-123-Iomazenil SPECT. J Nucl Med **36**: 2154-2161, 1995

4) Meyer JS, Shinohara Y, Kanda T, et al.: Diaschisis resulting from acute unilateral cerebral infarction: quantitative evidence for man. Arch Neurol **23**: 241-247, 1970

5) Baron JC, Bousser MG, Comar D, et al.: "Crossed cerebellar diaschisis" in human supratentorial brain infarction. Trans Am Neurol Assoc **105**: 459-461, 1980

6) Dobkin JA, Levine RL, Lagreze HL, et al.: Evidence for transhemispheric diaschisis in unilateral stroke. Arch Neurol **46**: 1333-1336, 1989

7) Papanicolaou AC, Moore BD, Deutsch G, et al.: Evidence for right-hemisphere involvement in recovery from aphasia. Arch Neurol **45**: 1025-1029, 1988

8) Pettit J, Noll D: Cerebral dominance in aphasia recovery. Brain Lang **7**: 191-200, 1979

9) Kinsbourne M: The minor cerebral hemisphere as a source of aphasic speech. Arch Neurol **25**: 302-306, 1971

10) Czopf J: Über die Rolle der nicht dominanten Hemisphäre in der Restitution der Sprache der Aphasischen. Arch Psychiat Nervenkr **216**: 162-171, 1972

11) Heiss WD, Kessler J, Thiel A, et al.: Differential capacity of left and right hemispheric areas for compensation of poststroke aphasia. Ann Neurol **45**: 430-438, 1999

12) Karbe H, Thiel A, Weber-Luxenburger G, et al.: Brain plasticity in poststroke aphasia: what is the contribution of the right hemisphere? Brain Lang **64**: 215-230, 1998

13) Cardebat D, Demonet JF, Celsis P, et al.: Right temporal compensatory mechanisms in a deep dysphasic patient: a case report with activation study by SPECT. Neuropsychologia **32**: 97-103, 1994

14) Nagata K, Kawahata N, Yokoyama E, et al.: Evolution of cortical metabolism and blood flow during recovery from aphasia. In: M. Sugishita (ed) New Horizon in Neuropsychology pp. 55-70, Elsevier, 1994

高次神経機能障害実践入門

高次神経機能障害者の地域リハビリテーション

木村　浩彰*

- 高次神経機能障害は，身体障害者福祉法では障害と認定されないため，重要な問題となっている．
- 地域リハビリテーションとは，生活支援の視点から全人的に評価・訓練し，環境と人間関係を調整することである．
- 「障害者ケアマネジメント」の実現や，福祉サービスを提供できる体制作りなどが，今後に向けて準備されている．

Key Words　地域リハビリテーション，障害者ケアマネジメント

はじめに

　高次神経機能障害は，疾病や事故による脳損傷のため，言語や思考，記憶，行為，学習，注意，感情などに障害を生じた状態である．原因として脳血管障害や頭部外傷，脳炎やエイズ脳症といった感染症，低酸素脳症，自己免疫疾患（全身性エリテマトーデス・神経ベーチェット病），アルコールや一酸化炭素中毒などがあげられる．症状として失語や失行，失認，痴呆，感情障害，記憶障害，注意障害，半側空間無視，行動障害が単独あるいは重複してみられる．高次神経機能障害の発症数は日本ではほとんど報告されていないが，2000年3月東京都の調査で高次神経機能障害者が都内に約4200人いると推定されている．また米国でも高次神経機能障害をともなう脳外傷が150人/10万人発生しており（NRC for tbi：http://www.neuro.pmr.vcu.edu/default/NavBar.htm），けっして少なくない．

□ 高次神経機能障害の相談窓口

　一般に病院のソーシャルワーカーや福祉事務所，保健所，社会福祉協議会，在宅介護支援センターなどで相談できる．しかし，高次神経機能障害が主で手帳を所持していない場合，福祉サービスは基本的に受けられないため，福祉事務所や保健所に行っても相談できない．また，多くの専門職が勤務するリハビリテーションセンターでも，高次神経機能障害を理解できるスタッフはそれほど多くない．高次神経機能障害を理解するため，当センターでは名古屋市総合リハビリテーションセンター脳外傷リハビリテーション研究会による「いっしょにがんばろう！　脳外傷とどうつきあうか―家族と職場のためのQ＆A」（1995）にある患者会など（インターネット検索用のキーワード例1：脳外傷 and 患者会，例2：言語障害 and 患者会）を勧めている．

□ 高次神経機能障害の障害認定

　高次神経機能障害者に対する地域リハビリテーションを実施するに当たりもっとも重要な問題は，高次神経機能障害が障害と認定してもらえないことである．
　身体障害者の定義は身体障害者福祉法第4条第1項にあるが，高次神経機能障害は対象となっていない．ただし，意識障害をともなう身体障害は，月1～4回程度の往診により管理可能となった（医学的管理を要しない）時点で障害認定が可能となる．同様に精神障害者保健福祉手帳にも該当しない．福祉サービスの利用は手帳所持を前提としており，身体障害者手帳または精神障害者保健福祉手帳がなければ福祉サービスは基本的に受けられない．半側空間無視など，歩行に際して危険をともなう場合，歩行が困難なものとして体幹機能障害の認定をすることがあるが，実際の状況よりも等級が軽くなり，歩行以外の行動異常を評価できない．どうしても手帳が必要な場合，精神障害者保健福祉手帳を申請できることがあるので，精神科領域とも十分に連携し，精神障害として活用で

*広島大学医学部附属病院　リハビリテーション部

きる制度は利用するなど柔軟な対応も必要である．

□ **高次神経機能障害の問題点**

　高次神経機能障害が問題となるのは，①リハビリテーションを含め適切な治療・改善方法が確立されていないこと，②障害の種類や程度が外観からわからないこと，③予後予測が難しいこと，④従来の障害者施策に当てはまらないことである．救命処置や医学的管理が必要な発症急性期には病院での治療やリハビリテーションが有効であるが，高次神経機能障害に対する確立した治療法やリハビリテーションはない．また，高次神経機能障害の存在や問題点を患者自身だけでなく家族や関係者が理解できないまま，病院での治療が終了し退院となることがよくみられる．さらに，退院後の生活環境を調整するため福祉サービスを利用しようとしても，身体障害や精神障害に該当しないため保健・福祉サービスの対象とならない．このように，高次神経機能障害の社会的認知や法的整備は他の障害に比べてかなり遅れているため，最近，行政やマスコミが高次神経機能障害に注目し，さまざまな情報を発信している．

□ **地域リハビリテーション**

　「地域において障害のある人もない人も共に生活する」が広島県の障害者プランの基本方針である．障害を持って在宅で生活するため，患者と家族を支援するさまざまな社会資源がある．しかし，高次神経機能障害者が利用できる社会資源はかなり制限され，利用できたとしても神経機能障害を補償することはきわめて困難である．高次神経機能障害者は障害を十分理解できないうえ，地域におけるサービスや心理的サポートをほとんど受けることができず，社会のなかで孤立してしまう．原は高次神経機能障害の理解と環境調整の重要性を報告している[1]．つまり表1のごとく，生活支援の視点から高次神経機能障害者がどのように生活していくかを全人的に評価・訓練し，環境と人間関係を調整することが地域リハビリテーションと考える．

　身体障害のない在宅の高次神経機能障害が利用できる制度として，①医療法または介護保険法による訪問診療や訪問看護，訪問リハビリテーション，②患者会，③自立生活センター，④保健所の機能訓練事業，⑤福祉施設の医療相談，⑥権利擁護などがある．②③④⑤について具体的に説

表1　地域リハビリテーションの目的

環境調整	問題が起こりそうな環境を避ける．問題行動が起こりにくい環境を整備する．
高次神経機能障害の理解	自分自身の行動をコントロールする．障害に対処する補償行動を身につける．家族や関係者が高次神経機能障害を理解する．高次神経機能障害に対する対処方法を学ぶ．

明する．

　②**患者会**

　最近，高次神経機能障害の患者会が各地で結成され（表1），インターネット上でも高次神経機能障害の相談や情報入手・交換，当事者同士のピアカウンセリングが可能となっている．地域によっては交流会も開かれている．

　③**自立生活センター**

　自立生活センターは障害のある人々が自立した生活を送るため必須のサービスを考案し，実際にそのようなサービスを提供するため1986年に東京都八王子市に最初の自立生活センターが創られた．以後しだいに増加し1999年12月末に全国で85ヵ所存在する．

　自立生活センターでは，運営員の51％以上，実施責任者が障害のある人という規約を持ち，自立生活のための情報提供や権利擁護，障害のある人がカウンセラーとなるピアカウンセリング，実践的な自立生活プログラムの指導，介助者の派遣や移動のサービスが行われている．

　④**機能訓練事業**

　脳卒中後遺症，リウマチ，難病，外傷などで心身の機能が低下している40歳以上の地域住民を対象に，健康保持や増進，機能低下の予防，社会参加，生きがい支援などを目的に通所サービスが提供されている．老人保健法によるサービスであるが，特に身障手帳は必要なく，ある程度自由に参加可能で，費用も無料である．

　⑤**広島市心身障害者福祉センターの医療相談**

　広島市心身障害者福祉センターはA型でプールを併設しているため健康増進目的の障害者の利用が多いので，2週ごとに1回，医師と理学療法士，看護婦で医療相談を無料で行っている．手帳は必要ない．既存の制度にのらない方々が少しでも情

報を得ようと相談に来られるため，近年頭部外傷や高次神経機能障害についての相談が増加している．平成11年度医療相談の実績は，実施日数21日件数54件で，脳血管障害19件35％，交通外傷8件15％であった．著明な高次神経機能障害を呈した症例を2例供覧する．

症例1：54歳男性．相貌失認と見当識障害．
10年前脳出血を発症し運動麻痺，知覚障害もなく改善した．妻と2人で弁当屋を経営していたが，相貌失認のため商売を辞めた．性別，子どもの区別もできない．時代劇のみ弁別可能．地形も覚えられないため3年かけて自宅周辺を散歩できるまで訓練した．顔の向きが変わっても迷子になるため，自衛のため白杖を使っている．相貌失認が脳出血による高次神経機能障害であることを説明し，評価のため広島大学病院リハビリテーション科を紹介した．

症例2：40歳男性．左半側空間無視と短期記銘力低下．
10年前脳動静脈奇形を手術し軽度の左片麻痺と知覚障害を残存している．薬局を経営していたが，伝票の整理や金銭管理が困難となり廃業した．高次神経機能障害についての説明はなく，両親は精神の病気と誤解していた．身体障害者手帳は未所持であったが，更生援護施設の利用が予測されたため，2km以上歩行不能として体幹機能障害5級と認定した．広島大学病院リハビリテーション科を紹介し高次神経機能障害の評価と説明を行い，記憶障害のリハビリテーションを行っている．

⑥ 高次神経機能障害者の権利擁護

社会福祉協議会などが請け負って無料で相談に応じ，必要であれば生活支援員を派遣する地域福祉権利擁護事業が平成11年10月からスタートした．また，軽度の痴呆や知的障害，精神障害などにより判断能力が不十分だとされた人について，補助人を置くことのできる成年後見制度も平成12年4月から始まっている．

□ 高次神経機能障害に対する今後の施策

1．障害者ケアマネジメント[2]

1995年（平成7年），日本障害者リハビリテーション協会内に，「障害者にかかる介護サービス等の提供の方法および評価に関する検討会」が設置され，障害者のニーズを把握し的確なサービスを提供し，地域における障害者の自立生活を支援するケアガイドラインが検討された．平成8年度より身体障害者ケアガイドライン試行事業が行われ，これを基に平成10年度より身体障害者介護等支援専門員養成研修講座が開催され，全国で16ヵ所障害者ケアマネジメント試行事業を行っている．同様の施策は，精神障害，知的障害においても行われており，介護保険制度とは別体系ですべての障害者を対象とした「障害者ケアマネジメント」が実現に向けて準備されている[3]．

2．高次神経機能障害の障害認定について

高次神経機能障害は現在身体障害ではなく精神障害として国会で討議されている．厚生労働省は「高次脳機能障害」対策モデル事業に取り組むため平成13年度予算案に1億400万円が盛り込まれた．国立身体障害者リハビリテーションセンターと全国7つの拠点病院で約100人を対象に症例研究や，専門スタッフによる社会復帰や生活介護支援策を試行し，障害の評価基準をまとめ，3年計画で福祉サービスが提供できる体制作りを目指す予定である．また，現在，身体障害と精神障害，知的障害はそれぞれ別の法律で運用されているが，もうすぐ一つの障害に統合される予定である．その際，高次神経機能障害も障害として認められ，障害者手帳が給付されるようになることを切望する．

3．高次神経機能障害者に対する経済的支援

障害基礎年金の受給資格について検討されている．また，交通事故により情緒障害や記憶障害，行為障害を発生した場合，自賠責制度上の後遺障害として保険金支払いの対象とすべく検討されている．

文　献

1) 原　寛美：失語に伴う失行のリハビリテーション．臨床リハ 8：497-503，1999
2) 厚生省大臣官房障害保健福祉部企画課監修：障害者ケアマネージャー養成テキスト［身体障害編］，中央法規出版株式会社，1999
3) 身体障害者ケアマネジメント研修会監修：障害者ケアマネジメント実施マニュアル（身体障害編），中央法規出版株式会社，2000

高次神経機能障害実践入門

高次神経機能障害者の福祉

宇野　彰*
うの　あきら

- 知的能力は正常でありながら局所性の大脳病変を有する失語症以外の高次神経機能障害例は，福祉法の適用を受けていない．何らかの福祉法サービスの適用が望まれる．
- 唯一身体障害者福祉法の適用を受けている重度失語症例（3〜4級）におけるコミュニケーションの実用性は，2級の障害程度等級を有する聴力障害例にほぼ相当するか，それ以上のコミュニケーションの困難さを示していた．
- 小児の高次神経機能障害である高機能自閉症や学習障害とその周辺児にとっては，学校教育卒業後自立できる能力が十分ではないため，経済的援助や就業支援制度などの福祉的援助が望まれる．
- 一般に高次神経機能障害は，他の障害に比べてその症状が周囲に理解されにくいという特徴がある．社会的援助だけでなく個人的援助も有効に得られるためには，医学や教育関係者だけでなく広い層に周知されることも重要であると考えられる．

Key Words	高次神経機能障害，福祉，学習障害，高機能自閉症，失語症，視覚失認，聴覚失認，半側無視，記憶障害，身体障害者福祉法

□ 高次神経機能障害者における福祉の現状

大脳優位半球の損傷によって生じる失語症者は約30万人いると言われ（日本失語症学会調査），劣位半球損傷例もほぼ同数と考えられている．そのなかで局所性大脳損傷後の高次神経機能障害を呈する記憶障害，聴覚失認，視覚失認，半側空間無視に対しては福祉法がまったく適用されていない．唯一身体障害者福祉法が適用されている失語症については，最重度症例でも障害程度等級は3級にとどまっている．

一方，局所性の大脳機能障害を背景に有する学習障害（LD）児も約2％から4％の出現頻度といわれている．高機能自閉症はそれよりも出現頻度は低いが，知的能力が高いためにともに知的障害福祉法が適用されない．成人になっても自立困難な症例がほとんどであるにもかかわらず，成人の高次神経機能障害例と同様に福祉法がまったく適用されていない．以下，末尾の文献に記した報告から引用し，概説する．

□ 高次神経機能障害者・児の原因疾患

東京都での調査によれば，1233名中脳血管障害が約80％を占め，脳外傷は約10％であった．小児での実態調査は行われていないが，後天性の高次神経機能障害児に関しての外国の文献によれば，脳外傷がもっとも多いようである．日本でも脳外傷がもっとも多いと思われるが，モヤモヤ病の出現率が諸外国に比べて高いことから，脳血管障害を原因とする高次機能障害児の割合も高くなっている可能性がある．

□ 日常生活での困難さ

高次神経機能障害者・児の診療にたずさわっている代表的施設18ヵ所に，局在性大脳機能損傷成人例の調査を依頼した．計201例の高次大脳機能障害者で，83例の失語症，18例の聴覚失認，11例の半側無視，10例の視覚失認，43例の記憶障害に加えて36人の学習障害児の親御さんからの協力が得られた．対照群としての聴力障害9例，視力障害7例からアンケートの回答を得た．症例は全例，他の障害によって身体障害者福祉法が適用されず，かつ知的低下を認めない例を選択した．調査対象は，聴覚失認や失語症などの『コミュニケーション障害群』と，視覚失認，半側無視，記憶障害などの結果生じる『行動障害群』および学童である『学習障害群』の3群に分けた．『コミュ

*国立精神・神経センター精神保健研究所

ニケーション障害群』の対照群として「聴力障害群」、『行動障害群』の対照群として「運動（麻痺）障害群」と「視力障害群」にも調査を行った．調査内容は、『コミュニケーション障害群』では、実用コミュニケーション能力検査（Communicative Abilities in Daily Living：CADL）と最近1年間のニュースに関する知識問題を用いた．『行動障害群』では、日常生活行動評価（1982）と加齢者用聴こえのハンディキャップ質問紙（1991）を障害のタイプ別に改変したハンディキャップ質問紙を用い、実際の行動評価と心理的問題について検討した．『学習障害群』については「全国LD親の会」会長の御協力を得て、47の各地「LD親の会」会長に現状のハンディキャップと期待する福祉の援助について記述式のアンケートにて情報を収集した．

その結果、失語症や聴覚失認例などのコミュニケーション障害群では、聴力障害群に比べCADL得点が有意に低下していた．また、最近1年間のニュースの知識において学歴が両群等しくなるように設定してもコミュニケーション障害群のほうが正答率が有意に低下していた．視覚失認、半側無視、記憶障害などの行動障害群では、視力障害群や運動障害群に比べて得点が有意に低下し、ハンディキャップを強く感じれば高い得点で表されるハンディキャップ質問紙においては有意に高い得点を示した．学習障害児の親による回答では、ほぼ全例が学校教育のなかで学習だけでなく他の側面においてもハンディキャップを感じており、児童が就職する場合の社会的不利を特に心配していた．ほぼ全員が障害者福祉法の適用を望んでいた．

本調査から、学習障害も含めた高次神経機能障害を有する障害者・児の多くは日常生活で不自由な状態にあるだけでなく、心理的にも社会的不利を感じていると思われた．少なくとも、身体障害者や視力障害者、聴力障害者と同様かそれ以上の社会的不利に対応した社会的福祉のあり方が望まれるのではないかと思われる．

一般に、身体障害者福祉法では機能障害の重症度が基準になり障害程度等級が決定される場合と日常生活上での実用性が基準となっている場合があり、障害の種類によって異なる．失語症以外の高次神経機能障害者はいずれの基準もなく、まったく福祉の援助がない．これらの高次神経機能障害例の多くは補助的手段が有効ではないが、一般的に、機能障害は補助的手段の活用により不利が軽減される場合があることから、日常生活上の実用レベルでの身体障害者福祉法の適用が望ましいのではないかと思われた．

□ **高次神経機能障害者・児や**
　　その家族が望む福祉的援助

身体機能障害を認めず、かつ全般的な知的低下を認めない高次神経機能障害者・児を対象とした．その内訳は、記憶障害30例、聴覚失認10例、視覚失認20例、半側空間無視18例、失語症95例および高機能自閉症24例である．アンケートへは上記障害者の家族がおもに回答し、障害の種類によっては障害者・児自身および医療担当者が回答した．その他、全国LD親の会の会員を対象とし、学習障害（LD）児やその周辺児266例に関しても調査を行った．

その結果、身体障害者福祉法が適用されている唯一の高次神経機能障害としての失語症では、すでに福祉法が適用されている障害者は約50%であった．しかしながらコミュニケーションの重症度では適用されている失語症例と適用されていない失語症例との間に有意な差を認めなかった．適用されている失語症のうちの約半数は身体障害者手帳が役立っていると回答したが、その内容は「交通運賃の割引」のみに限定されていた．経済的支援としての「福祉手当」「医療費、税制の優遇措置」「公共料金の減免」「交通運賃の割引」が、就業への援助として「相談窓口の拡充」「雇用の拡大充実」「職業訓練」などを望む声が多かった．また、失語症でありながら福祉事務所で書字や発話を強要されるような福祉サービスの現状が苦情として複数回答された．

聴覚失認は、Auditory nerve diseaseまたはAuditory neuropathy例とともに聴力損失という点ではほぼ障害が認められず、補聴器の装用効果がない症例である．しかし、日常生活での実用性がないため聴覚を使うコミュニケーションが困難である．おもに筆談やゼスチャー、障害の種類によっては読話が用いられていた．

記憶障害は他の高次神経機能障害と異なり記憶障害という症状のため服薬、買い物、お金の計算などの生活障害が高率に出現していた．また、復

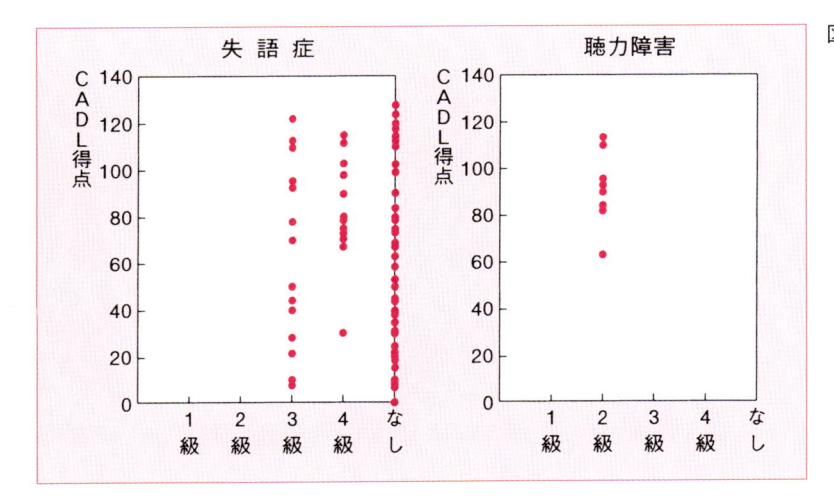

図1 身体障害福祉法における障害程度等級と補助手段使用時のCADLとの関係

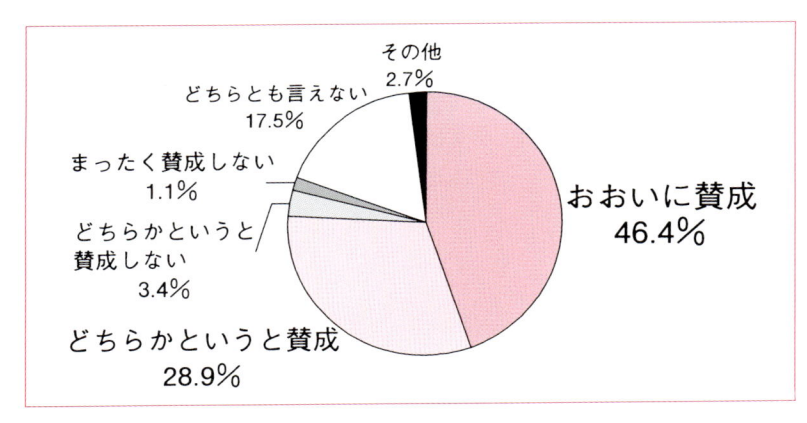

図2 LDおよび周辺児・者のための専用手帳を作ることについて（n=266）

職が困難なため，就業に関連した経済的問題が多く出現していた．

視覚失認は物体や画像，顔および文字の認知に障害が認められ，書字の障害も過半数に認められた．日常生活上，文書資料を読んだり作業を行ったりと，視覚刺激を必要とする動作に困難を示す症例が多数であった．重度例では家事や人との付き合いが制限され，中度例では職業生活が困難であった．医療・福祉対策として，「医師専門家のための研修制度」「就職における障害への配慮」「職業訓練や就職相談」「職場での指導者制度」「家族のためのカウンセリング」などが望まれていた．また，視力障害者と比較し，障害程度等級案を作成した．

半側空間無視例は半側無視症状に加えて自己統制力の低下と状況判断力の低下が右半球症状として出現しやすく，主介護者の精神的負担が大きいことがわかった．

高機能自閉症児やアスペルガー症候群児は対人関係，コミュニケーションの障害，固執性などの症状から誤解，学業就職の問題，親が療育できなくなったときの生活の問題などで不利益を被っていた．家族は，以下の福祉の援助対策を希望していた．すなわち，「家族に対するカウンセリングや相談できる体制作り」「専門家の養成や専門家のいる施設の充実」である．また，「扶養保険制度」「医療費の公費負担制度」「障害基礎年金」「特別児童扶養手当」などの適用である．

学習障害児および周辺児に関しては，3歳時検診での要追跡児童達を保育園や幼稚園と協力して発達を促すシステム作りや，学習障害向け就職枠の設定やジョブコーチ制度作り，成年者の経済的法律権利の保護などが求められていた．

□ 現状の問題と今後望まれる福祉の姿

高次神経機能障害者・児にとって社会福祉的援助が必要であり，法的整備が重要であることは言

うまでもない．成人の障害者は復職が困難であり，それと関連して経済的な援助を必要としていた．しかし，高次神経機能障害者・児に現行の福祉法を適用すればそれで問題が解決するわけではないことも本調査の結果が示している．高次神経機能障害者・児に共通して認められた困難さは，その症状が周囲に理解されにくいことであろう．たとえば，視覚失認や半側無視および聴覚失認での見えているのに認識できなかったり聞こえているのに何の音かがわからない，などということは一般には想像しがたいことである．また，失語症では，しゃべれないだけで聞いたり，読んだり，書くことはできるのではないかと誤解されることはしばしば経験することである．そこに専門家が少ない状況も重なり，障害者・児に福祉法が適用されたとしても，細かな点で適切な運用がなされない可能性が高い．たとえば，職業的援助に関して障害枠を作ったとしても高次神経機能障害者・児に適切な職種を企業が用意できなかったり，アンケートにもみられたように福祉事務所の職員が失語症例にできないことを強要した場合も現実に起こっていた．社会的援助だけでなく個人的援助を得るためにも，高次神経機能障害に関する啓蒙活動が非常に重要であると思われる．

また，高次神経機能障害者・児をもっとも理解できる立場にある医師や専門職の教育が重要なことは言うまでもないが，現場のリハビリテーションに携わる言語聴覚士や作業療法士とともに診断する立場である医師の教育が，特に重要なのではないかと思われる．知的能力は正常でありながら局所性の大脳病変を有する高次大脳機能障害例や家族から求められている社会福祉的援助は，経済的援助と就業への援助に大別される．経済的援助としては，「通院医療費軽減」「医療費公費負担」「障害基礎年金」「特別障害者手当」「公共交通機関の料金割引」「公共施設の料金割引」「税制の優遇措置」「公的介護保険の適用」などが共通に望まれている．就業への援助としては，「職業訓練や就職相談」「職場での配慮」「ジョブコーチ」「事業主への奨励金」「給与の一部保障等の雇用助成金制度」などが案として希望されていた．上述の物理的援助に対して，人的援助としては，聴覚失認では，口述速記者の派遣がもっともこの障害に即した福祉的援助と思われた．主介護者の負担を減少させる目的にて居宅介護制度（ホームヘルパー）の活用やデイサービス，ショートステイ，派遣施設への一時入所制度の活用も必要と思われる．小児の障害である高機能自閉症や学習障害児については，小児においては早期発見だけでなく，就学まで追跡できるシステム作りが必要であると思われる．また，学校教育卒業後の自立を援助するために上述の高次神経機能障害者や家族に求められている社会福祉的な援助だけでなく，医療，教育における人的資源や専門的な情報提供ができる相談窓口の設置および関係各機関の連絡網の整備など，医療，福祉，教育，労働，法律の面からの援助や統合的な対応も必要であると考えられる．

文 献

1）宇野　彰：平成9年度厚生科学研究（障害者等保健福祉総合研究事業）「高次神経機能障害者・児の日常生活におけるハンディキャップの調査と社会福祉のあり方について（主任研究者　宇野　彰）」報告書，1998

2）宇野　彰：平成10年度厚生科学研究（障害者等保健福祉総合研究事業）「高次神経機能障害者・児における身体障害者福祉法の適用および福祉のあり方について（主任研究者　宇野　彰）」報告書，1999

3）東京都高次脳機能障害者実態調査研究会：平成11年度高次脳機能障害者実態調査報告書，2000

4）木村さち子，宇野　彰，五十嵐浩子，加藤正弘：重度失語症者のコミュニケーション能力と身体障害者福祉法での障害程度等級について—聴覚障害例との比較—，失語症研究 11：195-199，1991

■ トピックス

小脳の高次機能

堀口　寿広*
ほりぐち　としひろ

- 小脳と大脳皮質の間には神経回路の連絡がある．
- 小脳の損傷や障害によって言語や記憶に障害のみられることがある．
- 小脳左半球は非言語能力に，右半球は言語能力に関連するとされている．
- 小児の症例では障害の改善が報告されている．

Key Words　記憶，言語，高次脳機能，小脳

　小脳は大脳の後方に位置し体積は大脳に比べ1/10と小さいが，ニューロン全体の数は大脳よりも多い．小脳へは大脳皮質から各感覚器の情報が中小脳脚を通って入力しており，他方小脳からの情報は歯状核から上小脳脚を通って中脳下部に出て交差し，視床前腹側核，外側腹側核に連絡し，さらに大脳皮質に伝えられている．一般に小脳は運動や筋の緊張を調整する機能を有することで知られ，小脳はこの大脳との情報のループによって，皮質からのフィードバックをもとに出力を修正し運動を学習している．したがって小脳の機能障害は大脳皮質運動野が担う機能を障害することがある．

　小脳に関連した随意運動の障害は測定障害，企図振戦，変換運動の障害などの運動失調として表われることが多いが，脊髄小脳変性症では小脳の皮質に病変のある例に構音障害がみられることがある．小脳に関連した言語障害は途切れがちな緩慢な発語を特徴とし，音節ごとに途切れ発音が不明瞭な運動失調性の発語は断綴（だんてつ）性発語とも呼ばれる．これらは運動の開始が障害されるために発語が障害されるもので，海外の文献には小脳性緘黙（mutism）という表現もみられる．

　近年，表出言語のみでなく「手続き記憶」と呼ばれる一連の継次的な運動の記憶をはじめとして，認知や学習といった高次機能に小脳が関与していることが明らかになってきた．Middletonら[1]はサルの小脳にウイルスを注入し前頭前野背側部への神経連絡の存在を明らかにした．この部位はヒトでは実行機能など前頭葉機能を担う領域に相当し，小脳の病変が前頭葉機能を障害する可能性を示唆している．Schmahmannら[2]は小脳に病変のある例で，①実行機能の障害，②空間認知障害，③人格変化，④言語障害を特徴とする小脳性の認知感情障害という概念を提唱している．そして，神経生理学的には小脳皮質の神経回路はどの部位でも一様であるが，神経心理学的には側性化を含めた機能局在も議論されている．

　そこで本稿では小児例を中心に小脳の関与する高次機能について知見を紹介する．なお，小脳と高次機能の関連については川人らが「科学」誌（岩波書店刊行，2000）[3]に連載したのであわせてご覧頂きたい．

　まずイタリアのRiva[4]の例（4歳）では，小脳炎の急性期には緘黙がみられたが言語理解は保たれていたという．発話は電文調で機能語が省略され，構音の障害はないがプロソディーの障害がみられた．系列的な記憶や系列的なプログラミングを要する課題の遂行が障害され，すべての運動が遅かったという．またLevisohnら[5]が19人の記録を検討したところ，腫瘍が小脳右半球に限局され虫部に及んでいない例では言語障害を示し視空間認知は正常だったという．

　Rivaら[6]は小脳部の腫瘍摘出例26人の記録を比較し，小脳右半球は言語能力に関連し，左半球は非言語能力に関連するとしている（図1）．これらは小脳半球と大脳半球とが交差して連絡しているために，プロソディーの障害は，左小脳半球から

* 東京医科歯科大学大学院　精神行動医科学分野

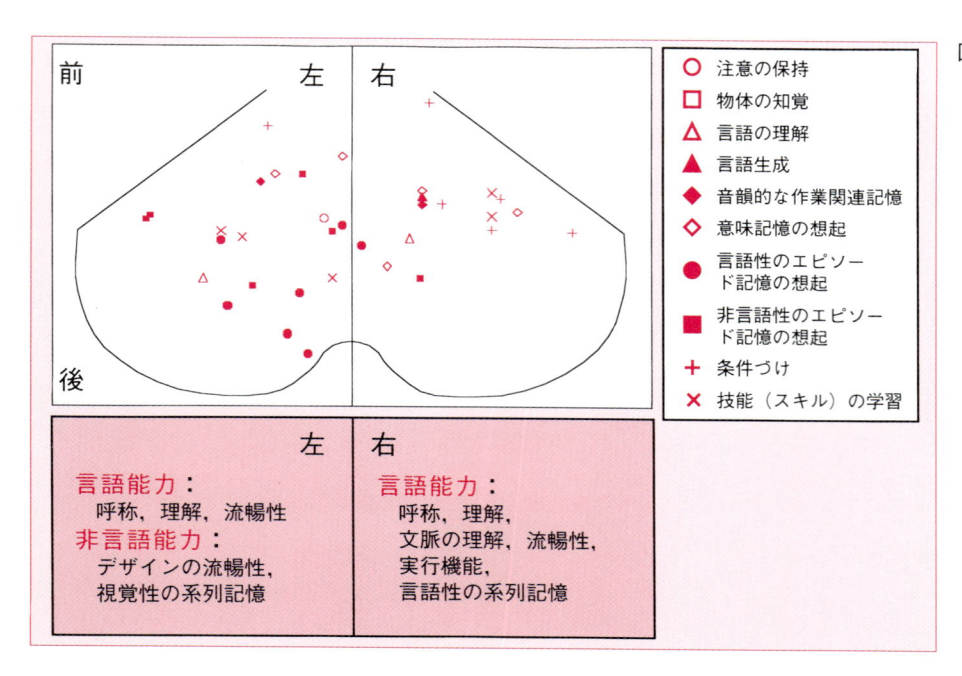

図1 高次認知過程で有意に賦活される小脳の部位（Cabezaら）と側性化（Rivaら）

凡例:
○ 注意の保持
□ 物体の知覚
△ 言語の理解
▲ 言語生成
◆ 音韻的な作業関連記憶
◇ 意味記憶の想起
● 言語性のエピソード記憶の想起
■ 非言語性のエピソード記憶の想起
＋ 条件づけ
× 技能（スキル）の学習

左
言語能力：
　呼称，理解，流暢性
非言語能力：
　デザインの流暢性，
　視覚性の系列記憶

右
言語能力：
　呼称，理解，
　文脈の理解，流暢性，
　実行機能，
　言語性の系列記憶

右大脳半球への連絡が途切れたことによるものと考えられている．

また，藤森ら[7]の第4脳室腫瘍例（14歳）では反響言語や，出来事を結び付けた文章産生の困難がみられたが，腫瘍摘出術3ヵ月後に言語症状は消失したという．Silveriら[8]の右小脳半球切除例（18歳）では術後4ヵ月で数唱が4桁から7桁へと改善し，小脳はBroca野，補足運動野，島などとともに言語性の短期記憶のリハーサルを行うと考えられた．しかしLevisohnらは，小脳障害例での数唱成績の低さは記憶の問題ではなく，系列的な課題を言語的に計画・実行することの困難を示しているという．

近年，自閉症，AD/HD，統合失調症（精神分裂病）といった数々の精神神経疾患における小脳の異常が報告されてきている．自閉症についてCourchesneら[9]が小脳虫部Ⅵ，Ⅶ葉の容積の萎縮か肥大を指摘し，またChuganiら[10,11]は歯状核―視床―左大脳皮質46野における活動量の低下，セロトニン結合能の低下を報告している．AD/HDについてBerquinら[12]は小脳虫部Ⅷ―Ⅹ葉の萎縮を報告している．Pardoら[13]は健常成人の注意持続課題で右大脳半球，帯状回とともに小脳虫部の賦活をみており，小脳虫部の注意・集中過程への関与が考えられる．またJacobsenら[14]は小児期発症の分裂病者において虫部の萎縮を報告している．

Cabezaら[15]は健常成人によるこれまでのPET研究をまとめ，小脳の賦活はエピソード記憶の想起と手続記憶に関する課題で顕著であるとした．とくにエピソード記憶の想起に関した賦活は，言語性・非言語性ともに左に側性化があることを示唆している．ただし，ここでいう小脳の賦活は，大脳の各皮質領域の賦活とともにみられたものであることに注意すべきである．山口[16]も，小脳の賦活は前頭葉の賦活による二次的なものであって，必ずしも課題の遂行に必要な小脳からの出力を反映していないかもしれないという．Levisohnらも，小脳における認知機能の側性化は大脳ほど厳密ではないかもしれないという．実際，小脳に障害があっても目立った症状を呈さない例もある．したがって小脳に損傷や機能低下が疑われる例については，画像所見などの変化と神経心理学的所見との対応を慎重に行い，それぞれ現在の神経心理学的症状が小脳の病巣によって引き起こされるか検討し，小脳の関与の程度を正しく評価することが求められる．

またLevisohnらは，小児では可塑性のために障害が発生することは少ないとしながらも，言語表出の障害が対象児のコミュニケーションを制限し，

処理能力全体を阻害する可能性を指摘している．発語や運動開始の困難は時間制限のある検査課題の成績を低下させる．しかしSilveriらの例をはじめとして小児の例では障害の改善が見込まれることを示している．小児の高次脳機能の評価とリハビリテーションには，スタッフの継続的な関わりにより，言語化されない対象児の心理的な変化にも配慮することが求められる．

文献

1) Middleton FA, Strick PL : Anatomical evidence for cerebellar and basal ganglia involvement in higher cognitive function. Science 266 : 458-461, 1994

2) Schmahmann JD, Sherman JD : The cerebellar cognitive affective syndrome. Brain 121 : 561-579, 1998

3) 川人光男，他：小脳が獲得する内部モデル．科学 70：598-606, 2000

4) Riva D, Giorgi C : The cerebellum contributes to higher functions during development. Brain 123 : 1051-1061, 2000

5) Levisohn L, Cronin-Golomb A, Schmahmann JD : Neuropsychological consequences of cerebellar tumor resection in children. Brain 123 : 1041-1050, 2000

6) Riva D : The cerebellar contribution to language and sequential functions. Cortex 34 : 279-287, 1998

7) 藤森美里，他：小脳損傷後に認められた発話障害．神経心理学 14：254, 1998

8) Silveri MC, Di Betta AM, Filippini V, et al. : Verbal short-term store-rehearsal system and the cerebellum. Brain 121 : 2175-2187, 1998

9) Courchesne E, Townsend J, Saitoh O : The brain in infantile autism. Neurology 44 : 214-223, 1994

10) Chugani DC, Muzik O, Rothermel R, et al. : Altered serotonin synthesis in the dentatothalamocortical pathway in autistic boys. Ann Neurol 42 : 666-669, 1997

11) Chugani DC, Muzik O, Behen M, et al. : Developmental changes in brain serotonin synthesis capacity in autistic and nonautistic children. Ann Neurol 45 : 287-295, 1999

12) Berquin PC, Giedd JN, Jacobsen LK, et al. : Cerebellum in attention-deficit hyperactivity disorder. Neurology 50 : 1087-1093, 1998

13) Pardo JV, Fox PT, Raichle ME : Localization of a human system for sustained attention by positron emission tomography. Nature 349 : 61-63, 1991

14) Jacobsen LK, Giedd JN, Berquin PC, et al. : Quantitative morphology of the cerebellum and fourth ventricle in childhood-onset schizophrenia. Am J Psychiatry 154 : 1663-1669, 1997

15) Cabeza R and Nyberg L : Imaging cognition. J Cognit Neurosci 9 : 1-26, 1997

16) 山口修平：小脳と認知機能．神経進歩 44：810-819, 2000

■ トピックス

Auditory Nerve Disease
―語音認知障害を呈しながら高次脳機能障害ではない新しい疾患概念―

加我 君孝*　K. Sheykholeslami*　小出 和生**

- auditory nerve disease あるいは別名 auditory neuropathy とは，症状は聴覚失認に似ている新しい疾患概念．
- 純音聴力検査では軽度の域値上昇を示すが，語音聴力検査では最高明瞭度 50% 以下である．
- ABR は無反応であるが蝸電図では－SP と小さい AP が出現するので蝸牛神経レベルの病巣が考えられる．
- 身体障害者福祉法の聴覚障害の 4 級に相当する．

Key Words　auditory nerve disease, auditory neuropathy, 難聴, ABR, 蝸電図, 耳音響放射

はじめに

　語音とは，言葉の音のことであるが，聴覚医学の領域では語音聴力検査に用いられる単音節の音声をいう．日本語には 100 の単音節が存在する．したがって語音が聴きとれないということは無意味語の単音節が聴きとれないことを意味する．単語や文の聴覚的意味理解は別の処理プロセスになる．高次脳機能障害のなかで，語音の聴取が困難になるのは，左の聴皮質から Wernicke 中枢への投射線維の損傷による純粋語聾と，左右の聴皮質あるいは聴放線の損傷によって生じる聴覚失認の場合である．純粋語聾では語音の認知は低下しているにもかかわらず，単語や文の聴覚的理解の障害は少ないが，聴覚失認では単語，文，音楽，環境音のいずれを聴いても認知も聴覚的理解もわからなくなる．

　1996 年に，純音聴力検査では軽〜中等度の域値の上昇にもかかわらず，語音聴力検査では，著しく悪く，まるで高次機能障害を疑わせる症例に対して，ABR（聴性脳幹反応検査）で無反応であることから，筆者らは auditory nerve disease という名称を与え発表した[1]．この状態像はそれまでの聴覚障害にはないもので興味を惹くことになった．同年 Starr らが auditory neuropathy として同じ状態像の聴覚障害を報告した[2]．補聴器のフィティングの立場からは，補聴効果がないことも明らかとなった．1 対 1 では肉声の会話が可能であるのにもかかわらず，電話を通した同じ声は聴いてもわからないことが不思議に感じられた．日常生活では，家族とのコミュニケーション，学校生活では，授業についていくことが難しく，それまでその原因がはっきりわかっていなかったのである．身体障害福祉法の聴覚障害の認定は，聴力が平均 70 dB 以下のために，認定されていないことがわかった．このように新しくわかった疾患概念のために，学会あるいは論文で知られている程度にとどまりまだ普及していない．一方，新生児聴覚スクリーニングが平成 13 年度のモデル事業として厚生省でとりくまれているが，ABR は無反応にもかかわらず耳音響放射が正常である例がまれにはあるが先天性の auditory nerve disease の存在が気がつかれるようになった．本稿では以上述べた特徴を解説する．

□ 症　例

　代表的な 1 例を呈示し，本疾患の特徴をまとめて説明する．

　60 歳女性．主訴：聞き取りが悪い．

　既往歴：19 歳時に頭部打撲．それ以外問題なし．

　現病歴：子どものころより言葉の聴きとりが悪かった．中学生の時は英語が聴き取りにくかった．25 年前に右耳鳴出現．20 年前より電話の聴き取りが悪くなった．

　現在の聴覚障害の特徴．

　①1 対 1 の対面では会話が可能であるが，電話は聴き取れない．周囲に雑音があると 1 対 1 の会

*東京大学医学部　耳鼻咽喉科　　**川崎市立中部領域センター　更生相談所

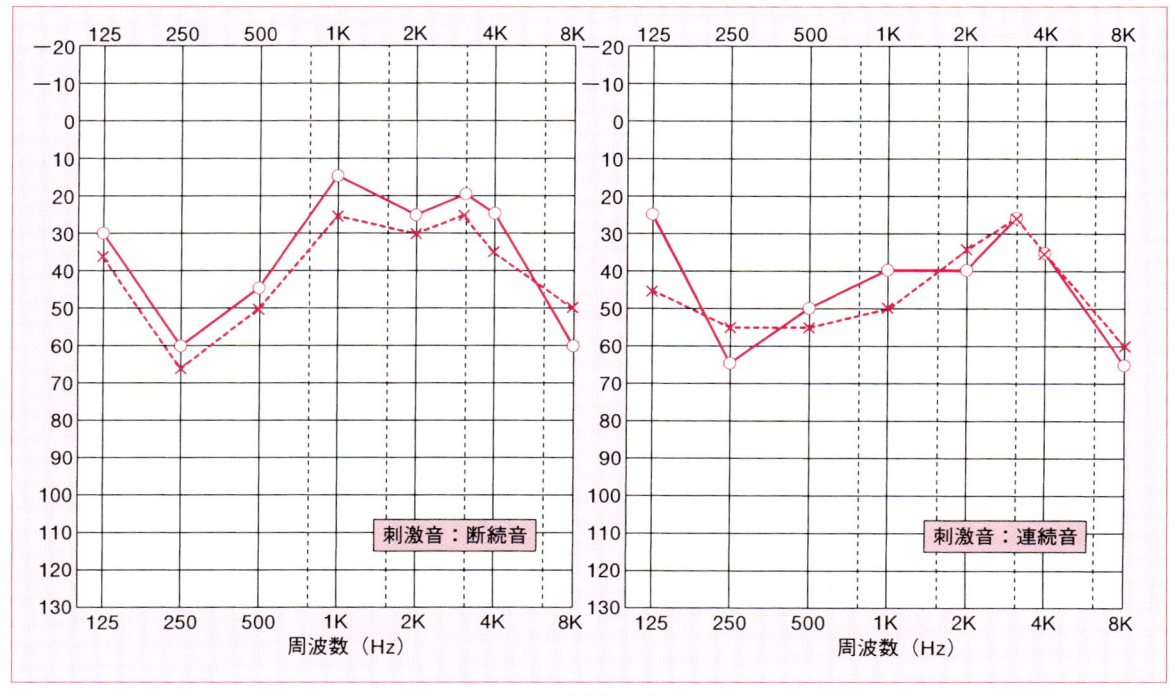

図1 純音聴力検査
左は断続音，右は連続音を用いている．同時に行った．断続音のほうが域値が低い．

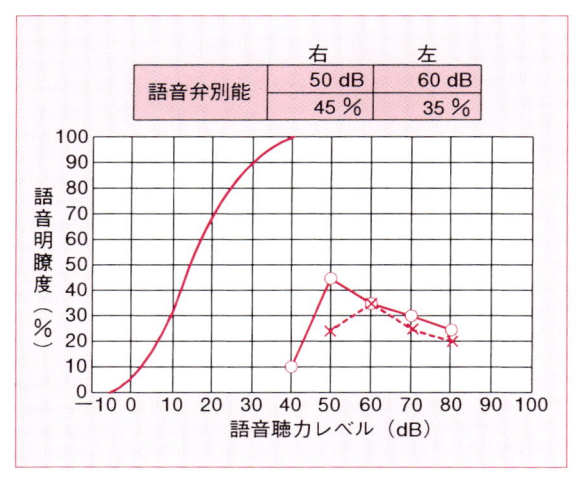

図2 語音聴力検査
単音節の聴き取りが悪いことがわかる．ロールオーバー現象を示す．

話も困難となる．
② 音楽についてはメロディーはわかるが歌詞は聴き取れない．テレビのドラマは音楽と会話が重なると音楽が聞こえてしまい，会話が聴き取れない．

社会活動：地区の難聴者の会および中途失聴者の会の活動家として活躍．

聴覚障害の精査と身障手帳の聴覚障害の認定を希望して受診．

検査所見：画像診断（CT, MRI）では異常を認めない．

1) 純音聴力検査

低音部に障害が強い軽度難聴．平均聴力は右25 dB，左43 dB（図1）．

2) 語音聴力検査

最高明瞭度は右45%，左35%．左右とも音圧が強くなるに従って明瞭度の低下するロールオーバー現象を示す（図2）．

3) 自記オージオグラム

持続音より断続音のほうが域値が上昇（図3）．Jergenの分類III型を示す．蝸牛神経障害に多い．

4) ABR

左右とも無反応（図4-a）．

5) 蝸電図

左右とも反応がある．SP (summating potential) の振幅は大きくAP (compound action potential) が小さい broael type を示す（図4-b）．

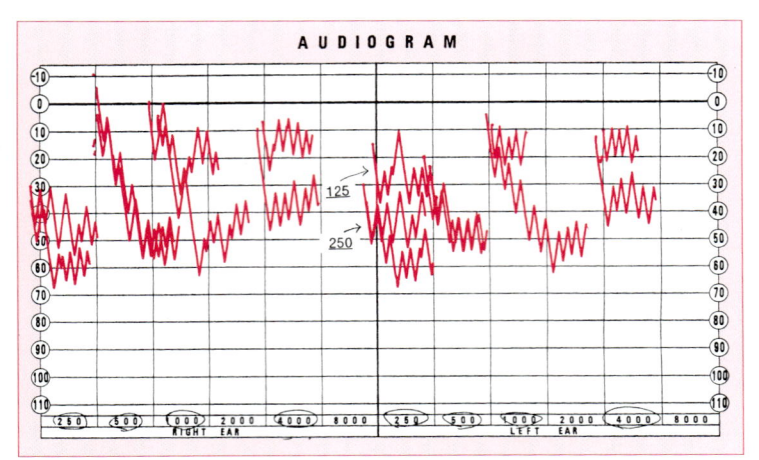

図3 自記オージオグラム
持続音より断続音のほうが域値が高い．Jergen の分類のⅢ型のパターンである．

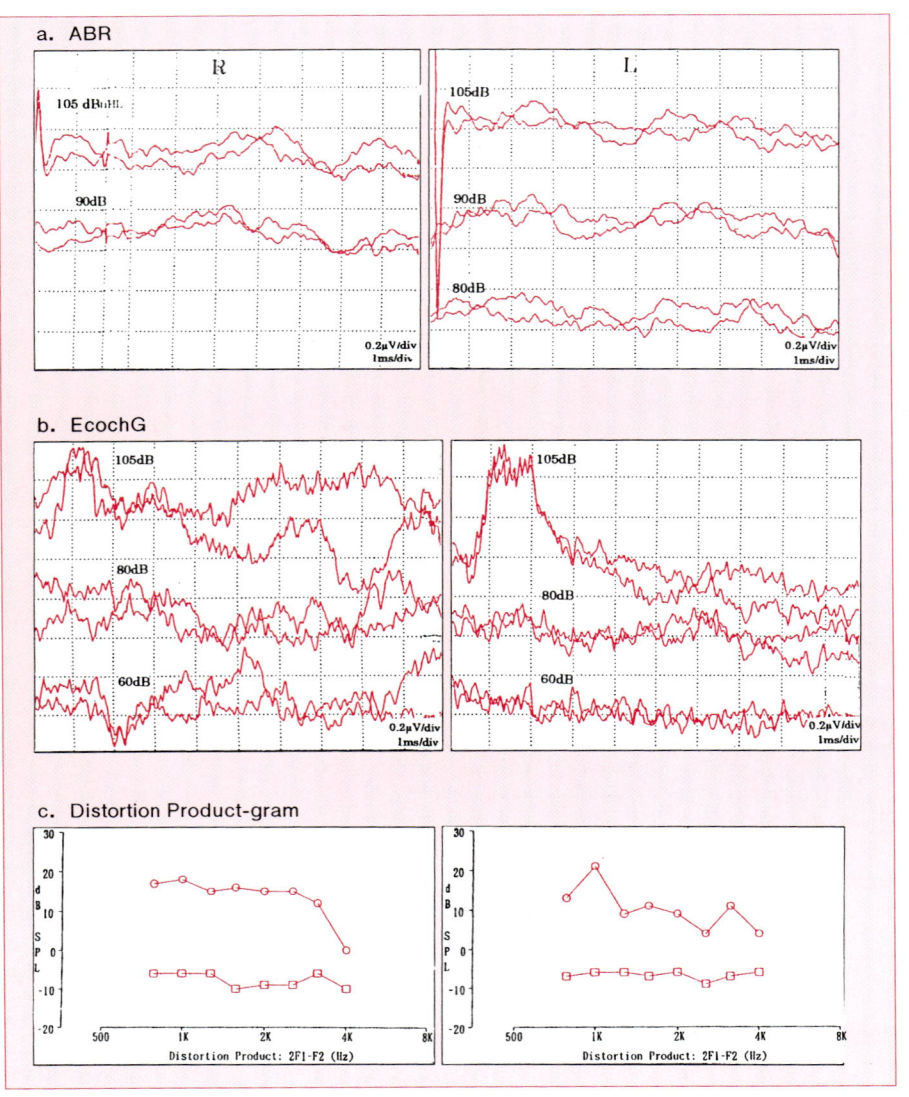

図4 他覚的聴力検査
a：ABR．左右とも反応がない．
b：Ecoch G（蝸電図）では大きな振幅の－SP と振幅の小さい AP が出現．
c：DPOAE（主成分耳音響放射）では良好な反応（○-○）が各周波数で出現している．□-□はノイズレベル．

	曲名	歌詞（＋）		曲名	歌詞（－）
1	故郷（「うさぎおいし」が分かった）	○	2	早春賦（茶つみ，こいのぼりではない）	早春賦か砂山？
3	浜辺の歌	○	4	花	○
5	早春賦	○	6	さくらさくら	○
7	荒城の月	○	8	みかんの花咲く丘	○
9	花	おぼろ月夜	10	夏は来ぬ	○
11	川の流れのように	○	12	浜辺の歌	○
13	赤とんぼ	○	14	紅葉	○
15	みかんの花咲く丘	○	16	赤とんぼ	○
17	里の秋	○	18	荒城の月	○
19	さくらさくら	○	20	故郷	○
21	紅葉	○	22	里の秋	冬景色
23	夏は来ぬ	○	24	川の流れのように	○
	結果	11/12（92%）		結果	10/12（83%）

図5　失音楽テスト Vol.3

　メロディー認知テスト．歌詞があると 10/12，歌詞がなくても 11/12 とメロディーの認知能力は良好．

a．特徴のはっきりした環境音テスト（杉下，加我版）						b．ノイズ中心環境音テスト（東大耳鼻科版）		
テスト音	絵のマッチング（－）	絵のマッチング（＋）	テスト音	絵のマッチング（－）	絵のマッチング（＋）	テスト音	絵のマッチング（－）	絵のマッチング（＋）
1. トランペット	○	○	13. 柱時計	○	○	1. 夕立	×	×
2. 電話	○	○	14. 波の音	×	×	2. 電話の呼びリン	○	○
3. 猫	○	○	15. 歌	○	○	3. 入浴風景	×	×
4. カラス	×	○	16. 馬	○	○	4. せせらぎ	×	○
5. 太鼓	○	○	17. 赤ん坊	○	○	5. 車内	×	×
6. 男の声	○	○	18. 英語	○	○	6. のこぎりで板を切る	○	○
7. 風の音	×	○	19. 小川の音	○	○	7. 旅客機	自動車	○
8. 牛	×	○	20. 鉄砲	×	○	8. 風	×	×
9. 電車	×	○	21. ニワトリ	○	○	9. 救急車	自動車が走る	○
10. 犬	○	○	22. ノコ	×	○	10. グラスにそそぐ音	○	○
11. 女の声	○	○	23. 笑い声	○	○	11. 時計の音（目覚まし時計）	Bell みたい	○
12. 自動車	×	○	24. 足音	○	×	12. パトカー	踏切	×
				13/24	22/24	13. 学校のチャイム・校庭風景	×	○
				(54%)	(92%)	14. オートバイ	×	○
						15. 台所風景（野菜を刻む音）	×	○
						16. 乗用車	×	×
						音源：Victor 効果音 CD より	5/16	11/16
							(31%)	(69%)

図6　環境音認知テスト

　絵のマッチングがあると，aの特徴のはっきりした環境音もbのノイズからなる環境音も正答率はきわめて悪いが，絵の手がかりがあると著しく成績が向上する．

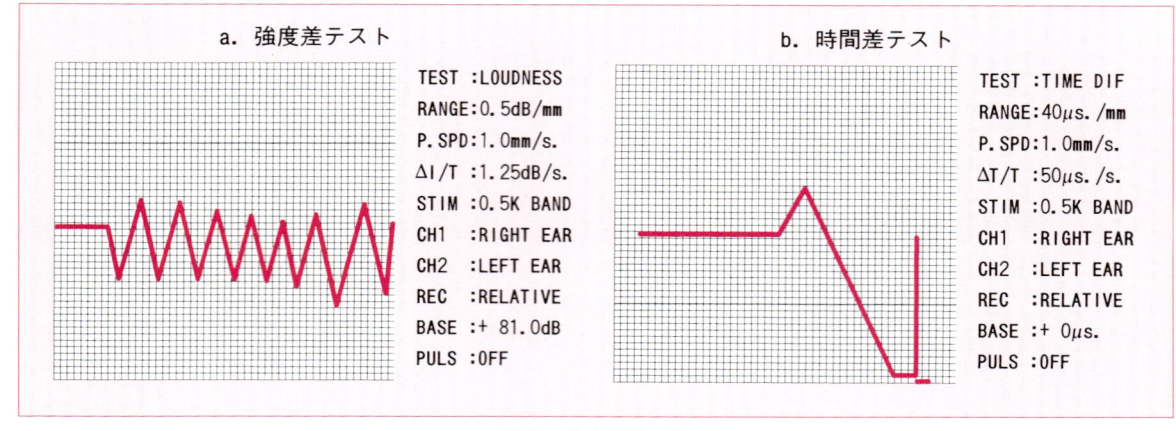

図7　方向感テスト
　aの強度差テストは正常範囲であるがbの時間差テストは成立しない．これは，音圧の認知は良好であるがtemporal resolution すなわち時間の因子の認知の悪いことを示している．

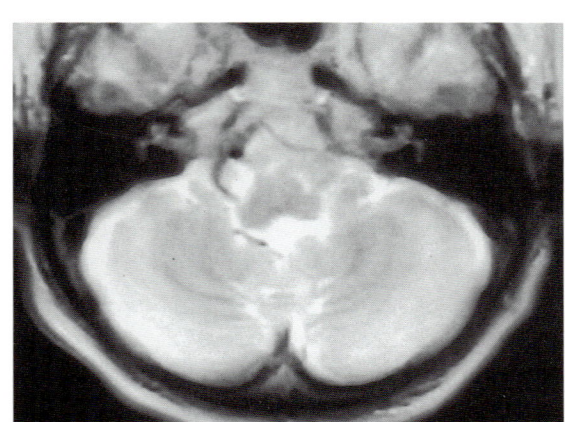

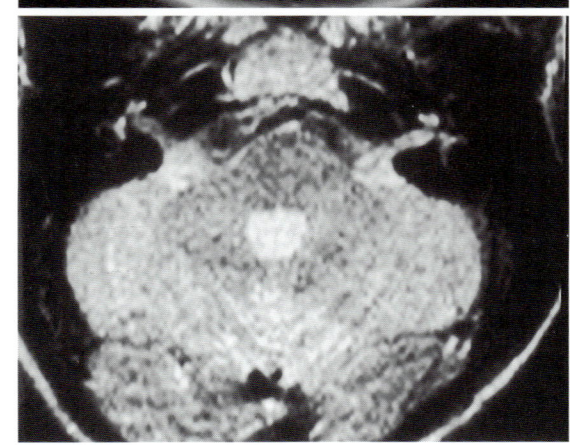

図8　auditory nerve のMRI
　a．正常例，b．auditory nerve disease（文献1の症例1）

6）耳音響放射
　DPOAEは左右とも正常（図4-c内○-○）．□-□はノイズレベルを示す．

7）音楽テスト
　メロディーの認知テスト，筆者らの作成したメロディー認知テストは，歌詞があると11/12（92％）なくとも10/12（83％）の正答率であり，良い成績であった（図5）．

8）環境音テスト
　筆者らの作成した24個の環境音認知テストでは，絵カードを使用しなければ13/24（54％），使用すると22/24（92％）と成績は向上する（図6）．

9）方向感テスト（図7）
　このテストは中枢聴覚障害を敏感に反映する．強度差テストは正常であるが，時間差テストは異常でスケールアウトである

10）平衡機能検査
　温度眼振テストでは左右とも無反応．しかし一方向回転テストでほぼ正常な反応．Romberg検査では開眼正常，閉眼拙劣．片足立テストは，開眼，閉眼とも拙劣．滑動追跡眼球運動検査も視運動検査も正常であった．
　筆者らは，これまで，5名の成人例のauditory nerve diseaseの症例を経験したが，いずれも本例とほぼ共通した所見である．

□　考　　察

　本疾患は，語音の聴きとりが著しく悪く，それだけでは末梢性高度難聴に匹敵するが純音聴力検査では軽度難聴にすぎず，DPOAEが正常であることからコルチ器の有毛細胞は正常に保たれていることが示唆される．蝸電図ではAPの振幅が小さく，しかし-SPが正常で，しかもABRは無反応

であるということは，蝸牛神経に病変があることが明らかである．このような所見は聴神経腫瘍でもほぼ同様であることが多く，病変の部位については，確かである．しかし，MRIでは病変が見いだされないことは，腫瘍病変ではなく，脱髄か変性かあるいは何らかの原因で（synchronization）音刺激に対する同期性の反応が生じないのかもしれないと考えられる．しかしなぜかまだ決定的な証拠がなくわからないのである．一方，前庭神経検査については，温度眼振反応が低下あるいは無反応で，回転検査はほぼ正常にある．水平半規管の有毛細胞と前庭神経のいずれも障害が考えられるが，聴覚系の問題と比較すると前庭神経障害のほうが疑わしい．このようなことから1996年の筆者らのauditory nerve disease，Starrらのauditory neuropathyというそれぞれの独立してつけた名称も，妥当と言えよう．ただし，聴覚症状は似ているが聴覚失認のような高次脳の聴覚系の障害とは異なることに注意が必要である．高次脳の神経系にはまったく問題がない．身体障害福祉法では，聴覚障害の4級に相当する．語音明瞭度が50%以下という基準が含まれるからである．聴覚失認もじつは4級に相当する．これは難聴は純音聴力検査と語音聴力検査でのみ認定されることになっているからである．

おわりに

本病態はきわめてまれである．しかし，聴覚系の心理学的テスト電気生理学的テスト，認定テストを組み合わせて初めて診断できるものであることを強調したい．症状だけの観察では大脳皮質レベルの認知障害と誤診されやすいからである．

文献

1) Kaga K, Nakamura M, Shinogami M, et al.: Auditory nerve disease of both ears revealed by auditory brainstem responses, electrocochleography and otoacoustic emissions. Scand Audiol 25：233-238, 1996

2) Starr A, Picton TW, Sininger Y, et al.: Auditory neuropathy. Brain 119：741-753, 1996

3) Deltenre P, Mansbach AL, Bozet C, et al.: Auditory neuropathy with preserved cochlear microphonics and secondary loss of otoacoustic emissions. Audiology 38：187-195, 1999

4) Zeng FG, Starr A: Temporal and speech processing deficits in auditory neuropathy. Neuroreport 8；10(16)：3429-3435, 1999

5) Sheykholeslami K, Kaga K: Vestibular function in auditory neuropathy Acta Otolaryngol 120：849-854, 2000

6) Fujikawa S, Starr A: Vestibular neuropathy accompanying auditory and peripheral neuropathies. Arch Otolaryngol Head Neck Surg 126：1453-1456, 2000

7) Starr A, Sininger YS, Pratt H: The verieties of auditory neuropathy. Rev. in clinical & basic pharmacology 11：215-213, 2000

8) Sheykholeslami K, Kaga K, Kaga M: An isolated and sporadic auditory neuropathy (auditory nerve disease)：report of five patients. The Journal of Laryngology & Otology 115：530-534, 2001

9) Sheykholeslami K, Kermany MH, Kaga K: Frequency sensitivity range of the saccule to bone-conducted stimuli measured by vestibular evoked myogenic potentials. Hearing Research 160：58-62, 2001

10) Sheykholeslami K, Murofushi T, Kaga K: The effect of sternocleidomastoid electrode locastion on vestibular evoked myogenic potential. Auris Nasus Larynx 28：41-43, 2001

11) Sheykholeslami K, Kermany MH, Kaga K: Bone-conducted vestibular evoked myogenic potentials in patients with congenital atresia of the external auditory canal. Int J Pediatric Otorhinolaryngology 57：25-29, 2001

12) Shallop JK, Peterson A, Facer GW, et al.: Cochlear lmplants in Five Cases of Auditory Neuropathy：Postoperative Findings and Progress. Laryngoscope 111：555-562, 2001

13) Starr A, Picton T: Pathophysiology of auditory neuropathy and its relation to signs and syptoms of the disorder. 17 th IERASG Abstract, pp.74, 2001

14) Starr A, Kim CS, Kim R, et al.: Neuropathology of type I auditory neuropathy. 17 th IERASG Abstract, pp.75, 2001

15) Butinar D, and Starr A: Is demyelination or axonal loss responsible for auditory neuropathy? 17 th IERASG Abstract, pp.75, 2001

■トピックス

読み書きの認知モデル

伏見　貴夫[*]　伊集院　睦雄[*]　辰巳　格[*]
ふしみ　たかお　　いじゅういん　むつお　　たつみ　いたる

- 読み書きの障害は認知モデルの一部が損傷された状態として位置づけられる．
- 表層失読ではまれな読み方や綴り方をする単語の読み書きが障害され，音韻失読では非単語が障害される．深層失読は非単語，動詞，抽象名詞などが障害される．純粋失読は文字数が増えると音読が極端に遅くなる．
- 読み書き障害のメカニズムの解釈は二重経路モデル，トライアングル・モデルにより異なる．
- 日本語では漢字と仮名の違いが問題にされるが，読みの典型性や単語と非単語の違いも考慮すべきである．

Key Words　二重経路モデル，トライアングル・モデル，表層失読，音韻失読，深層失読，純粋失読

はじめに

「読む，書く」などの言語機能はある種の情報処理過程として記述できる．この過程を詳細に記述したものが認知モデル（情報処理モデル）であり，それをコンピューター・プログラムとして書いたものがシミュレーション・モデルである．失読（alexia ないし dyslexia）や失書（agraphia ないし dysgraphia）すなわち読み書きの障害は，モデルの一部が損傷された状態として位置づけられ，それに基づいて脳の病巣元来の認知機能が推測される．

読み書きの認知モデルは主として音読モデルとして欧米で発展してきたが[1,2]，書取にも通用する．また近年では漢字仮名からなる日本語でもモデル研究が進んでいる[3,4,5]．

□ 英語の読み書きについての認知モデル

英語では綴りの読み方に規則がある．たとえばEAT，BEAT，WHEATなど多くの単語ではEAを/i/と読むため，これらの単語は規則語（ないし典型語）と呼ばれる．しかし英単語にはSWEAT，GREATなど例外読みをする単語もあり，これらは例外語（ないし非典型語）と呼ばれる．また SPEAT など実存しない非単語（以下，非単語と略す）は主として規則に従って読まれる．一方，単語の綴り方にも規則があり，たとえば/i/は通常 EA あるいは EE（例．NEED）と綴るが，BRIEF のように例外的に IE と綴ることもある．

健常成人は規則語，例外語，非語とも数百ミリ秒の音読潜時（文字列が提示されてから音声が発せられるまでの時間）で正確かつすみやかに音読する．また単語の書取でも規則綴りと例外綴りを正しく書き分け，非語を書き取ることもできる．

1．二重経路モデル（dual-route model）

非語を読み書きするには読みや綴りの規則が必要である．一方，例外語の読み書きは規則では不可能なため各単語の読みや綴りが記載された辞書も必要である．二重経路モデルは辞書的知識が蓄えられた語彙経路と規則が記載された非語彙経路からなる読み書きの認知モデルであり，代表的なシミュレーション・モデルとして二重経路カスケード型モデル（DRC モデル：Dual-Route Cascaded model）[1]が挙げられる（図1）．

音読ではモデルに WHEAT などの文字列を入力すると，文字の視覚的特徴を表す視覚素ユニット（\ ／ \ ／），その視覚的特徴を有する文字を表す文字ユニット（W）が活性化する．文字ユニット群（W，H，E，A，T）の活性は語彙経路および非語彙経路の双方を経て音素システムに伝わる．図1右端の非語彙経路では，WH→/w/など書記素一音素の対応規則に基づき音素ユニット（/w/）が活性化する．一方，図1左側の語彙経路の文字入力辞書では，活性化した文字ユニット群に対応する単語ユニット（WHEAT ユニットないしノード）が活性化し，その活性が音韻出力辞書の単語

[*] 東京都老人総合研究所　言語・認知部門

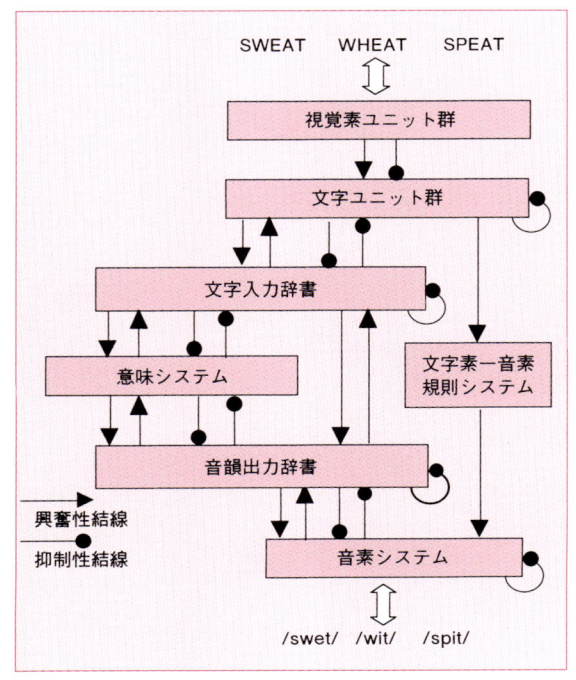

図1　二重経路カスケード型モデル
(Coltheart M, et al.：Psychol Review 108：204-256, 2001[1])

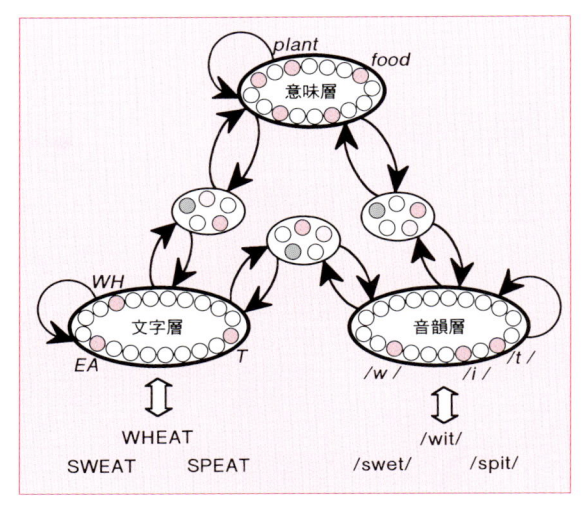

図2　トライアングル・モデル
丸は神経細胞を模したユニット，楕円はユニットの集まり（層），矢印は各ユニット間の結線を表す．
(Plaut DC, et al.：Psychol Rev 103：56-115, 1996[2])

ユニット（/wit/ユニット）に直接および意味システムを介し伝わる．その結果，音韻システムで単語ユニットに対応する音素ユニット群（/w, i, t/）が活性化する．これらの活性化過程は図中の双方向的な興奮性，抑制性の結線により制御され，情報の流れも双方向的となる．またモデルに音素—書記素規則システムを導入し，音声が音素システムに入力されたときに視覚素ユニット群が活性化するよう修正を加えれば書取のモデルとなる．

DRCモデルでは規則語，例外語，非語とも語彙経路と非語彙経路で並行して処理される．音読の場合WHEATなどの規則語では語彙経路，非語彙経路により同じ音素（/w, i, t/）が活性化する．SWEATなどの例外語では語彙経路により正しい音素（/s, w, e, t/）が活性化するが，非語彙経路により誤った音素（EA→/i/）も活性化するため音素システムで矛盾が生じる．ただし高頻度語では語彙経路の処理効率がよいため非語彙経路の影響は小さい．SPEATなどの非語では非語彙経路によって正しい音素（/s, p, i, t/）が活性化するが，語彙経路により綴りが類似する単語SPEAKの音素（/s, p, i, k/）も誤って活性化する．例外語や非語で生ずる音素システムにおける矛盾は音素システムと語彙経路との相互作用により解決される．

健常成人の音読潜時は規則語より例外語で数十ミリ秒長い．ただし高頻度語ではこの差は顕著ではない．また非語の音読潜時も規則語に比べ数十ミリ秒長い．現行のDRCモデルは意味システムをまだ実装しておらず，不完全な段階ではあるが，モデルの反応時間（音素システムの活性が規準に達するまでの時間）に，健常成人と同じ傾向が認められる．

2．トライアングル・モデル（triangle model）

トライアングル・モデル（図2）は文字層，音韻層，意味層，および各層間に介在する中間層のユニット群から構成されるシミュレーション・モデルである[2]．層間および層内の各ユニット間には双方向的な結線が介在し，各ユニットの活性を他のユニットに伝える．モデルには多くの亜型があるが，図2のモデルでは文字層の各ユニットは文字（列）に，音韻層の各ユニットは音素（列）に，意味層のユニットは事物の意味素性に対応する．文字層，音韻層，意味層のユニット群の活性化パターンが，それぞれ，単語の文字表象，音韻表象，意味表象にあたり，規則に特化した構造や特定の単語を表すユニットは存在しない．

音読では，①文字表象から音韻表象を直接活性化する過程（以下，文字→音韻と記す），②文字表象から意味表象を介し音韻表象を活性化する過程（文字→意味→音韻），③文字表象により活性化された音韻表象が意味表象との相互作用により強化される過程（文字→音韻⇔意味），④音韻表象内のユニットの相互活性（音韻⇔音韻）など，層間，層内のさまざまな相互作用が生じる．各表象の活性化パターンは徐々に変化し，音韻表象が定常状態に達したとき音声が出力されると仮定される．一方，音韻層に入力された音韻列から文字表象が計算され，定常状態に達したとき書字運動が生成すると考えれば書取のモデルとなる．

トライアングル・モデルでは，入力された文字列と結線強度から，同じ構造と計算原理で規則語，例外語，非語の文字表象，音韻表象，意味表象が計算される．適正な結線強度は学習により獲得され，モデルに単語を繰り返し与え結線強度を徐々に調節することで，入力に対し正しい表象が計算されるようになる．そのため学習の頻度，難度などは学習終了後のモデルの動きに影響を残す．たとえば，高頻度語は低頻度語に比べ学習回数が多いため，いずれの表象も効率よく計算される．またあらゆる文字列の処理に共通のユニット群および結線群が用いられるため，文字→音韻では，ある単語の学習（BEAT→/bit/）は綴りと読みを共有する別の単語（WHEAT→/wit/）の学習を助長する一方，共有される綴りの読みが異なる単語（SWEAT→/swet/）の学習を妨害する．このため規則語の学習は例外語に比べ容易となる．ただし学習経験が豊富な高頻度語ではこの差は小さい．さらに文字→音韻の計算効率が悪い低頻度例外語では文字→意味→音韻や文字→音韻⇔意味による意味からの音韻計算が重要な役割を果たす．一方，非語の音韻計算（SPEAT→/spit/）も，綴りを共有する単語の音韻計算（WHEAT→/wit/，SPEAK→/spik/）を獲得していれば可能であるが，効率は単語に劣る．

これまでのトライアングル・モデルでは意味層がないか，あっても擬似的であることが多いが，どのモデルでも，人間同様，音韻計算時間が高頻度語や規則語に比べ低頻度例外語や非語で長い．

☐ **英語話者における読み書き障害**

読み書き障害には音声言語の障害をともなう失語性失読（表層失読，音韻失読，深層失読など）と，障害が文字言語に限定される非失語性のもの（純粋失読，純粋失書，失読失書など）がある．失語性失読では読み書きの双方が障害され，非失語性の読み書き障害では読み書きの一方または双方が障害されうる．以下に述べる読み書き障害では，二重経路モデル，トライアングル・モデルによる解釈（おもに読みの障害について）が詳しく論じられている．

1．表層失読と表層失書

表層失読（surface alexia）では規則語や非語の音読は保たれるが例外語に選択的な障害が現れ，SWEAT→/swit/など例外語に規則読みを誤って適用する規則化錯読が頻発する．また例外語の錯読は低頻度語で顕著あり，GREATなど高頻度例外語の音読は保たれる．書取においても規則綴りの単語や非語は良好であるが，例外綴りの低頻度語では/brif/→BREAFなどの規則化錯書を示し，表層失書（surface agraphia）となる．総じて障害は音読より書取で重篤である．

表層失読および表層失書は，意味記憶に選択的障害を示す意味痴呆（semantic dementia）で頻繁に観察される．意味痴呆例では，リンゴを提示しナイフとスプーンから関連の深いほうを選ぶような意味課題の成績が悪いが，エピソード記憶，短期記憶，視空間認知は比較的保たれる．また言語症状としては語義理解障害と顕著な健忘失語を示すが，音韻構造，統語構造は保たれる．軽度例では健忘失語のみが目立つことがある．語義理解障害と表層失読，失書の重症度は相関し，語義理解不能な例外語に誤読が多い．意味痴呆では側頭葉先端部，下部，外側部で一側性ないし両側性の萎縮が進行する．

二重経路モデルでは非語彙経路が保たれたまま語彙経路が不完全に損傷されると表層失読が発現すると解釈される．語彙経路の損傷にもいくつかのパターンがありえるが，文字入力辞書の損傷を想定することが多い．DRCモデルの語彙経路を不完全に損傷すると低頻度語の処理が困難となるが，規則語や非語は残存する非語彙経路で処理できるので，低頻度例外語に選択的な障害が現れる．トライアングル・モデルでは意味の損傷により表層失読が発現すると解釈される．文字→音韻では高頻度語や規則語は効率よく処理され，非語の音韻

も計算されるが，低頻度例外語では意味→音韻への依存度が高くなる．そのため音韻層への意味からの入力を減じると低頻度例外語に選択的な障害が現れる．

2．音韻失読と音韻失書

音韻失読（phonological alexia）では規則語，例外語とも単語の音読は保たれるが，非語の音読に顕著な障害が現れ，SPEAT →/spik/など非語を綴りが類似する単語に読み誤る語彙化錯読が生じる．また非語の中でも文字形態は非語であるが音韻形態は単語となる同音擬似語（例．BRANEはBRAINの同音擬似語）の音読は文字形態，音韻形態とも非語となる非同音非語（例．FRANE）より良好である．書取でも非語に顕著な障害を示し音韻失書（phonological agraphia）となる．概して失書は失読より重篤である．

音韻失読は音読や書取のみならず文字を用いない音韻課題でも非語に強い障害を示す．通常，復唱は単語，非語とも良好であるが，継時的に提示された音素列を聴取し，ひとまとまりにして発話する音素結合（例．/g/と/ip/を聞いて/gip/という）や，複数の単語や非語の復唱など負荷の高い音韻課題では，単語に比べ非語に強い障害が現れる．そのため音韻失読の背景には音韻障害があるといわれる．同音擬似語の音読が良好なことも音韻障害により説明できる．音韻失読の病巣は，左前頭葉後下部に限局される場合，左後頭・側頭・頭頂葉境界部に限局される場合，左シルビウス裂周辺の前頭〜側頭〜頭頂にわたる領域に及ぶ場合がある．

二重経路モデルでは語彙経路が保たれたまま非語彙経路が損傷されると音韻失読が発現すると解釈される．DRCモデルの非語彙経路に不完全な損傷を加えると，語彙経路で正しく処理できない非語に障害が現れる．しかし同音擬似語では非語彙経路による音素システムの不完全な活性が，音韻出力辞書との相互作用により補強されるため，非同音非語に比べ障害は軽度となる．

トライアングル・モデルでは音韻の損傷により音韻失読が発現すると解釈される．モデルの音韻⇔音韻に部分的な損傷を加えると音韻層の活性が全般的に低下するが，単語は文字→音韻の処理効率が良く音韻⇔意味による補強もあり成績が保たれる．非語でも同音擬似語にはこの補強があるため成績の低下は小さいが，非同音非語では障害が顕著となる．

3．深層失読と深層失書

深層失読（deep alexia）は音韻失読と同じく非語の音読に障害を示すが，単語の音読も障害されLIFE →/waif/など綴りが類似した単語への視覚性錯読やZEBRA →/ziraf/など意味的に類似した単語への意味性錯読を頻発する．また成績は具象名詞＞抽象名詞＞形容詞＞動詞＞機能語＞非語の順で悪くなる．具象性，品詞，語彙性（すなわち単語と非語の違い）による成績差は心像性（単語の意味を心的にイメージする際の容易さ）の違いによるともいわれる．書取でも単語，非語ともに障害が現れ，音読と同じく具象性，品詞，語彙性の影響がある．また/haus/→ HOMEなどの意味性錯書がみられ深層失書（deep agraphia）となる．通例，失書は失読より重度であり，深層失読をともなわない深層失書例もいる．一方，復唱も障害されることがあり，成績は具象性，品詞，語彙性に影響され，/cætl/→/cau/などの意味性錯語がみられることもある．そのため音韻失読と同じく全般的な音韻障害が疑われる．

音韻失読でも音読で抽象名詞＞形容詞＞動詞＞機能語の順に成績が若干低下することがあり，意味性錯読の有無が深層失読と音韻失読の鑑別規準とされる．しかし両者を音韻障害の重症度が異なる同一の症候群とする考えもあり，実際，深層失読が軽減し音韻失読に移行する症例もいる．深層失読の病巣は，左シルビウス裂周辺の前頭〜側頭〜頭頂にわたる広範な領域に及ぶ．そのため深層失読の音読特徴は残存する左半球の機能ではなく，右半球の言語機能を反映しているとする説もある．

二重経路モデルにおいては，深層失読では語彙経路，非語彙経路の双方が損傷されていると解釈される．また意味性錯読を呈することから，意味システムを介する経路にも損傷があると仮定される．

トライアングル・モデルでは深層失読には文字→音韻および文字→意味→音韻の双方に損傷があると仮定されることが多い．しかし，きわめて重度な音韻損傷があれば，他に損傷がなくとも深層失読が生じる可能性も指摘されている．

4．純粋失読

純粋失読（pure alexia ないし letter-by-letter

reading）では，音読は障害されるが書取は保たれ失語も認められない．音読は遅く，単語，非語とも文字数が増えるにしたがい音読潜時が極端に増加する逐字読みを示す．増加の程度は症例により異なるが，通常1文字あたり数百ミリ秒から数秒程度である．また増加の程度は単語より非語で，高頻度語より低頻度語で，高心像語より低心像語で顕著なことがあるが，いずれの場合も健常成人における1文字あたりの音読潜時の増加（単語で10ミリ秒，非語で30ミリ秒程度）に比べ桁違いに大きい．軽度例では錯読は少ないが，文字列の提示時間を数百ミリ秒程度にするとSURF→/sjur/（SURE）などの視覚性錯読が頻発する．しかし音読ができない状況でも語彙判断や意味判断がある程度可能なこともある．X→/eks/など1文字の命名でも潜時は長く，数十ミリ秒程度の瞬間提示では成績が低下することがある．重度例では1文字の命名も障害されるが，文字を指でなぞらせると成績が上昇することが多い．

大半の純粋失読例は右同名半盲ないし四分盲をともない，色名呼称や視覚呼称の障害を示す症例も散見される．数の音読も障害されるが文字列に比べ軽度なことが多い．純粋失読の病巣は脳梁膨大部を含む左後頭葉内側部といわれるが，左側脳室後角付近や左角回皮質下などの左後頭葉白質病変の場合もある．

純粋失読の発現機序については（1）視覚性障害説と（2）離断説が対比される．視覚性障害説には（1a）文字に限定されない全般的視覚性障害，（1b）文字特異的な視覚性障害を想定する2つの説がある．（1a）は純粋失読では文字列に限らず○×△☆□などの刺激列を並列的かつ高速に処理する機能が低下しているとする考えである．一方，離断説には視覚野―左角回の離断により，（2a）視覚情報―単語文字心像の離断，（2b）視覚系―音韻系の離断が生じるとする2つの説がある．また純粋失読を（3）単語形態システム（word-form system）の障害と見る説もある．

DRCモデルでは，（1a）は視覚素ユニット群そのもの，ないし視覚素ユニット群―文字ユニット群を結ぶ結線の損傷，（1b）は文字ユニット群の損傷，（2a）は文字ユニット群―文字入力辞書を結ぶ結線の損傷として位置づけられる．（3）を文字入力辞書の損傷と見なすこともできるが，この場合，純粋失読と表層失読の発現機序の違いが問題となる．（2b）は文字入力辞書―音韻出力辞書を結ぶ結線および非語彙経路の複合損傷と考えられるが，この場合，純粋失読と深層失読の発現機序の違いが問題となる．

トライアングル・モデルでは，全般的な視覚性障害により文字層への入力に乱れが生じると，文字列内における注視点の停留回数（および停留時間）が増加するため，逐字読みが発現すると考えられている．

□ 日本語の読みと認知モデル

ここでは読みについてだけ触れる．一般的に，仮名は文字と読みの対応が規則的なため，仮名語（例．うそつき，ウイルス）は英語の規則語（ないし典型語）にたとえられる．一方，漢字には複数の読みがあり，単語によって読みが異なるため（例．家族，家来，家柄，家主），漢字語は英語の例外語（ないし非典型語）に相当するとみなされる．また非語としては仮名非語（例．うつそき，ウスルイ）が想定される．二重経路モデルに基づく極端な解釈では「漢字は語彙経路で，仮名は非語彙経路で処理される」と仮定される．しかし以下に示すように，健常成人，表層失読，音韻失読の音読特徴（図3上段）を説明するには，漢字語，漢字非語，仮名語，仮名非語など「すべての文字列を語彙経路と非語彙経路で並行的に処理する」二重経路モデルや，「すべての文字列について同じ構造と計算原理で文字，音韻，意味表象を計算する」トライアングル・モデルを想定する必要性が指摘されている[3,5]．またトライアングル・モデルでは，健常成人や上記失読例の音読特徴が再現されつつある（図3下段）[4]．

1．健常成人

漢字にも典型読みと非典型読みがある．たとえば，「家」を1文字目にもつ熟語の大半では「家」は/ka/と読まれるため，「家族」は典型語，「家主」は非典型語となる（「族，主」の典型読みはそれぞれ/zoku/，/sju/）．健常成人では非典型語の音読潜時が典型語より数十ミリ秒長く，その傾向は低頻度語で顕著である（図3a1）．また「家上」など実存しない漢字非語も1秒以内ですみやかに音読される．読み方には/kajoo, ieue, kaue, iejoo/など個人差があるが，/kajoo/のような典型読みが採用されることが多い．

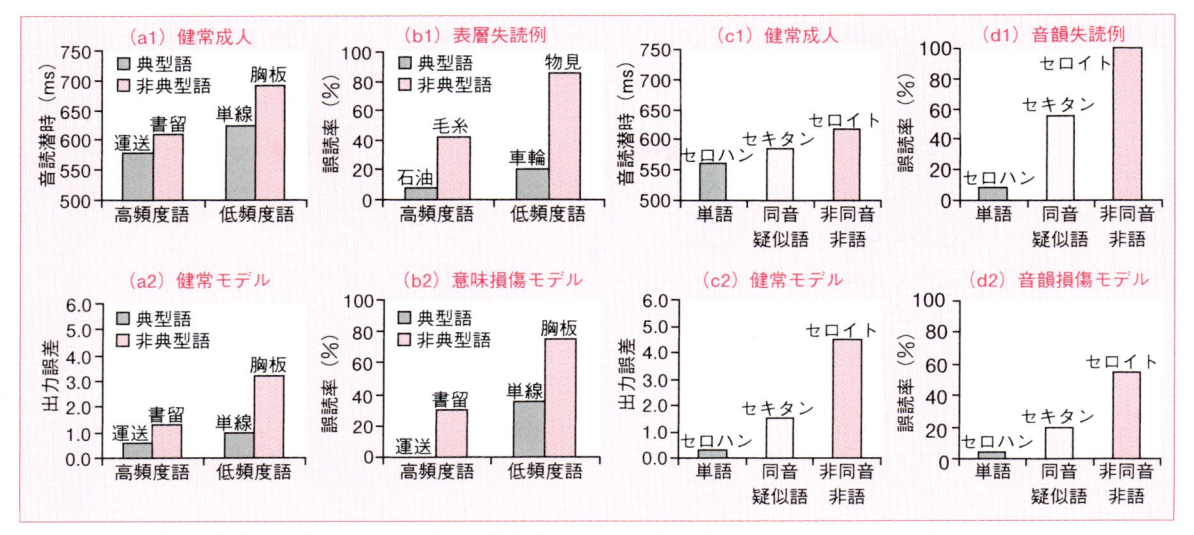

図3 健常成人，表層失読例，音韻失読例の音読特徴（上段）とトライアングル・モデルによるシミュレーション（下段）．
図中の文字列は実際の実験やシミュレーションに用いられた文字列の例．
（伊集院睦雄，他：失語症研究 20：115-126，2000[4]，Patterson K, et al.：Neurocase1：155-165，1995[6]，Patterson K, et al.：Cognitive Neuropsychology 13：803-822，1996[7]）

二重経路モデルで典型語と非典型語の音読潜時の差および非語の音読を説明するには，漢字にも非語彙経路の処理を想定しなければならない．一方，トライアングル・モデルの文字→音韻では低頻度非典型語の学習がもっとも困難で，正しい読みを学習したモデルの出力にも大きな誤差がともなう（図3a2）．この誤差により人間では音読潜時が長くなる．また非語の音韻も，文字を共有する多数の単語の文字→音韻を学習すれば計算可能である．

非語の定義は実存しない文字列であるから，通常仮名で書かれる「うそつき，ウイルス」は仮名語といえるが，通常とは異なる表記で記された「ウソツキ，ういるす，うソツキ，ウィルす」は同音擬似語に，「うつそき，ウスルイ，うツそキ，ウスルい」などは非同音非語に分類される．健常成人における仮名文字列の音読潜時は単語＜同音擬似語＜非同音非語の順で長くなる（図3c1）．

二重経路モデルで単語と非語（同音擬似語および非同音非語）の差を説明するには，仮名にも語彙経路の処理を想定しなければならない．また同音擬似語と非同音非語の差を説明するには，非語彙経路による音韻システムの活性が音韻出力辞書との相互作用により補強されるDRCモデルのような機序が想定される．一方，トライアングル・モデルの文字→音韻では，単語は学習経験があるため非語より効率よく処理される．また単語と同音擬似語では文字→音韻の計算結果が音韻⇔意味で補強される．そのため，単語＜同音擬似語＜非同音語の順で誤差が大きくなる（図3c2）．

2．表層失読

一般的には，仮名語，仮名非語の音読が保たれ漢字語の音読が選択的に障害される症状が表層失読といわれる．表層失読としては語義理解障害を示す語義失語が古くから知られており，「大方」→/taihoo/，/kisja/→「寄車」などの類音的錯読，錯書がみられる．近年では，意味痴呆に表層失読がともなうことが示され，さらには漢字語の障害は低頻度非典型語で顕著であり，高頻度語や典型語の音読は保たれることが明らかとなった（図3b1）．また漢字非語の音読は低頻度非典型語に比べ良好である．

漢字，仮名とも語彙経路と非語彙経路の双方で処理される二重経路モデルでは，語彙経路が不完全に損傷されると低頻度語の処理が困難となるが，非語彙経路により仮名語，仮名非語および漢字典型語，漢字非語の処理が可能であり，障害は漢字の低頻度非典型語で顕著となると考えられる．一

方，トライアングル・モデルの文字→音韻は，仮名語，仮名非語，および漢字でも高頻度語，典型語，非語を正しく処理できる．しかし低頻度非典型語では意味→音韻の寄与が必要となるので，意味損傷を想定し意味→音韻の作用を減じると低頻度非典型語に顕著な障害が現れる（図3b2）．

3．音韻失読

一般的には，漢字語，仮名語の音読が保たれ仮名非語の音読が選択的に障害される症状が音韻失読といわれる．しかし仮名非語でも同音擬似語の音読は非同音非語に比べ良好である（図3d1）．また非語の障害は仮名文字列に限定されているのではなく，漢字文字列においても単語（応援，婚約）＜同音擬似語（応演，婚躍）＜非同音非語（応躍，婚演）の順で誤読が増える．非語における誤反応は漢字仮名とも「応躍」→/ooeN/，「ウスルイ」→/uirusu/など類似する単語への語彙化錯読が多い．さらには/ka/と/mera/を聞いて/kamera/と発話する拍結合課題などの音韻課題でも非語に顕著な障害を示す．

DRCのような二重経路モデルを考えれば，非語彙経路の不完全な損傷により上記の症状を説明できる．漢字文字列，仮名文字列とも単語は語彙経路で正確に処理され，同音擬似語では非語彙経路による音素システムの不完全な活性が音韻出力辞書との相互作用により補強されるため，障害は非同音非語で顕著となると考えられる．一方，トライアングル・モデルでは音韻損傷により音韻層の活性が低下しても，文字→音韻の効率がよい単語は非語に比べ成績が保たれ，非語の中でも同音擬似語には音韻⇔意味の補強があるため，障害は非同音非語で顕著となる（図3d2）．

4．深層失読

深層失読ではあらゆる文字列の音読が障害されるが，障害は漢字より仮名で顕著であり，漢字では意味性錯読が，仮名では無反応か視覚性錯読が多いといわれる．しかしこれまでの報告にはいくつか問題がある．まず仮名非語（ないし仮名1文字）の障害がもっとも強いとされるが，漢字非語についての検討がない．また単語の障害は漢字語より仮名語で顕著とされるが，仮名同音擬似語が仮名語として扱われていることもある．さらに誤反応の集計でも，文字の重複がない単語への意味性錯読（例．林→山，演奏→音楽会）と，偏や旁および文字を共有する単語への意味性/視覚性錯読（例．林→森，銅貨→銀貨，迫る→迫力，病→病院）の区別が不十分なこともある．

「漢字は語彙経路で，仮名は非語彙経路で処理される」とする二重経路モデルにおいて，非語彙経路の強い損傷と語彙経路の弱い損傷を想定すれば深層失読の症状を説明できるが，このモデルでは前述の健常成人，表層失読，音韻失読の音読特徴を説明できない．DRCモデルやトライアングル・モデルに基づく深層失読の解釈も可能ではあるが[5]，その前に，属性の統制された漢字，仮名の単語，非語からなる音読リストおよび，文字を用いない音韻課題を用いて症状を再検討する必要がある．

4．純粋失読

音読では漢字と仮名の双方が障害され，逐字読みがみられるが，漢字ないし仮名の一方がより強く障害されることもある．また漢字書字に多少の障害がみられることがある．発現機序については，文字の視覚性判断（例．「ホ，ж」の文字/非文字判断，「ホ」と「オ」ないし「ホイル」と「オイル」の異同判断，文字列「ホイル」における「ル」の有無判断など）が音読より良好であることから，視覚系―音韻系の離断が論じられることが多い．しかし判断課題は生成課題より容易であること，現状では数十～数百ミリ秒の瞬間提示法による非文字性の判断課題（例．「／―｜＼」における「｜」の有無判断）などの検討が不十分であることを考慮すれば，視覚性障害説についても詳細に検討する必要がある．

文　献

1) Coltheart M, Rastle K, Perry C, et al.: DRC: A dual route cascaded model of visual word recognition and reading aloud. Psychol Review 108: 204-256, 2001

2) Plaut DC, McClelland JL, Seidenberg MS, et al.: Understanding normal and impaired word reading: computational principles in quasi-regular domains. Psychol Rev 103: 56-115, 1996

3) 伏見貴夫，伊集院睦雄，辰巳格：漢字・仮名で書かれた単語・非語の音読に関するトライアングル・モデル（1）．失語症研究 20: 115-126, 2000

4) 伊集院睦雄，伏見貴夫，辰巳格：漢字・仮名で

書かれた単語・非語の音読に関するトライアングル・モデル（2）．失語症研究 20：127-135，2000

5）伊集院睦雄，伏見貴夫，辰巳格：並列分散処理モデルによる読みの障害へのアプローチ．日本聴能言語士協会講習会実行委員会（編），「アドバンスシリーズ，コミュニケーション障害の臨床（5）」，pp. 85-142，協同医書出版社，2001

6）Patterson K, Suzuki T, Wydell TN, et al.：Progressive aphasia and surface alexia in Japanese. Neurocase 1：155-165, 1995

7）Patterson K, Suzuki T, Wydell TN：Interpreting a case of Japanese phonological alexia：The key is in phonology. Cognitive Neuropsychology 13：803-822, 1996

トピックス

健常脳における高次機能（functional MRI, PET）

伊藤　憲治*

- 高次機能は，異なる認知処理過程の並行活動により発現．
- 脳を左・右半球，背側・腹側経路，外側・内側皮質，前・後頭葉などの対立系としてみる．
- 音声―空間知覚，時間―スペクトル処理，メロディ―リズムの認知，意味―構文の解析，認知―情動連関を構造対立系に関連づける．

Key Words　空間定位，音声，音楽，カテゴリ知覚，意味論，構文解析，情動，モラル

はじめに

脳機能イメージング技術を用いてヒト正常脳における神経活動の低侵襲計測が可能になり，高次脳機能に対する見解が変わりつつある[1]．最近の認知科学において利用されているイメージング技術として，機能的磁気共鳴画像法（functional magnetic resonance imaging：fMRI）と陽電子放射断層撮影法（positron emission tomography：PET）を取り上げ，これまでに得られた脳の機能解剖学から認知・言語活動における脳内処理の仕組みを考えてみたい．

□ 音声―空間知覚

人間の社会生活の基盤となる高度のコミュニケーションには，ゼスチャーなどの身体的表現とともに，記号体系としての言語とそれにより構造化された知識を駆使して，意思伝達を行なう必要がある[2]．会話など音声言語コミュニケーションでは，聴覚入力の流れの中からヒトの音声を抽出することは，第1段階の重要な処理となる[3]．

聴覚系における通常の音響分析系と並行して，この音声抽出に特化された機構が存在するという脳のmodularity theoryを検証するために，Vouloumanosら[4]は音声・非音声の検出課題時におけるfMRデータを利用した．単音節の無意味音声（"lif"）と非音声としてその音声の周波数とエネルギーの時間変化に似せた正弦波複合音および高低の単一正弦波音のうち，音声に対して古典的な受容言語野である中側頭回（BA 21）の両側と左後上側頭回（BA 22）が大きく活性化し，右下前頭回（BA 44/45）の一部も活性化した（図1）．

しかし，これらの部位あるいは一部が音声抽出モジュールであるとは言えない．音声抽出に並行して，別の処理が進んでいる可能性があるからである．たとえば，Smithら[5]は，2種の音声波形をHilbert変換法により遅い時間変動の包絡線と速い時間変動成分との積に分解し，一つの音の包絡線と別の音の速い時間変動成分を掛けあわせて「聴覚キメラ」を作成した．このキメラ音は，速い時間変動成分に従う位置に定位し，包絡線が示す音声が知覚される．この結果から，音声が刺激されると，音声の抽出と同時に発声源の位置同定の処理も行なわれていることが示唆される．

実際，Warrenら[6]が示した音の動き処理に関係する部位には，頭頂―側頭弁蓋（parieto-temporal operculum：PTO）とともに先の音声刺激で活性化した側頭平面（planum temporale：PT）が含まれている．3次元空間内での音の定位や動き検出には，両耳の時間差・音量差だけでなく，音が頭部を回り込むことにより生じる両耳間のスペクトル差も利用される．このための処理にもPTが関与する．彼らによると，PTは時間スペクトル構造を有するパタンの分離と照合を行なうための計算エンジンを搭載した計算拠点であると位置づけられる．

□ 時間―スペクトル処理

このPTをはじめ時間スペクトル構造パタンの処理に不可欠な部位は，左右両半球で見いだされている．

* 東京大学医学系研究科　認知・言語医学

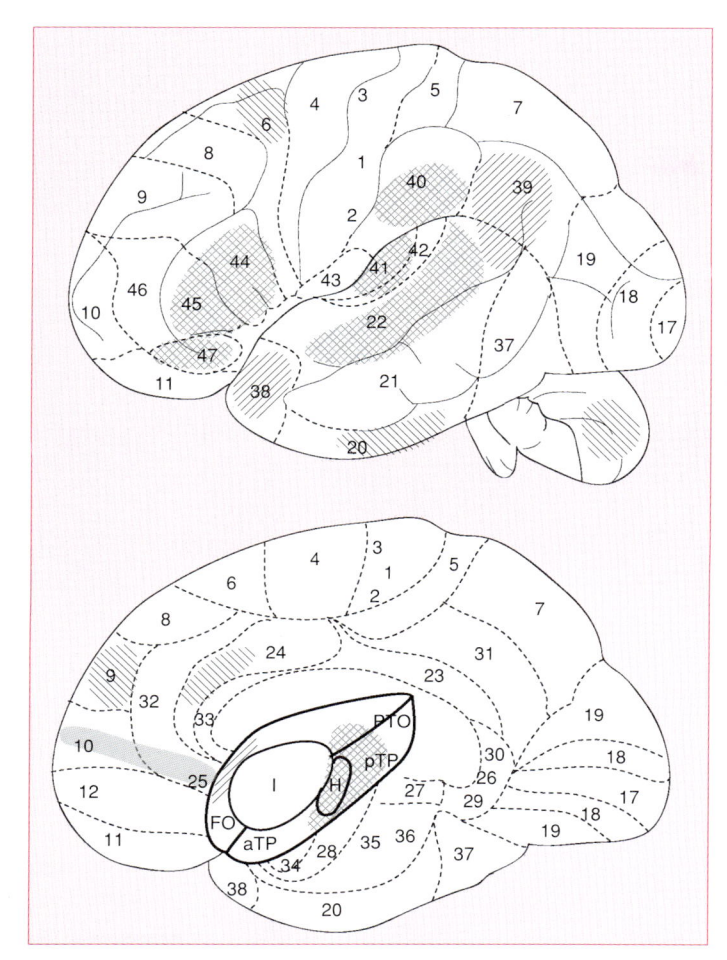

図1 ヒトにおける高次脳機能部位の局在
上：大脳および小脳の外側面，下：大脳のシルビウス溝周辺の弁蓋部切除面（実線）と大脳内側部（破線）．数字はBrodmannの脳地図番号．
FO：前頭弁蓋．
H：Heschl回．
I：島．
PTO：頭頂―側頭弁蓋．
aTP/pTP：前／後側頭平面．
▨：音声言語の認知に関連した活動を示した領域．
▧：音楽の認知に関連した活動を示した領域．
▦：音声言語および音楽の認知に関連した活動を示した領域．
▒：否定感情に関連した活動を示した領域．

　Hallら[7]は感覚入力処理の階層性の見地から，単純な刺激よりも複雑な刺激のほうが反応は顕著になると仮定した．検証のため，単一周波数音（500 Hz）と調和音（基本187 Hzの6重和音）それぞれに定常または周波数変調（5 Hzで音声と同じ変調率分布）をかけ，スペクトル，時間それぞれ2種の性質を組み合わせた4個の音を用意し，各音に対する左右半球の活性化をfMRIにより比較した．調和音は，右Heschl回（HG）と両側の外側上側頭平面（supratemporal plane：STP）を活性化させた．周波数変調音は，これらの領域の活動を上昇させ，さらに左HG，両側のSTPの前外側部も活性化させた．単一周波数音，調和音ともに周波数変調により活性化が増大する部位は，聴覚1次野の外側部とその周辺野3ヵ所であった．最大の活性部位は，周波数変調された調和音に対する後外側STPであり，仮説を支持する結果を示した（図1）．

　このデータをもとに，環境からのもっとも複雑な刺激である音声と楽音処理への脳の非対称性を見直してみる．音声と楽音は，異なる音響手がかりを利用して認知される．音声の手がかりは，広帯域の成分の急速な過渡的変化に大きく依存するのに対し，音調パタンの時間変化は遅いが，細かい周波数変化を正確に検出することが重要となる．上記の結果が示すように，左聴覚野は，時間分解能で勝り右聴覚野はスペクトル分解能で勝ることから，すでに聴覚皮質のレベルで半球特化が見られることになる．しかし，その周辺部では，むしろ両側の活動性を示している．従来の言語の階層処理が進むにつれて半球非対称性が顕著になるという図式は，単純には当てはまらない．

　音声と楽音を比較すると，初期の段階で処理される音響的特徴には，以上のような相違がある．

しかし，全体的には両者が同じような進化の過程を経て獲得され，あらゆる人間社会で技術的高度化に関係なく両者とも使用されていることから，共通点も多い．たとえば，伝達すべき情報を生成するために，音響パラメタの変調が用いられること，数の限られた離散的な要素（phonemes 対 tones）から規則に基づく順列に従って意味のある単位（words 対 melody）を構成すること，さらにリズム階層性を有する複雑な構造（sentences 対 songs）を有すること，などである．Zatorre ら[8]は，むしろ時間・周波数両次元で音環境を最適処理するために皮質の非対称性が進化した，と提案している．

□ メロディーリズムの認知

以上の考察をふまえ，まず音楽を通じて環境情報の脳内処理機構を探ってみることにする．

Parsons[9]は，楽音のピッチ，メロディ，ハーモニー，リズム，テンポ，拍子および持続時間の各要素について，PETを用いて音楽家と非音楽家の認知過程を調べた．Bachの聞き慣れていないコラール（ドイツ・プロテスタント教会の賛美歌）を選び，譜面を初見で読ませながら聴かせ，2～3拍ごとに上記要素の1つを逸脱させて音符との不整合を検出させた．たとえば，4声の1音のみonsetか持続時間を変えるリズム課題，4声のうち最高声部の音符を半音階の半ステップを上げるまたは下げるメロディ課題，4声のうちどれかの声部に同様の操作を行なうハーモニー課題などである．対照条件は，誤りのない別のコラールを譜面なしで聴く受動聴取とした．

音楽家の活性部位を課題―受動聴取の血流量差からみると，まず，メロディ，ハーモニーおよびリズムの知覚は両大脳半球にまたがり，メロディ以外はやや左半球優位であった．リズムパタン，テンポ，拍子および持続時間の弁別には小脳外側半球の別々の部位が用いられていた．リズムは，大脳半球の活性化は少なく，逆に小脳の活性化が他の2倍にまで上昇した．課題時には顕在的な運動はみられず，これらの部位は知覚・認知に関与しているといえる．課題共通の活動部位は右紡錘状回（BA 37）のみで，単語の処理時に左紡錘状回が活性化することから譜面を読むことに対応したものと推定される．

音楽家の前頭葉では，左右半球の外側（BA 6），下外側（BA 44/45）というこれまで系列運動行動と動作の認識に関与すると言われてきた2大領域で変化が見られた．各領域でリズムは上位，メロディは下位，ハーモニーは中間部位と，それぞれ異なる領野が活動した．歌のイメージ想起で活性化される補足運動野（supplementary motor area：SMA）（BA 6）の内側部[10]は変化が観察されなかった．1次運動野（BA 4）も活性化しないため，運動準備のsubvocal singingや楽器演奏想起とは関係しない．音楽家の前頭活動は，専門家の譜面読みの本質的要素である音符を抽象的な運動―聴覚符号に翻訳する作業過程に関与したものと考えられる．

音楽家の側頭葉では，メロディに対して2次聴覚野のうち上側頭皮質（BA 22）が両側性，中側頭皮質（BA 21）が両側やや右優位を示した．ハーモニーに対しては中側頭皮質（BA 21, 20），頭頂皮質（BA 37），上側頭皮質（BA 22）が両側やや左優位となった．リズムは左下側頭（BA 20），両側中側頭（BA 21）のみで活性化が弱かった．

一方，非音楽家は，拍子，テンポ，リズムパタンおよび持続時間の弁別課題すべてに音楽家よりも一般に高い小脳の活動性を示した．テンポ弁別では右前頭内側皮質（BA 9），パタン弁別では中脳，拍の弁別では右下前頭皮質（BA 47）が活性化し，さらに共通して音楽家では無反応に近かった両側後外側小脳が活性化した．逆に，系列持続時間の弁別では，音楽家が高い活動を示した両側内側前頭皮質（BA 9），両側下頭頂皮質（BA 40）および両側後外側小脳は，ほとんど活性化が見られなかった．テンポと拍子の弁別では，右下前頭皮質が音楽家に比較して高かった．

以上の結果と前頭前野のBA 9, 10, 47はワーキングメモリに関与するという従来の知見をもとに，側頭，前頭および中脳が楽音の時間的群化に，小脳が新奇リズム弁別（音楽家と非音楽家で相反する対処）に関与し，非音楽家と音楽家共通にリズム特異的活性を示す大脳新皮質下の基底核と帯状皮質（BA 24）により課題に対する注意を持続するとした．この結論の傍証となる成果がHuettelら[11]によって出されている．○と□からなるランダム系列の各記号にすばやく反応する課題で，被験者はランダムと明示されているにもかかわらず，系列中の短期的なパタン（一方の繰り返し，交代

など）を見いだして，一定区間（8個まで）は継続すると仮定する方略をとる傾向があった．これにともなって前頭前野，前帯状回および基底核が反応したという．

□ **意味―構文の解析**

次に，これら音楽に対する結果を文音声処理の仕組みと対比させてみる．文の知覚には音韻，韻律，構文，意味の情報すべてが関与し，しかも秒以下の速い処理が要求される．このような脳における時間次元の解析に対する仮説は，大きく2つの意味と構文に関する言語心理モデル，すなわち系列・構文優先モデルと相互作用・制約充足モデルに集約される．前者のモデルでは，語彙・意味情報とは別に語のカテゴリのみに基づいて構文の処理が意味情報に先行して行なわれる．まず，もっとも単純な構文構造へと文解析が行なわれ，語彙・意味情報は次の段階の主題（格・意味）役割の付与に用いられる．これにより決定された主題構造と最初の構文構造とが整合しないときのみ再解析が行なわれる．後者のモデルでは反対に，すべての情報が言語理解の各段階で相互作用する．

実際には，曖昧文の構文処理は，特定の構造の親密度や主文動詞との意味的関連度に影響される[12]．また，従来のモデルはどちらも韻律が話し言葉の理解に及ぼす影響を考慮していなかったことから，Friederici[13]のように文音声の韻律を制御するなどして，文処理の動的機構が検証されはじめている．

これまでBroca野（BA 44/45）は，構文が複雑になるにつれ活動性が上昇すると言われていた[14]．しかし，課題に用いる文は通常，構造の複雑化にともなって言語性ワーキングメモリ（構文メモリ）の負荷が増してしまう．Friedericiらは，メモリ容量を統制した文を用いて検討し，局所的な句構造の構築には特にBA 44の下端と前頭弁蓋部が働くが，BA 44の残り大部分はワーキングメモリ用であるとした．当然，従来から言われているように言語生成や音楽系列処理も支持することから，Broca野は言語・非言語両次元における系列処理に関与するとした．構文処理には多くの場合，これら下前頭皮質とともに側頭の前部，特に前STG（planum polare：PP）も同時に活動する．

意味処理のみの関与部位をまとめてみると，語レベルでは，左中側頭回（middle temporal gyrus：MTG）と角回（angular gyrus）（BA 39）が活動し，左下前頭回（inferior frontal gyrus：IFG）も低頻度語・疑似単語に対する音韻情報を手がかりにした語彙検索[15]や，二言語使用者が一方の言語での処理中に他方の単語や無意味語からの干渉を排除する[16]など意味処理の方略や統御の面で関係する．語のカテゴリ（果物，野菜，動物など）によって下前頭回内での活性部位が異なるという報告もあり[17]，語彙によって意味処理の方略が異なることが示唆される．

Vandenbergheら[18]によると，文レベルでは左IFG（BA 45/47），右STG，左MTGと左後側頭領域が活性化した．また，前頭は2文ペア呈示で意味が同じかどうかを判断するときに，側頭領域，特に前側頭極（BA 38）は文が意味をなすかどうかを判断するときに活動が顕著になった．このことから，文の意味処理は左側頭で行なわれ，前頭皮質は方略または記憶が要請されるときのみ活動すると結論した．

構文と意味の相互作用のモデルを検証するために，Kellerら[19]は，高頻度または低頻度の語彙を用いて等位接続能動文と目的格関係節構文を作成し，文理解時の脳活動部位を調べた．語彙と構文両処理に従来通り左シルビウス辺縁の言語野の下前頭，上・中側頭，下頭頂，後中前頭が関与していた．しかし，各処理は個々の領域ではなく，左半球の領域間ネットワーク活動に影響した．低頻度で複雑な構文（目的語関係節）の読文時間がもっとも長く脳の活性度も高く，語彙と構文要素には，各影響領域の活性度に対して交互作用が見られた．しかし，右半球は語彙に対してのみ有意に反応し，交互作用はみられなかった．文理解においては，多くの過程が複数の脳領域に関与し，多くの脳領域が複数の理解過程に寄与するという考え[20]の妥当性を示した．

韻律処理においても，音声シラブルのピッチ弁別で右前頭前野が，構文標識としてのピッチ変動は右sylvian辺縁皮質が活動するのに対して，タイ語など声調言語の語彙ピッチ違反で左前頭弁蓋のBroca隣接部が活動した．このことから，先のFriedericiは，右上側頭領域と前頭弁蓋部は超文節情報の処理を行なうとした．

以上を総括すると，文処理は側頭―前頭連絡網により遂行され，特に側頭領域は識別・同定面を

引き受け，前頭領域は構文・意味関係を構築する．しかし，構文優先モデルが支持され，構文・意味相互作用は後期過程で，ということになる．しかし，これは成人におけるモデルであり，ここでは発達の軸には触れていない．成人と学童では，同じ言語認知成績を示す場合でも脳領域の活性パタンが相違するという事実に注意しておく必要がある[21]．

□ 認知─情動連関

音楽と言語処理ともに関係する前頭前野は，また情動状態によって影響を受ける．Grayら[22]によると，快/接近，不快/撤退，中立のビデオを見せた後は，言語性および顔表情など非言語性の認知成績が落ち，両側の前頭前野活動に情動状態と認知機能の交互作用があるという．このことから，情動と高次認知活動は協働して試行と行動の制御にあたると提唱している．実際に，たとえば個人ごとの否定感情の体験の程度が強くなると，安静時の腹内側前頭前野（BA 10/32/25）の血流量も増加することがPET研究によって明らかになっており[23]，感情によって前頭前野内の活性領野が異なることが考えられる．それにともない，認知活動に必要なワーキングメモリに変調をきたすことが示されている[24]．

音楽聴取時には報償系と情動系も顕著に活動することから[25]，音楽そしておそらく言語活動においても，内側・外側の前頭前野が報償・動機系と認知系を効率よく橋渡しすることにより[26]，モラルをも含む状況を判断し[27]，社会行動決定[28]へと導いていると想像される．脳の可塑性を示す微細構造画像[29]や時間分解能にすぐれた神経生理的データ[30]，さらに機能的CT[31]や超音波─光CT[32]など新しい手法を統合した脳の機能イメージング技術[33]が心の理論に迫りつつある[33]．

文 献

1) Heeger DJ, Ress D: What does fMRI tell us about neuronal activity? Nature Rev Neurosci **3**: 142-151, 2002

2) Alibali MW, Kita S, Young AJ: Gesture and the process of speech production: we think, therefore we gesture. Lang Cog **15**: 593-613, 2000

3) Liberman AM, Whalen DH: On the relation of speech to language. Trends Cogn Sci **4**: 187-196, 2000

4) Vouloumanos A, Kiehl KA, Werker JF, et al.: Detection of sounds in the auditory stream: event-related fMRI evidence for differential activation to speech and nonspeech. J Cog Neurosci **13**: 994-1005, 2001

5) Smith ZM, Delgutte B, Oxenham AJ: Chimaeric sounds reveal dichotomies in auditory perception. Nature **416**: 87-90, 2002

6) Warren JD, Zielinski BA, Green GGR, et al.: Perception of sound-source motion by the human brain. Neuron **34**: 139-148, 2002

7) Hall DA, Johnsrude IS, Haggard MP, et al.: Spectral and temporal processing in human auditory cortex. Cerebral Cortex **12**: 140-149, 2002

8) Zatorre RJ, Belin P, Penhune VB: Structure and function of auditory cortex: music and speech. Trends Cogn Sci **6**: 37-46, 2002

9) Parsons LM: Exploring the functional neuroanatomy of music performance, perception, and comprehension. Ann NY Acad Sci **930**: 211-231, 2001

10) Halpern AR: Cerebral substrates of musical imagery. Ann NY Acad Sci **930**: 179-192, 2001

11) Huettel SA, Mack PB, McCarthy G: Perceiving patterns in random series: dynamic processing of sequence in prefrontal cortex. Nature Neurosci **5**: 485-490, 2002

12) Liversedge SP, Paterson KB, Clayes EL: The influence of only on syntactic processing of "long" relative clause sentences. Q J Exp Psychol A **55**: 225-240, 2002

13) Friederici AD: Towards a neural basis of auditory sentence processing. Trends Cogn Sci **6**: 78-84, 2002

14) Grodzinsky Y: The neurology of syntax: language use without Broca's area. Behav Brain Sci **23**: 1-21, 2000

15) Fiebach CJ, Friederici AD, Müller K, et al.: fMRI evidence for dual routes to the mental lexicon in visual word recognition. J Cog Neurosci **14**: 11-23, 2002

16) Rodriguez-Fornells A, Rotte M, Heinze H-J: Brain potential and functional MRI evidence for

how to handle two languages with one brain. Nature **415**: 1026-1029, 2002

17) Kraut MA, Moo LR, Segal JB, et al.: Neural activation during an explicit categorization task: category- or feature-specific effects? Cog Brain Res **13**: 213-220, 2002

18) Vandenberghe R, Nobre AC, Price CJ: The response of left temporal cortex to sentences. J Cog Neurosci **14**: 550-560, 2002

19) Keller TA, Carpenter PA, Just MA: The neural bases of sentence comprehension: a fMRI examination of syntactic and lexical processing. Cerebral Cortex **11**: 223-237, 2001

20) Kaan E, Swaab TY: The brain circuitry of syntactic comprehension. Trends Cog Sci **6**: 350-356, 2002

21) Schlaggar BL, Brown TT, Lugar HM, et al.: Functional neuroanatomical differences between adults and school-age children in the processing of single words. Science **296**: 1476-1479, 2002

22) Gray JR, Braver TS, Raichle ME: Integration of emotion and cognition in the lateral prefrontal cortex. Proc Natl Acad Sci USA **99**: 4115-4120, 2002

23) Zald DH, Mattson DL, Pardo JV: Brain activity in ventromedial prefrontal cortex correlates with individual differences in negative affect. Proc Natl Acad Sci USA **99**: 2450-2454, 2002

24) Perlstein WM, Elbert T, Stenger VA: Dissociation in human prefrontal cortex of affective influences on working memory-related activity. Proc Natl Acad Sci USA **99**: 1736-1741, 2002

25) Blood AJ, Zatorre RJ: Intensely pleasurable responses to music correlate with activity in brain regions implicated in reward and emotion. Proc Natl Acad Sci USA **98**: 11818-11823, 2001

26) Pochon JB, Levy R, Fossati P, et al.: The neural system that bridges reward and cognition in humans: An fMRI study. Proc Natl Acad Sci USA **99**: 5669-5674, 2002

27) Moll J, de Oliveira-Souza R, Eslinger PJ, et al.: The neural correlates of moral sensitivity: a functional magnetic resonance imaging investigation of basic and moral emotions. J Neurosci **22**: 2730-2736, 2002

28) Rilling JK, Gutman DA, Zeh TR, et al.: A neural basis for social cooperation. Neuron **35**: 395-405, 2002

29) Eckert MA, Leonard CM, Molloy EA, et al.: The epigenesis of planum temporale asymmetry in twins. Cerebral Cortex **12**: 749-755, 2002

30) Palva S, Palva JM, Shtyrov Y, at al.: Distinct gamma-band evoked responses to speech and non-speech sounds in humans. J Neurosci **22**: RC 211: 1-5, 2002

31) Lee T-Y: Functional CT: physiological models. Trends Biotech **20**, S5-S10, 2002

32) Schenk JO, Brezinski ME: Ultrasound induced improvement in optical coherence tomography (OCT) resolution. Proc Natl Acad Sci USA **99**: 9761-9764, 2002

33) Bavelier D, Neville HJ: Neural systems involved in 'theory of mind'. Nature Rev Neurosci **3**: 463-471, 2002

索 引

●欧文

AAPEP　79
ABR　110, 111, 112, 114
ADEM　4
AD/HD　70, 71, **81-85**, 108
　―の鑑別診断　83
　―の原因　81
　―の症状　81
　―の心理社会的治療　84
　―の治療　83
　―の薬物療法　83
ADHD-RS　82, 84
AIDS　4
amorphosynthesis　38
anosognosic behavior disorder　38
aprosodia　36, 38
Audio-motor method　39
auditory nerve disease（auditory neuropathy）　104, **110-115**
Auditory Verbal Learning Test（AVLT）　73

BADS　52
basal ganglia disorder　53
behavioural assessment of dysexecutive syndrome　52
BIT 行動性無視検査日本版　32, 33

CADL　7, 104, 105
CBCL　82
CBF　95
CBV　97
CCD　98
CMR-Glu　95
Continuous performance test　82
CPT　82
crossed cerebellar diaschisis　98

Developmental and Learning Materials　30
diaschisis　98
DPOAE　112, 114
DRC モデル　116, 117, 120

DRD-4 レスプター遺伝子　81
DSM-IV　56, 76, 82
DWI　92
dysarthria　8, 9, 11, 12

endo-evoked akinesia　53
executive function　56

finger pattern の転送検査　65, 66
fragile X 症候群　76
fronto-temporal lobar degeneration　58
fronto-temporal dementia　58
functional MRI　124, 125

Gambling Task　52
GEF　95
groping　51

hypokinesia　36

ITPA　72, 73

K-ABC　72, 73

l-dopa　79
LD　70

Maching Familiar Figure Test　83
MELAS　5
Meynert 基底核　53
MFFT　82
mixed akinesia　53
MRA　95
MRI　90, 92

neglect dyslexia　18, 19
NINCDS-ADRDA　57
NMR　92

OEF　95

Papez 回路　45
PET　90, 98, 124, 126
PQRST 法　48, 49
progressive non-fluent aphasia　58
progressive prosopagnosia　58
PWI　94

Ray's Complex Figure Test　25
RBMT　46
rCBF　71
RCFT　25
RCPM　72, 73
REP-R　79
Rey-Osterrieth の図形　37

schreibendes Lesen　16
Seashore 音楽テスト　42
Semantic dementia　58, 118
Semantic-pragmatic syndrome　71
SLI　6
SLTA　7, 18, 72, 17, 87
specific language impairment　6
SPECT　90, 92, 98
SSRI　79
SST　84
synchronization　115

T1 強調画像　92
T2* 強調画像　94
T2 強調画像　92
TEACCH プログラム　78
treatable dementia　56

verbal anosognosia　38
visual groping　51
VTT　97

WAB　7, 18
WAIS　25, 37, 52, 55
WCST　52
WISC-III　72
WPPISI　72

X 線 CT　90, 91

Yakovlev 回路　45

●あ

アクティグラフ　83
アスペルガー障害　76, 77, **75-80**, 105
頭頂葉障害　57
アテローム血栓性脳梗塞　2
アミロイドアンギオパチー　2
誤りなし学習　49
アルツハイマー型痴呆　55, 56, 57
　―の言語障害の特徴　57
　―の診断基準　57
　―の臨床症状　57
アルツハイマー病　3, 45, 57
　―と意味痴呆の鑑別点　59

●い

意識障害　44
位置覚左右照合検査　66
一次運動皮質　11
一過性全健忘　45
一側視野の視覚性呼称障害　68
　―の責任病巣　69
　―の発現機序　69
一側手の構成行為障害　65
　―の検査法　65
　―の責任病巣　65

―の発現機序　65
一側性触覚性呼称障害　64
意味記憶　44, 45, 46, 46, 22
意味―構文解析　126
意味性錯読　16
意味痴呆　55, 58, 118
　　―とアルツハイマー型の鑑別点　59
　　―の神経心理学的特徴　58
意味的知識　59
　　―の神経基盤　59
意味理解力障害　71
インリアルアプローチ　79
韻律的特徴　12

●う
ウイルソン病　53
ウェクスラー成人知能検査
　25, 37, 52, 55
ウェルニッケ-コルサコフ症候群　5
ウェルニッケ失語　8, 10, 86
ウェルニッケ領域　1, 6
迂言　7, 86
内的記憶戦略法　47
うつ　78, 53
運動言語野　1
運動失調　107
運動失調性構音障害　12
運動障害　50
運動障害性構音障害　8
運動の維持困難　52
運動の開始困難　52
運動保続　52
運動無視　36

●え
英語　116
　　―の読み書き障害　118
易刺激性　53
エピソード記憶　44, 45, 46, 59, 108
遠隔記憶障害　59
遠隔効果　98
炎症性疾患　4

●お
応用行動分析療法　79
太田の認知発達療法　79
帯状回前部　52
音韻失書　119
音韻失読　118, 119, 122
音楽　41, 124, 125, 126
音声―空間知覚　124
音読潜時　116, 117, 120

●か
絵画語彙発達検査　72
回想法　59
改訂版心理教育プロフィール　79

海馬　53
鏡現象　57
蝸牛神経　115
　　―障害　111
角回　6
拡散強調画像　92
核磁気共鳴現象　92
学習障害　104, 105, 70-74
　　―の鑑別診断　71
　　―の検査法　71
　　―の福祉　103
　　―のリハビリテーション　73
覚醒水準の低下　53
画像失認　30
画像診断　90-99
傍腫瘍性辺縁脳炎　4
蝸電図　111, 112, 114
カテゴリ知覚　126
仮名失書　64
仮名と漢字　8, 17
カルバマゼピン　79
加齢者用聴こえのハンディキャップ質問紙　104
幹　62
感覚言語野　1
間隔伸張法　48
環境依存症候群　52
環境音認知　41, 43, 114, 113
喚語困難　7
漢字と仮名　8, 17
患者会　101
感情障害　78
観念運動失行　20-23
　　―の鑑別診断　21
　　―の検査　20
　　―の定義　20
　　―の病巣　20
　　―のメカニズム　20
観念失行　20-23
　　―と観念運動失行の治療　23
　　―の鑑別診断　21
　　―の検査　21
　　―の定義　21
　　―の病巣　21
　　―のメカニズム　21
間脳性健忘　45
鑑別診断
　　―（学習障害）　71
　　―（自閉症）　78
　　―（AD/HD）　83
　　―（観念運動失行）　21
　　―（観念失行）　21
　　―（小児失語）　87
　　―（発語失行）　12
灌流強調画像　94

●き
記憶イメージ法　48
記憶指数　46
記憶術　46
記憶障害　55, 104, 44-49
　　―患者グループ訓練メニュー　49
　　―の福祉　103
　　―のリハビリテーション　46
記憶の選択的障害　45
器質性人格変化　36
規則語　116
機能解剖学　124
機能訓練事業　101
機能的病巣　90
機能の再編成　30
気分障害　78
記銘　45
記銘力の障害　57
逆向性健忘　44, 45, 46
弓状束の障害　1
鏡映書字　8
鏡像動作　52
強迫性障害　53
強迫的音読　52
局所脳血流量　71

●く
空間定位　124
空間認知障害　107
空間無視検査　67
くも膜下出血　3
グループ訓練法　49
クロイツフェルト・ヤコブ病　4
クロニジン　79, 84

●け
経済的支援　102
計算論的モデル（視覚過程）　28
痙性 dysarthria　9
形態的病巣　90
血管通過時間　97
原因
　　―（AD/HD）　81
　　―（高次神経機能障害）　103
　　―（失語症）　6
嫌気的解糖系　95
言語学習能力診断検査　72
言語障害　58
言語性意味理解障害　71
言語性記憶障害　47
言語性手の形　65, 66
言語的戦略法　48, 49
言語発達遅滞　6
検査
　　（finger pattern の転送障害）　65
　　（一側視野の視覚性呼称障害）　68
　　（一側性触覚性呼称障害）　64

（一側手の構成行為障害）　65
　　（学習障害）　71
　　（観念運動失行）　20
　　（観念失行）　21
　　（交叉性視覚性運動失調）　66
　　（交叉性触覚定位障害）　66
　　（構成障害）　25
　　（失語症）　7
　　（失書）　18
　　（失読）　18
　　（自閉症）　76
　　（小児失語）　87
　　（脳梁性空間無視）　67
　　（脳梁性失行）　63
　　（発語失行）　12
　　（離断性失書）　64
顕在記憶　46
現実見当識訓練　59
健常脳における高次機能　124-129
見当識障害　45
健忘症候群　44, 49, 53, 54, 57
権利擁護　102

●こ
行為障害　50
行為の言語性制御の障害　50
構音失行　7
構音障害　11
好気的解糖系　95
高機能自閉症　103, 104, 105
高機能広汎性発達障害　71, 76, **75-80**
交叉性定位検査　66
交叉性視覚性運動失調　66
　　―の検査　66
　　―の責任病巣　67
　　―の発現機序　67
交叉性触覚定位障害　66
　　―の検査　66
　　―の責任病巣　66
高次神経機能障害の原因疾患
　　1-5, 103
高次脳機能部位の局在　125
構成行為の障害　66
構成失行　24, 25, 36, 37
構成失書　8, 18, 19, 26, 27
合成失書　64
構成障害　25, 26, 27, 57, **24-27**
　　―の概念　24
　　―の検査　25
　　―の病巣　25
　　―のリハビリテーション　27
口舌顔面失行　12
抗てんかん剤　79
行動の変化　59
後頭葉の障害　1
行動療法　79
広汎性発達障害　70, 71

硬膜外血腫　3
硬膜下血腫　3
交連線維　62
コース立方体検査　24, 25
語音　110
語音聴力検査　110, 111
語音認知の障害　7
心の理論　77
コバート認知　28
孤立性逆向性健忘　45
コルサコフ症候群　5, 55
語漏　86

●さ
再生　45
錯誤　7, 86
錯行為　63
錯書　8
錯文法　8
作話　53, 54
三環系抗うつ薬　84
残語　7
算数障害　71
酸素摂取率　95

●し
耳音響放射　114
視覚イメージ法　47, 49
視覚失認　30, 104, 105, **28-31**
　　―の日常生活問題　30
　　―の病巣　28
　　―の福祉　103
　　―のリハビリテーション　30
視覚性障害説　120
視覚性注意障害　28
視覚認知障害　24, 25
時間勾配　44, 59
時間―スペクトル処理　124
自記オージオグラム　111, 112
色彩失認　29, 30
色彩失名詞　29
視空間失認（視空間障害）18, 30, 57
思考過程の緩徐化　53
思考障害　52
自閉性障害　75
　　―診断基準　76
視床性痴呆　56
字性錯誤　86
下頭頂小葉　34
失音楽テスト　113
失行　8, 24, 56
失語　56
失構音　11
実行機能の障害　56, 77, 107
失語症　12, 104, **6-10**
　　―検査　12
　　―患者のコミュニケーション　9

　　―の回復と脳循環代謝所見　98
　　―の原因疾患　6
　　―の検査法　7
　　―の責任病巣　6
　　―の定義　6
　　―の福祉　10, 103
　　―のリハビリテーション　9
失書　64, **16-19**, 116
　　―の検査　18
　　―のリハビリテーション　19
失読　86, 116, **16-19**
　　―の検査　18
　　―のリハビリテーション　19
失読失書　6, 17, 118
失認　9, 56
失念　53
失文法　8
疾病否認　36, 38
失名詞失語　86
実用コミュニケーション能力検査
　　7, 104, 105
自発話の観察　12
自閉症　108, **75-80**
　　―の鑑別診断　78
　　―の検査　76
　　―の治療　78
　　―の病因　75
　　―の病巣　78
　　―の薬物療法　79
　　―の予後　79
ジャーゴン　7, 13, 86
社会性技能訓練　79
社会福祉的援助　105
重度失語症検査　7
柔軟性の欠如　50
主成分耳音響放射　112
純音聴力検査　68, 111, 114
瞬時記憶　44
純粋語唖　11
純粋語聾　6, 41, 110, **40-43**
　　―のリハビリテーション　41
純粋失語　1
純粋失書　6, 17, 118
純粋失読
　　6, 16, 17, 19, 30, 118, 120, 122
障害者ケアマネジメント　102
障害認定　100
小学生の読み書き計算標準検査　87
使用失行　21
衝動性　81, 82, 83
小児失語　**86-89**
　　―患者の就職　88
　　―患者の進学　88
　　―の鑑別診断　87
　　―の検査　87
　　―の症状　86
　　―の定義　86

―の予後　88
　　　―のリハビリテーション　87
小脳性緘黙　107
小脳性認知感情障害　107
小脳の高次機能　107-109
情報処理モデル　116
上矢状静脈洞血栓症　2
書字障害　8, 64
自立生活センター　101
人格情動障害　52, 53
人格変化　38, 53, 56, 107
神経心理学的特徴（意味痴呆）　58
心原性脳塞栓症　2
進行性核上性麻痺　53, 56
進行性多巣性白質脳症　4
進行麻痺　4
新造語　7, 86
深層失書　119
深層失読　118, 119, 122
身体障害者手帳　104
身体障害者福祉法　10, 103, 104
人物の顔の同定障害　28
心理社会的治療（AD/HD）　84

●す
遂行機能　52, 56

●せ
性格変化　59, 36, 38
正常圧水頭症　5
精神運動緩徐　53
精神性注視麻痺　28
精神分裂病（統合失調症）　108
青年・成人心理教育プロフィール　79
背側・腹側同時失認　28
責任病巣
　　　(finger pattern の転送障害)　66
　　　(一側視野の視覚性呼称障害)　69
　　　(一側性触覚性呼称障害)　65
　　　(一側手の構成行為障害)　65
　　　(交叉性視覚性運動失調)　67
　　　(交叉性触覚定位障害)　66
　　　(失語症)　6
　　　(脳梁性空間無視)　68
　　　(脳梁性失行)　63
　　　(離断性失書)　64
セクレチン　79
積極奇妙型　76
舌状回　28
前向性健忘　44, 45
潜在記憶　46
潜在的認知能力　28
染色体異常　76
選択的色彩失語　29
前庭神経障害　115
前頭前野内側面　53
前頭前野―皮質下回路　53

前頭前野背外側部　52
前頭前野腹内側面　52
前頭葉　34, 50
前頭葉―基底核　53
前頭葉―辺縁系　52, 53
前頭葉内側　21
前頭葉症候群　50-54
前頭葉損傷　50
前頭葉内側面　52
前頭葉における3領域　51
前頭葉の障害　1
前頭連合野　52
前脳基底部　45, 53, 54
線分二等分試験　33
線分抹消試験　32
前脈絡叢動脈領域　34

●そ
想起困難　53
双極性感情障害　78
躁状態　53
相談窓口　100
相貌失認　36, 37, 28-31
ソーシャル・スキル・トレーニング　84
側座核　53
側頭頭頂領域　21
側頭平面　124
側頭葉性健忘　45
側頭葉の障害　1

●た
ダイアスキシス　98
対鏡行動　57
帯状回後部　53
大脳片側の障害　1
大脳皮質基底核変性症　3
大脳両側の障害　1
多幸　36, 53
多幸的軽躁状態　38
脱髄疾患　4
多動　81, 81, 82, 83
田中・ビネー式検査　72
他人の手徴候　52
多発性硬化症　4
多弁　36
多様式感覚性失認　22
単語形態システム　120
断綴性発語　107

●ち
地域リハビリテーション　100-102
知覚連合野　52
地誌的失見当　36, 37
知性障害　52
知的障害　71, 78
知的障害福祉法　103

痴呆　8, 44, 53, 55-61
　　　―の診断　55
　　　―の認知リハビリテーション　59
　　　―の類型　56
　　　―をきたす疾患　56
着衣失行　36, 37
注意欠陥/多動性障害　70, 71, 81-85
　　　―の診断基準　82
注意欠陥障害　71
注意水準の低下　53
中隔核　53
中心前回　6
中枢刺激薬　83
中枢性色覚障害　29
中大脳動脈領域　34
聴覚失認　41, 40-43, 104, 110
　　　―の福祉　103
　　　―のリハビリテーション　41
聴覚性抹消課題　39
聴覚的理解力の障害　7
聴覚認知障害　40
　　　―とコミュニケーション　40
聴性脳幹反応検査　110
超皮質性運動失語　8, 12, 86
聴皮質損傷　40
重複記憶錯誤　54
聴放線損傷　40
地理的認知障害　29
治療（→リハビリテーションの項参照）
　　　(AD/HD)　83
　　　(観念失行と観念運動失行)　23
　　　(自閉症)　78
治療可能な痴呆　56
陳述記憶　45, 46

●て
定義
　　　(失語症)　6
　　　(発語失行)　11
　　　(観念運動失行)　20
　　　(観念失行)　21
　　　(小児失語)　86
　　　(発語失行)　11
手掛かり漸減法　48, 49
デシプラミン　84
手続き学習　49
手続き記憶　44, 45, 46, 107, 108
テトラヒドロビオプテリン　79
てんかん　78
典型語　116
伝導失語　1, 86
展望記憶　46

●と
統覚型視覚失認　28, 30
道具の強迫的使用　52
道具の使用障害　21, 56

統合型視覚失認　28
統合失調症　108
同側定位検査　66
頭頂葉の障害　1
頭頂—側頭弁蓋　124
頭部外傷　3, 45
同名半盲　32
トゥレット症候群　78
ドーパミントランスポーター遺伝子　81
特異的言語機能障害　6
特異的言語障害　71
読話検査（聴覚失認・純粋語聾）　43
読解力の障害　8
トライアングル・モデル　117-122
トレーシング　27

●な
難治性てんかん　62

●に
二重経路カスケード型モデル　116
二重経路モデル　116, 118, 119, 121
二重コード化仮説　47
二重経路モデル　122
日常記憶　46, 47
日常生活問題　103
　　（視覚失認）　30
　　（半側空間無視）　34
日常生活行動評価　104
日本語　120

●の
認知感情障害（小脳性）　107
認知—情動連関　127
認知神経心理学　71
認知モデル（読み書き）　116-123
認知リハビリテーション　46, 55, 59
脳エネルギー代謝　95
脳外傷　103
脳血液量　97
脳血管奇形　2
脳血管障害　2, 45, 103
脳血流量　95
脳梗塞　2, 90
脳挫傷　3
脳酸素消費量　95
脳出血　2
脳腫瘍　4
脳循環代謝　95
脳循環代謝所見（失語症の回復）　98
脳静脈血栓症　2
脳震盪　3
脳梁　62
脳梁性空間無視　67
　　—の検査法　67
　　—の責任病巣　68

脳梁性失行　63, 66
　　—の検査　63
　　—の責任病巣　63
　　—の発現機序　63
脳梁損傷　62-69
　　—の原因　62
脳梁内交連線維の局在　62
脳梁膝　62
　　—の損傷　52
脳梁膨大　62
脳梁膨大部後方部健忘　45
脳梁離断症候　52, 63
脳ブドウ糖消費量　95
ノルトリプチリン　84

●は
パーキンソン痴呆症候群　56
パーキンソン病　3, 45, 53
把握反射　51
一側視野の視覚性呼称障害　68
一側性触覚性呼称障害　64
　　—の責任病巣　65
　　—の発現機序　65
一側損傷による dysarthria　9
発現機序
　　（一側視野の視覚性呼称障害）　69
　　（一側性触覚性呼称障害）　65
　　（一側手の構成行為障害）　65
　　（交叉性視覚性運動失調）　67
　　（脳梁性失行）　63
　　（離断性失書）　64
発語器官の失行　12
発語失行　6, 7, 11-15
　　—の鑑別診断　12
　　—の検査法　12
　　—の定義　11
　　—のリハビリテーション　13
発達性読み書き障害　70
発動性障害　53
発話の障害　7
バリント症候群　28
バルプロ酸　79
ハロペリドール　79
半側空間無視
　　36, 103, 104, 105, 32-35
　　—の日常生活問題　34
　　—の病巣　34
　　—のリハビリテーション　34
半側サングラス　35
反響言語, 反響現象, 反響行為　52
反省記憶　46
ハンチントン舞踏病　45, 53, 56
半盲　32

●ひ
非一次運動皮質　11
非言語性手の形　65, 66

皮質下出血　2
皮質下痴呆　53, 56
皮質性構音障害　11
皮質痴呆　56
ビタミン B6　79
左頭頂葉角回　16
左頭頂葉後方病巣　21
左片麻痺　36
左側大脳の障害　1
左後頭葉内側—脳梁膨大部　16
左下四分盲　32
左前頭葉第二前頭回脚部　17
左大脳半球運動前野　20
左大脳半球頭頂葉縁上回　20
左頭頂葉上頭頂小葉　17
左半側空間無視　32, 34, 37
左半球運動前野　21
ピック病　55, 56, 58
非典型語　116
び漫性 Lewy 小体病　3
び漫性軸索損傷　3
ピモジド　79
描画課題　27
標準高次視知覚検査　29
標準高次動作性検査　25
標準失語症検査　7, 17, 18, 72, 87
病巣
　　（構成障害）　25
　　（視覚失認）　28
　　（半側空間無視）　34
　　（観念運動失行）　20
　　（観念失行）　21
　　（自閉症）　78
表層失書　118
表層失読　118, 121
病態失認　36, 37, 38
病態無関心　38

●ふ
ファール病　53
負荷発話試験　12
福祉　103-106
　　（失語症）　10
複数の情報の組織化の障害　50
不注意　81, 82, 83
物体失認　30
物体認知の障害　28
物品の使用障害　21
ブドウ糖摂取率　95
プリズム眼鏡　35
ブローカ失語　6, 8
フロスティッグ視知覚学習日記　30
プロソディー　11, 12
　　—障害　8
　　—の障害（小脳性）　107
ブロックデザインテスト　25

文法障害　8

●へ
ペアレント・トレーニング　84
平衡機能検査　114
β-ブロッカー　79
ベーチェット病　4
ペモリン　83
ヘルペス脳炎　4, 45
変性疾患　3
扁桃体　53
ベントン視覚記銘検査　25, 73

●ほ
方向感テスト　114
紡錘状回　28
保持　45
星印抹消試験　33
補足運動野　52
本態性把握反応　51

●ま
街並失認　29, 28-31
末梢性高度難聴　114
慢性アルコール中毒　45

●み
右側大脳の障害　1
右側同名半盲　1
右前頭葉損傷　36
右大脳半球運動前野　21
右半球症状
　　（半側空間無視）　32-35
　　（半側空間無視以外）　36-39
右半球損傷　18, 32, 34, 36, 37, 38
道順障害　28-31

●む
無関心　36, 38
無気力　53
無言状態　53
無定型動作　63
無動　53

●め
メカニズム
　　（観念運動失行）　20
　　（観念失行）　21
眼窩面　52
メチルフェニデート　79, 83, 84
芽生え反応　79
メラトニン　79
メロディー　126
メロディー認知テスト　114

盲　78

模写　25, 26
模写試験　33, 34
模倣行動　52
モヤモヤ病　103

●や
約束記憶　46
薬物療法
　　（AD/HD）　83
　　（自閉症）　79

●ゆ
優位半球　36

●よ
抑うつ　53
抑うつ的破局反応　38
抑制障害　50
予後
　　（自閉症）　79
　　（小児失語）　88
予定記憶　46
読み書き障害　17, 18, 116
　　（英語）　118
読み書きの認知モデル　116-123

●ら
ラクナ梗塞　2

●り
リスペリドン　79
リズム　126
リタリン　83
離断症候群　1
離断性失書　64
　　―の検査法　64
　　―の責任病巣　64
　　―の発現機序　64
離断説　120
リバーミード行動記憶検査　46
リハビリテーション
　　（学習障害）　73
　　（記憶障害）　46
　　（構成障害）　27
　　（視覚失認）　30
　　（失語症）　9
　　（失読と失書）　19
　　（純粋語聾）　41
　　（小児失語）　87
　　（聴覚失認）　41
　　（発語失行）　13
　　（半側空間無視）　34
流暢型失語　58
流暢性の障害　50
両側後方病巣　21
両側外側後頭回　28
利用行動　52

両耳分離聴能検査　68

●れ
例外語　116
レーブン色彩マトリックス検査
　25, 72
劣位半球　36
連合型視覚失認　28, 30, 58

●ろ
聾　78

●わ
ワーキングメモリ　127

© 2002

第1版1刷発行　2002年9月2日
第1版4刷発行　2004年8月31日

高次神経機能障害の臨床
―実践入門―

小児から老人，
診断からリハビリテーション，福祉まで

編著者　宇野　彰

発行者　服部　秀夫
発行所　株式会社新興医学出版社

※定価はカバーに表示してあります

〒113-0033　東京都文京区本郷 6-26-8
TEL 03-3816-2853
FAX 03-3816-2895
E-mail shinkoh@vc-net.ne.jp
URL http://www3.vc-net.ne.jp/~shinkoh

〈検印廃止〉

印刷　三報社印刷株式会社　　ISBN 4-88002-611-5　　郵便振替　00120-8-191625

○本書のおよび CD-ROM 版の複製権・翻訳権・譲渡権・公衆送信権（送信可能化権を含む）は株式会社新興医学出版社が所有します．

○JCLS 〈㈱日本著作出版権管理システム委託出版物〉
本書の無断複写は著作権法上での例外を除き禁じられています．複写される場合は，その都度事前に㈱日本著作出版権管理システム（電話 03-3817-5670, FAX 03-3815-8199）の許諾を得てください．